보건의약관계법규 문제집

이 책은 의료인(의사 · 치과의사 · 한의사 · 간호사 · 조산사)과 의료기사(임상병리사 · 방사선사 · 물리치료사 · 치과기공사 · 의무기록사 · 안경사) 등의 자격시험을 준비하는 수험생들을 위해 만들었습니다.

자격시험은 보통 직무와 관련된 기본적인 소양 부분을 발췌하여 출제합니다. 그래서 개개인의 학습능력의 차이는 있겠지만 무엇보다 수험 전략이 중요합니다. 수험 전략을 어떻게 짜느냐가 등락을 좌우한다고 할 수 있습니다. 짧은 기간 내에 승부를 걸어야 하는 수험생들은 방대한 분량을 자신의 것으로 정리하고 이해해 나가는 과정에서 시간과 노력을 낭비하지 않도록 주의를 기울여야 합니다.

수험생들이 법령을 공부하는 데 조금이나마 시간을 줄이고 좀 더 학습에 집중할 수 있도록 본서는 다음과 같이 구성하였습니다.

첫째, 「의료법」을 시작으로 「마약류 관리에 관한 법류」, 「보건의료기본법」, 「국민건강증진법」, 마지막으로 「혈액관리법」 등에 이르기까지 총 11개의 법을 수록하였습니다.

둘째, 법률과 그 시행령 및 시행규칙, 그리고 부칙과 별표까지 자세하게 실었습니다.

셋째, 법조문만 일률적으로 나열하는 방식에서 벗어나, 하나의 법 조항과 관련된 시행령 및 시행규칙을 함께 배치함으로써 내용을 한눈에 알아볼 수 있도록 체계적으로 정리하였습니다.

머리말

넷째, 최근 법령까지 완벽하게 반영하여 별도로 찾거나 보완하는 번거로움을 줄여 학습에만 집중할 수 있도록 하였습니다.

모쪼록 이 책이 수업생 여러분에게 많은 도움이 되기를 바랍니다. 쉽지 않은 여건에서 시간을 쪼개어 책과 씨름하며 자기개발에 분투하는 수험생 여러분의 건승을 기원합니다.

차례

법의 기초적 개념의 이해

1. 법이란 무엇인가?

인간이 사회 공동체 생활을 영위하기 위해서는 반드시 법이 필요하다. 법은 인간의 공동체에서 질서나 안녕을 유지시키는 규범인 것이다. 의료관계법규란 의료인이나 의료에 관계되는 업무를 행하는 사람들이 의료계의 체계와 질서를 유지하기 위하여 반드시 지켜야하는 규범이라 말할 수 있다.

2. 법의 기능

1) 개인의 권리보호
2) 개인의 자유의 존중
3) 개인의 의무와 책임을 부여
4) 평등의 확보

3. 법의 구조

문서 형식을 갖춘 성문법과 제정법이 아닌 관습법과 관례법 등과 같은 불문법이 있다.
1) 성문법은 우리나라 등과 같은 민주주의 국가에서 주로 행하여지며 헌법, 법률, 명령, 조례 등이 있다.
2) 불문법은 문서화로 제정되지 않았지만 대부분 구성원이 지켜야만 하는 법으로 관습법, 관례법 등이 있다.

4. 법의 규제

1) 행위규범

구성원 개인에게 행위 금지와 의무를 규제한다.

2) 강제규범

행위규범이 일차적 규범이면 강제규범은 이차적 규범이다. 행위규범을 위반하면 강제규범에서 위반의 정도에 따라 강제성을 부여한다.

3) 조직규범

개인의 전부가 법을 모두 제정하거나 집행하기 곤란하다. 그래서 법의 조직규범은 법을 제정하고 집행하는 일들을 어떤 조직에 위임하는 것을 말한다. 이러한 법의 제정이나 집행을 위임하는 기관은 국회, 법원, 행정관청 등이 있다.

5. 법의 권리능력

법률상 법의 권리와 의무자는 자연인과 법인으로 구분한다.

1) 자연인: 인간으로서 살아 있는 기간에 자연인으로 본다. 민법에서 자연인의 개시 시기는 태아가 모체로부터 신체의 전부가 노출되는 시기를 출생으로 본다.

2) 법인: 권리와 의무가 법에 등록된 주체를 법인으로 하며 개인의 집합체인 사단법인과 재화의 집합체인 재단법인이 있으며 상법에 의해 등록되면 상업재단법인이 되고 의료법에 등록되면 의료재단 법인이 된다.

3) 태아의 권리

현행 민법은 다음의 경우 태아라도 출생아라고 인정한다.

(1) 불법행위에 의한 손해배상 청구

(2) 재산상속

(3) 대습상속

(4) 유증

(5) 사인증여

6. 법의 체계

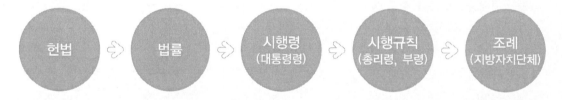

헌법은 한 국가의 근간이 되는 최고 법이며 모든 법령에 우선하며 헌법을 근간으로 하여 모든 하위 법령들이 만들어진다고 볼 수 있다.

법령은 소관부처별로 주로 만들어지며(사법, 형법, 상법, 의료법 등) 국회의원의 제안에 의해 만들어지는 의원입법과 정부 부처에서 제안하는 부처입법으로서 만들어지며 두 가지 모두 국회의 의결을 반드시 거쳐야 한다. 모든 법령은 상위법을 위반하여 제정할 수는 없다.

시행령은 주로 법률이 위임하는 내용의 범위 내에서 대통령이 제정하는 것으로 대통령령이라 한다.

시행규칙은 총리나 각부의 장관이 법률이나 시행령에서 위임된 범위 내에서 세부 규칙을 규정한다. 국부총리가 정하는 총리령과 각부 장관이 정하는 부령이 있다.

조례는 지방자치단체의 의회에서 정하며 지방지취단체장이 정하는 규칙이 있다. 조례는 모든 국민이 다 해당되는 것이 아니고 그 지방의 주민만 해당된다고 볼 수 있다.

그리고 특례법은 일반법에 우선하며 신법과 구법에서는 신법이 우선한다. 보건의료분야의 실정법에는 보건의료를 집행하는 조직을 중심으로 의료행정법, 보건행정법, 약무행정법, 식품행정법, 의료보장법 등이 만들어져 있다.

7. 본인의 능력에 따른 법의 적용

1) 의사능력자: 통상적으로 가지는 정상적 판단능력을 가지는 자로서 모든 법적인 의무와 능력을 가진다.
2) 행위 무능력자: 심신박약이나 심신 상실에 의해 한정치산 선고나 금치산 선고를 받은 자
3) 미성년자: 만 20세가 되지 않은 자로서 원칙적으로 법정 대리인의 동의가 필요하다.
4) 법정대리인: 미성년자나 행위 무능력자의 법적인 권리나 의무를 대신 할 수 있도록 법에서 정한 사람으로서 친권자, 후견인, 직계혈족, 3촌 이내 방계혈족 순이다.
5) 파산선고자: 파산 절차법에서 파산 선고를 받은 자로서 채권자는 파산 당시 채무자가 가지고 있는 재산에만 채무 청구권을 가지며 그 이상은 채권자의 채권에 대한 권리를 상실한다.

8. 형벌의 종류

1) 사형: 수형자의 생명을 박탈하는 것
2) 징역: 수형자를 교도소에 유치하여 정역(正役)에 복무하게 하는 것
   (1) 무기징역: 종신형
   (2) 유기징역: 1개월 이상 15년 이하 가중 처벌 시 25년 이하까지로 한다.
   (3) 금고: 수형자를 교도소에 구치하나 정역에는 복부하지 않게 하는 것
   (4) 구류(拘留): 수형자를 교도소에 구치하나 그 기간이 1일 이상 30일 미만이다.
3) 재산형
   (1) 벌금: 범죄인에 대하여 일정한 금액의 지불의무를 강제적으로 부담하게 하는 것
      5만 원 이상이며 상환에는 제한이 없고 벌금미납 시 1일 이상 3년 이하의 노역장에 유치하여 노역하게 한다.
   (2) 과료(科料): 경범죄일 때 적용하며 미납 시 1일 이상 30일 미만의 기간을 노역하게 한다.
   (3) 몰수(沒收): 범죄 행위와 관련된 재산을 박탈하는 것을 말하며 원칙적으로 다른 형의 부가형이다.
   (4) 추징(追徵) 몰수의 대상물을 몰수하기 곤란할 때 그에 상응하는 가액을 납부를 명하는 것
4) 명예형
   (1) 자격상실: 공무원의 자격, 선거권과 피선거권, 법인이사, 감사 재산관리인 등의 자격 박탈시키는 것을 말한다.
   (2) 자격 정지: 일정 기간 일정 자격을 전부 또는 일부의 자격을 정지 시키는 것을 말한다.

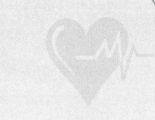

1편

의료법

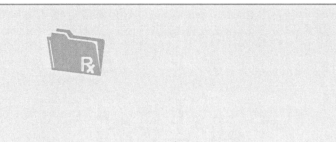
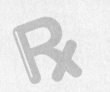
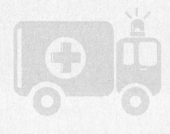
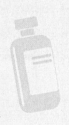

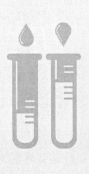
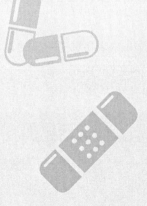
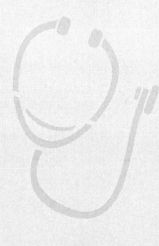

MEDICAL REGULATION

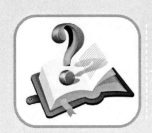

적중 **예상문제**

1. 다음 중 「의료법」의 제정목적으로 옳은 것은?

　① 국민의 의료보장을 그 목적으로 한다.

　② 의료인의 의료향상함을 그 목적으로 한다.

　③ 국민의 건강을 보호 · 증진함을 목적으로 한다.

　④ 국민의 의료보호 및 그 증진을 직접적인 목적으로 한다.

　⑤ 의료 및 진료활동을 원활함에 그 목적이다.

 해설

　모든 국민이 수준 높은 의료혜택을 받을 수 있도록 국민의료에 필요한 사항을 규정함으로써 국민의 건강을 보호하고 증진함을 목적으로 한다.

2. 「의료법」 규정에 의한 의료인에 해당하지 아니한 것은?

　① 의사　　　　　　② 물리치료사　　　　　③ 치과의사

　④ 한의사　　　　　⑤ 간호사

 해설

　"의료인"이라 함은 보건복지부장관의 면허를 받은 의사 · 치과의사 · 한의사 · 조산사 및 간호사를 말한다.

3. 의료인의 임무와 관련하여 그 연결이 틀린 것은?

　① 의사는 의료와 보건지도를 임무로 한다.

　② 치과의사는 치과 의료 및 구강 보건지도를 임무로 한다.

　③ 한의사는 한방 의료와 한방 보건지도를 임무로 한다.

　④ 조산사는 조산과 임부 · 해산부 · 산욕부 및 신생아에 대한 의료와 양호지도를 임무로 한다.

　⑤ 간호사는 상병자 또는 해산부의 요양을 위한 간호 또는 진료의 보조 및 대통령령이 정하는 보건활동을 임무로 한다.

 해설

　조산사는 조산과 임부 · 해산부 · 산욕부 및 신생아에 대한 보건과 양호지도를 임무로 한다.

해답　　1. ③　2. ②　3. ④

4. 다음 중 간호사의 임무와 관련이 없는 것은?

　① 상병자의 요양을 위한 간호 또는 진료의 보조

　② 신생아에 대한 보건과 양육지도

　③ 「농어촌 등 보건의료를 위한 특별조치법」 규정에 의하여 보건진료원으로서 하는 보건활동

　④ 「모자보건법」 규정에 의한 모자보건요원으로서 행하는 모자보건 및 가족계획 활동

　⑤ 「결핵예방법」 규정에 의하여 결핵관리요원으로서 하는 보건활동

　　간호사는 상병자 또는 해산부의 요양을 위한 간호 또는 진료의 보조 및 대통령령이 정하는 보건활동을
　　임무로 한다.
　　1. 「농어촌 등 보건의료를 위한 특별조치법」 규정에 의하여 보건진료원으로서 하는 보건활동
　　2. 「모자보건법」 규정에 의한 모자보건요원으로서 행하는 모자보건 및 가족계획 활동
　　3. 「결핵예방법」 규정에 의하여 결핵관리요원으로서 하는 보건활동
　　4. 그 밖의 법령에 의하여 간호사의 보건활동으로 정한 업무

5. 다음 중 「의료법」 규정에 의한 의료기관으로 볼 수 없는 것은?

　① 종합병원　　　　　　② 한의원　　　　　　③ 접골원

　④ 의원　　　　　　　　⑤ 조산원

　　의료기관의 종별은 종합병원 · 병원 · 치과병원 · 한방병원 · 요양병원 · 의원 · 치과의원 · 한의원 및 조
　　산원으로 나눈다.

6. 종합병원의 요건으로 볼 수 없는 것은?

　① 의사 및 치과의사가 의료를 행하는 곳이어야 한다.

　② 입원환자 100인 이상을 수용할 수 있는 시설을 갖추어야 한다.

　③ 진료과목에는 한방과 등 9개 과목이 있어야 한다.

　④ 300병상 이하인 경우에는 내과 · 외과 · 소아청소년과 · 산부인과 중 3개 진료과목이 있어야
　　한다.

　⑤ 종합병원은 각 진료과목마다 전문의가 있어야 한다.

해답　　4. ②　5. ③　6. ③

③의 경우 진료과목은 내과, 외과, 소아청소년과, 산부인과, 영상의학과, 마취통증의학과, 진단검사 의학과 또는 병리과, 정신과 및 치과를 포함한 9개 이상의 진료과목이 있어야 한다. 다만, 300병상 이하인 경우에는 내과 · 외과 · 소아청소년과 · 산부인과 중 3개 진료과목, 영상의학과, 마취통증의 학과와 진단검사의학과 또는 병리과를 포함한 7개 이상의 진료과목이 있어야 한다.

7. 종합병원이 갖추어야 할 진료과목과 전문의에 대한 기준으로 틀린 것은?

① 300병상을 초과하는 경우는 9개 진료과목과 각 진료과목마다 전문의가 필요하다.
② 300병상 이하인 경우는 5개 진료과목과 각 진료과목마다 전문의가 필요하다.
③ 400병상을 초과하는 경우는 9개 이상의 진료과목과 각 진료과목마다 전문의가 필요하다.
④ 300병상 이하인 경우는 7개의 진료과목과 각 진료과목마다 전문의가 필요하다.
⑤ 100병상인 경우는 3개 진료과목과 각 진료과목마다 전분의가 필요하다.

300병상을 초과하는 경우에는 9개 진료과목과 각 전문의가, 300병상 이하인 경우에는 7개 진료과목과 각 전문의가 필요하다.

8. 종합병원에 반드시 포함시켜야 할 진료과목으로 틀린 것은?

① 외과　　　　　　② 마취통증의학과　　　　　　③ 진단검사의학과
④ 병리과　　　　　　⑤ 이비인후과

종합병원은 내과, 외과, 소아청소년과, 산부인과, 영상의학과, 마취통증의학과, 진단검사의학과 또는 병리과, 정신과 및 치과를 포함한 9개 이상의 진료과목이 있어야 한다.

9. 300병상 이하인 종합병원에 개설하여야 하는 진료과목에 해당하지 아니한 것은?

① 병리과　　　　　　② 소아청소년과　　　　　　③ 영상의학과
④ 안과　　　　　　⑤ 산부인과

종합병원은 내과, 외과, 소아청소년과, 산부인과, 영상의학과, 마취통증의학과, 진단검사의학과 또는 병리과, 정신과 및 치과를 포함한 9개 이상의 진료과목을 갖추어야 한다. 다만, 300병상 이하인 경우에는 내과 · 외과 · 소아청소년과 · 산부인과 중 3개 진료과목, 영상의학과, 마취통증의학과와 진단검사의학과 또는 병리과를 포함한 7개 이상의 진료과목을 갖추어야 한다.

해답　7. ②　8. ⑤　9. ④

10. 다음 중 그 연결이 틀린 것은?

① 치과병원 – 입원환자 30인 이상을 수용할 수 있는 시설을 갖추어야 한다.

② 요양병원 – 요양환자 30인 이상을 수용할 수 있는 시설을 갖추어야 한다.

③ 의원 – 주로 외래환자에 대하여 의료를 행할 목적으로 개설하는 의료기관이다.

④ 조산원 – 조산과 임부 · 해산부 · 산욕부 및 신생아에 대한 보건과 양호지도를 행하는 곳이다.

⑤ 의료기관종류 – 종합병원 · 병원 · 치과병원 · 한방병원 · 요양병원 · 의원 · 치과의원 · 한의원 및 조산원으로 나눈다.

병원 · 치과병원 또는 한방병원은 의사 · 치과의사 또는 한의사가 각각 그 의료를 행하는 곳으로서 입원환자 30인 이상을 수용할 수 있는 시설을 갖추고 주로 입원환자에 대하여 의료를 행할 목적으로 개설하는 의료기관을 말한다. 다만, 치과병원의 경우에는 그 입원시설의 제한을 받지 아니한다.

11. 병원감염을 예방하는 등 환자에게 최선의 의료서비스를 제공하기 위하여 노력하여야 하는 자는?

① 약사　　　　　　　② 한약사　　　　　　　③ 간호조무사

④ 물리치료사　　　　⑤ 종합병원장

의료인과 의료기관의 장은 의료의 질을 높이고 병원감염을 예방하는 등 환자에게 최선의 의료서비스를 제공하기 위하여 노력하여야 한다(법 제4조).

12. 의료인의 면허권자는?

① 보건복지부장관　　　② 국립의료원장　　　③ 시 · 도지사

④ 시장 · 군수　　　　　⑤ 시장 · 군수 · 구청장

의사 · 치과의사 또는 한의사가 되려는 자는 1. 의학이나 치과의학을 전공하는 대학을 졸업하고 의학사 또는 치과의학사 학위를 받은 자, 2. 한방의학을 전공하는 대학을 졸업하고 한의학사 학위를 받은 자로서 자, 3. 보건복지부장관이 인정하는 외국의 1. 또는 2.에 해당하는 학교를 졸업하고 외국의 의사 · 치과의사 또는 한의사의 면허를 받은 자는 해당 예비시험과 국가시험에 합격한 후 보건복지부장관의 면허를 받아야 한다(법 제5조).

13. 의료인의 면허와 관련된 설명으로 틀린 것은?

① 의사·치과의사 또는 한의사가 되고자 하는 자는 국가시험에 합격한 후 보건복지부장관의 면허를 받아야 한다.

② 외국의 의사·치과의사 또는 한의사의 면허를 받은 자는 국가시험에 합격한 후 보건복지가족부장관의 면허를 받아야 한다.

③ 한방의학을 전공하는 대학을 졸업하고 한의학사의 학위를 받은 자로서 국가시험에 합격한 후 보건복지부장관의 면허를 받아야 한다.

④ 의사는 의학을 전공하는 대학을 졸업하고 의학사 학위를 받은 자는 국가시험에 합격한 후 보건복지부장관의 면허를 받아야 한다.

⑤ 치과의사는 치과의학을 전공하는 대학을 졸업하고 치과의학사의 학위를 받은 자로서 국가시험에 합격한 후 보건복지부장관의 면허를 받아야 한다.

 병원·치과병원 또는 한방병원은 의사·치과의사 또는 한의사가 각각 그 의료를 행하는 곳으로서 입원환자 30인 이상을 수용할 수 있는 시설을 갖추고 주로 입원환자에 대하여 의료를 행할 목적으로 개설하는 의료기관을 말한다. 다만, 치과병원의 경우에는 그 입원시설의 제한을 받지 아니한다. 보건복지부장관이 인정하는 외국의 학교를 졸업하고 외국의 의사·치과의사 또는 한의사의 면허를 받은 자는 해당 예비시험과 국가시험에 합격한 후 보건복지부장관의 면허를 받아야 한다(법 제5조).

14. 의료인의 면허와 관련된 설명으로 틀린 것은?

① 보건복지부장관은 의료인의 면허를 할 때에는 그 면허에 관한 사항을 등록대장에 등록하고 면허증을 내주어야 한다.

② 보건복지부장관은 보건의료시책상 필요하다고 인정될 때에는 면허에 있어서 2년 이내의 기간을 정하여 특정지역 또는 특정업무에 종사할 것을 면허의 조건으로 붙일 수 있다.

③ 조산사는 간호사 면허를 가지고 보건복지부장관이 인정하는 의료기관에서 1년간 조산 의 수습과정을 마친 자로서 조산사국가시험에 합격한 후 보건복지부장관의 면허를 받아 야 한다.

④ 간호사는 보건복지부장관이 인정하는 외국의 간호학을 전공하는 대학이나 전문대학을 졸업하고 외국의 간호사 면허를 받은 자로서 간호사국가시험에 합격한 후 보건복지부장관의 면허를 받아야 한다.

⑤ 향정신성의약품중독자는 의료인이 될 수 없다.

 보건복지부장관은 보건의료시책상 필요하다고 인정될 때에는 면허에 있어서 3년 이내의 기간을 정하여 특정지역 또는 특정업무에 종사할 것을 면허의 조건으로 붙일 수 있다.

해답 13. ② 14. ②

15. 조산수습의료기관으로 보건복지부장관의 인정을 받을 수 있는 의료기관은 「전문의의 수련 및 자격인정 등에 관한 규정」에 의한 산부인과 수련병원 및 소아청소년과 수련병원으로서 월평균 분만건수가 (   )건 이상이 되는 의료기관이어야 한다. (   )안에 알맞은 것은?

① 30건   ② 50건   ③ 70건
④ 100건   ⑤ 150건

16. 다음 중 조산사의 면허에 대한 설명으로 틀린 것은?

① 조산사가 되고자 하는 자는 간호사 면허를 가지고 보건복지부장관이 인정하는 의료기관에서 1년간 조산 수습과정을 마쳐야 한다.

② 조산사국가시험에 합격한 후 보건복지부장관의 면허를 받아야 한다.

③ 수습생의 정원은 신청일이 속하는 달의 전달로부터 소급하여 1년간의 월별 분만실적에 의하여 산출된 월평균 분만건수의 20분의 1 이내로 한다.

④ 보건복지부장관이 인정하는 외국의 조산사 면허를 받은 자로서 의료법 제9조의 규정에 의한 조산사국가시험에 합격한 후 보건복지부장관의 면허를 받아야 한다.

⑤ 수습의료기관은 매년 1월 15일까지 전년도 분만실적을 보건복지부장관에게 보고하여야 한다.

수습생의 정원은 신청일이 속하는 달의 전달로부터 소급하여 1년간의 월별 분만실적에 따라 산출 된 월평균 분만건수의 10분의 1 이내로 한다(규칙 제3조제3항).

17. 다음 중 의료인의 결격사유로 볼 수 없는 것은?

① 정신질환자   ② 마약 · 대마중독자
③ 향정신성의약품중독자   ④ 금치산자 · 한정치산자
⑤ 과태료 처분 이상의 처분을 받은 자

다음 각호의 어느 하나에 해당하는 자는 의료인이 될 수 없다(법 제8조).

1. 정신질환자

2. 마약 · 대마 또는 향정신성의약품중독자

3. 금치산자 · 한정치산자

4. 이 법 또는 「형법」 중 제233조, 제234조, 제269조, 제270조, 제317조제1항 및 제347조(허위로 진료비를 청구하여 환자나 진료비를 지급하는 기관이나 단체를 속인 경우만을 말한다), 「보건범죄단속에 관한 특별조치법」, 「지역보건법」, 「후천성면역결핍증 예방법」, 「응급의료에 관한 법률」, 「농어촌 등 보건의료를 위한 특별 조치법」, 「시체해부 및 보존에 관한 법률」, 「혈액 관리법」, 「마약류관리에 관한

법률」, 「약사법」, 「모자보건법」, 그 밖에 대통령령이 정하는 의료 관련법령에 위반하여 금고 이상의 형을 선고받고 그 형의 집행이 종료되지 아니하였거나 집행을 받지 아니하기로 확정되지 아니한 자

18. 보건복지부장관은 의료인이 다음과 같은 사유에 해당할 때에는 그 면허를 취소할 수 있다. 이 중 반드시 취소하여야 할 사유에 해당되는 것은?
① 결격사유에 해당된 때
② 자격정지처분 기간 중에 의료행위를 하거나 3회 이상 자격정지처분을 받은 때
③ 3년 이내의 기간을 정하여 특정지역 또는 특정업무에 종사하여야 한다는 면허의 조건을 이행하지 아니한 때
④ 태아의 성감별행위 등의 금지규정에 위반한 때
⑤ 면허증을 빌려준 때

 해설 ①은 당연 취소사유이고, ② 내지 ⑤는 임의적 취소사유에 해당된다.

19. 다음 중 의료인의 자격과 면허에 대한 설명으로 틀린 것은?
① 의료인과 의료기관의 장은 병원감염을 예방하는 등 환자에게 최선의 의료서비스를 제공하기 위하여 노력하여야 한다.
② 의료인이 되고자 하는 자는 보건복지부장관의 면허를 받아야 한다.
③ 2년 이내의 기간을 정하여 특정지역 또는 특정업무에 종사하여야 한다는 면허의 조건을 이행하지 아니한 때에는 그 면허를 취소할 수 있다.
④ 의료관련법령을 위반하여 금고 이상의 형의 선고를 받고 그 형의 집행이 종료되지 아니하거나 집행을 받지 아니하기로 확정되지 아니한 자는 의료인이 될 수 없다.
⑤ 보건복지부장관은 비도덕적 진료행위를 한 의료인에 해당할 때에는 1년의 범위 내에서 그 면허자격을 정지시킬 수 있다.

 해설 3년 이내의 기간을 정하여 특정지역 또는 특정업무에 종사하여야 한다는 면허의 조건을 이행하지 아니한 때에는 그 면허를 취소할 수 있다.

해답 18. ① 19. ③

20. 의료인 면허의 재교부제한기간을 연결한 것이다. 틀린 것은?

　　① 금고 이상의 형의 선고를 받고 그 형의 집행이 종료되지 아니하거나 집행을 받지 아니하기로 확정되지 아니한 자 – 취소된 날부터 3년 이내

　　② 자격정지처분 기간 중에 의료행위를 하거나 3회 이상 자격정지처분을 받은 때 – 취소된 날부터 2년 이내

　　③ 3년 이내의 기간을 정하여 특정지역 또는 특정업무에 종사하여야 한다는 면허의 조건을 이행하지 아니한 때 – 취소된 날부터 2년 이내

　　④ 태아의 성감별행위 등의 금지규정에 위반한 때 – 취소된 날부터 2년 이내

　　⑤ 면허증을 빌려준 때 – 취소된 날부터 2년 이내

 ③의 경우 취소된 날부터 1년 이내이다.

21. 다음 중 의료인의 면허자격을 정지시킬 수 있는 사유로 볼 수 없는 것은?

　　① 의료인으로서 품위를 심하게 손상시키는 행위를 한 때

　　② 태아의 성감별행위

　　③ 진단서 · 검안서 또는 증명서를 거짓으로 작성하여 교부하거나 진료기록부 등을 허위로 작성한 때

　　④ 의료인이 아닌 자로 하여금 의료행위를 하게 하거나 의료인에게 면허받은 사항 외의 의료 행위를 하게 한 때

　　⑤ 의료기사가 아닌 자에게 의료기사의 업무를 하게 하거나 의료기사에게 그 업무범위를 벗어나게 한 때

 ②는 의료인의 면허취소사유에 해당된다.

22. 「의료법」규정에 의한 의료인으로서 품위를 심하게 손상시키는 행위로 볼 수 없는 것은?

　　① 학문적으로 인정되지 아니하는 진료행위

　　② 시설기준을 갖추지 않는 곳에서 하는 의료행위

　　③ 거짓 또는 과대 광고행위

　　④ 불필요한 검사 · 투약 · 수술 등 지나친 진료행위를 하거나 부당하게 많은 진료비를 요구하는 행위

　　⑤ 전공의 선발 등 직무와 관련하여 부당하게 금품을 수수하는 행위

해답　20. ③　21. ②　22. ②

품위손상에 해당행위는 ①, ③ 내지 ⑤ 외에 ㉠ 비도덕적 진료행위, ㉡ 영리를 목적으로 다른 의료기관을 이용하려는 환자를 자신이 종사하거나 개설한 의료기관으로 유인하거나 유인하게 하는 행 위, ㉢ 영리를 목적으로 자신이 처방전을 발급하여준 환자를 특정약국에 유치하기 위하여 약국개설자나 약국에 종사하는 자와 담합하는 행위이다.

23. 의료기관은 의료인 자격정지처분을 받은 때에는 그 자격정지기간 중 의료업을 할 수 없는데, 그 자격취소의 사유는?

① 의료기관의 개설자가 될 수 없는 자에게 고용되어 의료행위를 한 때
② 의료인이 아닌 자로 하여금 의료행위를 하게 하거나 의료인에게 면허된 이외의 의료행위를 하게 한 때
③ 진단서·검안서 또는 증명서를 거짓으로 작성하여 내주거나 진료기록부 등을 허위로 작성한 때
④ 이 법 또는 이 법에 따른 명령에 위반한 때
⑤ 관련서류를 위조·변조하거나 속임수 등 부정한 방법으로 진료비를 거짓 청구한 때

 의료인이 관련서류를 위조·변조하거나 속임수 등 부정한 방법으로 진료비를 거짓 청구하여(제1항 제6호) 자격정지처분을 받은 때에는 그 자격정지기간 중 의료업을 할 수 없다(법 제66조).

24. 의료인의 국가시험과 관련된 설명으로 틀린 것은?

① 국가시험은 매년 보건복지부장관이 1회 이상 이를 시행한다
② 간호사는 국가시험만 있고, 예비시험은 없다.
③ 의사·치과의사·조산사의 예비시험은 매년 보건복지부장관이 1회 이상 이를 시행한다.
④ 결격사유에 해당하는 자에 해당하는 자는 국가시험 등에 응시할 수 없다.
⑤ 부정행위로 인하여 합격이 무효로 된 자는 그 다음에 치러지는 국가시험 등에 응시할 수 없다.

 의사·치과의사·한의사·조산사 또는 간호사 국가시험과 의사·치과의사·한의사의 예비시험(이하 "국가시험 등"이라 한다)은 매년 보건복지부장관이 1회 이상 이를 시행한다(법 제9조제1항, 영 제4조제1항).

25. 다음 중 의료인의 국가시험 응시를 제한하는 요건에 해당하지 아니한 것은?

① 부정한 방법으로 국가시험 등에 응시한 자

② 미성년자

③ 금치산자·한정치산자

④ 국가시험 등에 관하여 부정행위를 한 자

⑤ 의료관련법령에 위반하여 금고 이상의 형의 선고를 받고 그 형의 집행이 종료되지 아니 하 거 나 집행을 받지 아니하기로 확정되지 아니한 자

의료인의 결격사유에 해당하는 자는 국가시험 등에 응시할 수 없다. 미성년자는 결격사유에 해당 하지 아니하며, 의료인 국가시험에는 연령제한이 없음을 유의하여야 한다.

26. 의료인 국가시험공고 내용이 아닌 것은?

① 시험일시   ② 시험장소   ③ 시험과목
④ 응시원서 제출기간   ⑤ 시험위원에 관한 사항

27. 의료인 국가시험의 시험장소는 얼마 전에 공고하여야 하나?

① 30일   ② 40일   ③ 50일
④ 60일   ⑤ 70일

28. 「의료법」 규정에 의한 의료인의 권리의 내용과 다른 것은?

① 의료행위의 보호   ② 진료방해행위의 제한
③ 의료기재의 압류금지   ④ 의료기구 등 우선공급
⑤ 진료거부 금지

⑤는 의료인의 의무사항에 해당된다.

29. 「의료법」 규정에 의한 의료인의 권리의 내용과 다른 것은?

① 누구든지 의료인이 행하는 의료행위에 대하여는 언제나 간섭하지 못한다.

② 누구든지 의료기관의 의료용 시설, 기재, 약품 그 밖의 기물 등을 파괴·손상해서는 아니된다.

③ 누구든지 의료기관을 점거하여 진료를 방해하여서는 아니 되며, 이를 교사 또는 방조하여서는 아니 된다.

④ 의료인의 의료업무에 필요한 기구 약품 그 밖의 재료는 이를 압류하지 못한다.

⑤ 의료인은 의료행위를 위하여 필요한 기구·약품 그 밖의 시설 및 재료를 우선적으로 공급받을 권리를 가진다.

① 의료인이 하는 의료·조산·간호 등 의료기술의 시행(이하 "의료행위"라 한다)에 대하여는 의료법이나 다른 법령에 따라 규정된 경우 외에는 누구든지 간섭하지 못한다.

30. 「의료법」상 의료인의 의무사항으로 볼 수 없는 것은?

① 진료의 거부금지　　　　　　　② 세탁물 처리의무

③ 진단서 등 교부 및 발급의무　　④ 의료사고의 보고의무

⑤ 진료기록부비치의무

의료인은 의료법 규정에 의하여 ① 내지 ③, ⑤ 이외에 ㉠ 환자의 요양방법 지도의무, ㉡ 취업상황등 신고, ㉢ 변사체 신고, ㉣ 기록의 열람, ㉤ 비밀누설금지, ㉥ 태아성감별행위금지 등의 의무가 있다.

31. 다음은 「의료법」 규정에 의한 의료인의 의무에 대하여 설명한 것이다. 이에 타당하지 아니한 것은?

① 의료인은 진료 또는 조산의 요청을 받은 때에는 정당한 이유 없이 이를 거부하지 못한다.

② 의료인은 응급환자에 대하여 의료법이 정하는 바에 따라 최선의 처치를 행하여야 한다

③ 의료기관에서 발생되는 세탁물은 의료인·의료기관 또는 시장·군수·구청장에게 신고한자가 아니면 이를 처리할 수 없다.

④ 의료업에 종사하고 자신이 진찰 또는 검안한 의사·치과의사·한의사가 아니면 처방전 등을 환자에게 교부하지 못한다.

⑤ 의료인은 의료법이나 다른 법령에서 특별히 규정된 경우 외에는 그 의료·조산 또는 간호를 하면서 알게 된 다른 사람의 비밀을 누설하거나 발표하지 못한다.

의료인은 응급환자에 대하여 「응급의료에관한법률」이 정하는 바에 따라 최선의 처치를 행하여야 한다.

32. 다음은 「의료법」 규정에 의한 의료인의 의무에 대하여 설명한 것이다. 이에 타당하지 아니한 것은?

① 의료업에 종사하고 직접 조산한 의사·한의사 또는 조산사가 아니면 출생·사망 또는 사산의 증명서를 내주지 못한다.

② 누구든지 정당한 사유없이 전자처방전에 저장된 개인정보를 탐지하거나 누출·변조 또는 훼손하여서는 아니 된다.

③ 진료 중이던 환자가 최종진료시부터 24시간 이내에 사망한 경우에는 다시 진료하지 아니 하더라도 진단서 또는 증명서를 교부할 수 있다.

④ 의료인은 태아의 성감별을 목적으로 임부를 진찰 또는 검사하여서는 아니 되며, 같은 목적을 위한 다른 사람의 행위를 도와 주어서도 아니 된다.

⑤ 의료인이나 의료기관 종사자는 「의료법」이나 다른 법령에서 따로 규정된 경우를 제외하고는 환자에 관한 기록의 열람, 사본교부 등 그 내용확인을 할 수 있게 하여서는 아니 된다.

의료업에 종사하고 자신이 직접 진찰 또는 검안한 의사·치과의사 또는 한의사가 아니면 진단서·검안서·증명서 또는 처방전[의사 또는 치과의사가 작성한 전자처방전을 포함]을 작성하여 환자 또는 검시를 하는 지방검찰청검사에게 교부하거나 발송(전자처방전에 한함)하지 못한다. 다만, 진료 중이던 환자가 최종진료시부터 48시간 이내에 사망한 경우에는 다시 진료하지 아니하더라도 진단서 또는 증명서를 내줄 수 있으며, 환자 또는 사망자를 직접 진찰하거나 검안한 의사·치과의사 또는 한의사가 부득이한 사유로 진단서·검안서 또는 증명서를 내 줄 수 없으면 같은 의료기관에 종사하는 다른 의사·치과의사 또는 한의사가 환자의 진료기록부 등에 따라 내 줄 수 있다(법 제17조제1항).

33. 다음은 「의료법」 규정에 의한 의료인의 의무에 대하여 설명한 것이다. 이에 타당하지 아니한 것은?

① 의사 또는 치과의사는 환자에게 의약품을 투여할 필요가 있다고 인정하는 때에는 의료법에 의하여 자신이 직접 의약품을 조제할 수 있다.

② 직접 조산한 의사·한의사 또는 조산사가 부득이한 사유로 증명서를 교부할 수 없을 때에는 같은 의료기관에 종사하는 다른 자가 진료기록부 등에 의하여 증명서를 교부할 수 있다.

③ 누구든지 정당한 사유 없이 전자처방전에 저장된 개인정보를 탐지하거나 누출·변조 또는 훼손하여서는 아니 된다.

④ 의료인은 응급환자를 다른 의료기관에 이송할 때에는 환자이송과 동시에 초진기록을 보내야 한다.

⑤ 의료인은 환자가 검사기록 및 방사선필름등의 사본 교부를 요구한 때에는 이에 응하여야 한다.

의사나 치과의사는 환자에게 의약품을 투여할 필요가 있다고 인정하면 「약사법」에 의하여 자신이 직접 의약품을 조제할 수 있는 경우가 아니면 보건복지부령으로 정하는 바에 따라 처방전을 작성하여 환자에게 내주거나 발송(전자처방전만 해당됨)하여야 하며, 누구든지 정당한 사유 없이 전자처방전에 저장된 개인정보를 탐지하거나 누출·변조 또는 훼손하여서는 아니 된다(법 제18조).

34. 의료인의 의무과 관련된 내용과 다른 것은?

① 의료인은 태아 또는 임부에 대한 진찰이나 검사를 하면서 알게 된 태아의 성을 임부, 본인, 임부의 가족 그 밖의 다른 사람이 알 수 있도록 하여서는 아니 된다.
② ①의 규정을 위반할 경우 3년 이하의 징역 또는 1천만원 이하의 벌금에 처한다.
③ 의료인은 환자에 관한 기록의 열람·사본교부 등 그 내용확인을 요구받은 때에는 이에 응할 의무가 없다.
④ 의료인은 각각 진료기록부·조산기록부·간호기록부 그 밖의 진료에 관한 기록을 갖추어 두고 그 의료행위에 관한 사항과 의견을 상세히 기록하고 서명하여야 한다.
⑤ 의료인이나 의료기관 개설자는 진료기록부 등(전자의무기록을 포함)을 보건복지부령이 정하는 바에 따라 보존하여야 한다.

의료인이나 의료기관 종사자는 의료법 또는 다른 법령에서 따로 규정된 경우 외에는 환자에 관한 기록의 열람, 사본교부 등 그 내용 확인을 할 수 있게 하여서는 아니 된다. 다만, 환자, 환자의 배우자, 환자의 직계존비속 또는 배우자의 직계존속(배우자, 직계존비속 및 배우자의 직계존속이 없는 경우에는 환자가 지정하는 대리인)이 환자에 관한 기록의 열람, 사본교부 등 그 내용확인을 요구하는 경우에는 환자의 치료를 위하여 불가피한 경우가 아니면 확인할 수 있게 하여야 한다.

35. 「의료법」의 규정 내용과 틀린 것은?

① 진료에 관한 기록은 마이크로필름이나 광디스크 등에 원본대로 수록·보존할 수 있다.
② 의사는 환자에게 의약품을 투여할 필요가 있다고 인정하는 때에는 보건복지부령이 정하는 바에 의하여 처방전을 작성하여 환자에게 내주거나 발송하여야 한다.
③ 의료인이 의료행위로 알게 된 타인의 비밀을 누설할 경우 3년 이하의 징역 또는 1천만원 이하의 벌금에 처한다.
④ 의료인은 태아의 성감별을 목적으로 다른 사람의 행위를 도와 주어서는 아니 된다.
⑤ 의료인은 환자 또는 그 보호자에 대하여 요양의 방법 기타 건강관리에 필요한 사항을 지도를 하지 아니한 경우 행정벌을 처할 수 있다.

해답 34. ③ 35. ⑤

⑤의 규정은 직업상 윤리의무의 성격이 강하기 때문에 요양방법을 지도하지 아니하더라도 별도의 강제 이행수단이라 할 수 있는 벌칙규정이 없다.

36. 다음 중 그 설명이 틀린 것은?

① 의료인은 그 실태와 취업상황 등을 보건복지부장관에게 신고하여야 한다.

② 의료인이나 의료기관의 개설자는 진료기록부 등을 「전자서명법」에 의한 전자서명이 기재 된 전자문서로 작성·보관할 수 있다.

③ 의료인이나 의료기관의 개설자는 진료기록부 등을 보건복지부령이 정하는 바에 의하여 보존 하여야 한다.

④ 의료인은 사체를 검안하여 변사한 것으로 의심이 있는 경우 시장·군수·구청장에게 신고하 여야 한다.

⑤ 누구든지 정당한 사유 없이 전자처방전에 저장된 개인정보를 탐지하거나 누출·변조 또는 훼 손하여서는 아니 된다.

 의사·치과의사·한의사 및 조산사는 사체를 검안하여 변사한 것으로 의심이 있는 때에는 사체의 소재 지를 관할하는 경찰서장에게 신고하여야 한다(법 제26조).

37. 의료인 또는 의료기관의 개설자는 진료기록부 등(전자의무기록을 포함)을 보건복지부령이 정하 는 바에 의하여 보존하여야 하는데, 다음 중 틀린 것은?

① 환자의 명부 5년   ② 진료기록부 10년   ③ 처방전 5년

④ 수술기록 10년   ⑤ 검사소견기록 5년

 ③의 경우 2년이다.

38. 다음 중 진료기록부 등의 보존의무가 다른 것은?

① 방사선사진 및 그 소견서 5년   ② 간호기록부 5년

③ 조산기록부 5년   ④ 진단서 부본 5년

⑤ 환자의 명부 5년

 진단서 등 부본(진단서·사망진단서 및 시체검안서 등 따로 구분하여 보존할 것)은 3년이다.

해답   36. ④   37. ③   38. ④

39. 다음 중 진료기록부에 기재사항으로 볼 수 없는 것은?

    ① 진료를 받은 자의 주소 · 성명 · 주민등록번호 · 병력 및 가족력

    ② 주된 증상, 진단결과, 진료경과 및 예견

    ③ 치료내용(주사 · 투약 · 처치 등)

    ④ 진료일시분

    ⑤ 투약에 관한 사항

    ⑤는 간호기록부에 기재할 사항이다.

40. 다음 중 간호기록부에 기재할 사항이 아닌 것은?

    ① 체온 · 맥박 · 호흡 · 혈압에 관한 사항   ② 투약에 관한 사항

    ③ 처치와 간호에 관한 사항   ④ 섭취 및 배설물에 관한 사항

    ⑤ 임부 · 해산부 · 산욕부 또는 신생아에 대한 지도요령

    ⑤는 조산기록부에 기재할 사항이다.

41. 「의료법」 규정에 의한 의료행위제한의 설명과 다른 것은?

    ① 의료인이 아니면 누구든지 의료행위를 할 수 없다.

    ② 의료인은 면허를 받으면 모든 의료행위를 할 수 있다.

    ③ 면허된 이외의 의료행위를 하는 자에게는 5년 이하의 징역 또는 2천만원 이하의 벌금에 처한다.

    ④ 의료인은 보건복지부령이 정하는 범위 안에서 의료행위를 할 수 있다.

    ⑤ 의료인은 영리목적으로 환자를 의료기관이나 의료인에게 소개 · 알선 · 유인하는 행위 및 이를 사주하는 행위를 하여서는 아니 된다.

    의료인이 아니면 누구든지 의료행위를 할 수 없으며 의료인도 면허된 것 이외의 의료행위를 할 수 없다.

42. 누구든지 「국민건강보험법」이나 「의료급여법」에 따른 본인부담금을 면제하거나 할인하는 행위, 금품 등을 제공하거나 불특정 다수인에게 교통편의를 제공하는 행위 등 영리를 목적으로 환자를 의료기관이나 의료인에게 소개·알선·유인하는 행위 및 이를 사주하는 행위를 하여서는 아니 된다. 다만, 환자의 경제적 사정 등 특정한 사정이 있어 관할 (   )의 사전승인을 얻은 경우에는 그러하지 아니하다. (   )에 알맞은 것은?

① 보건복지부장관 　　　　② 의료기관의 장 　　　　③ 시장·군수·구청장
④ 의료인 　　　　　　　　⑤ 시·도지사

43. 「의료법」 규정에 의한 의료행위제한의 내용과 다른 것은?

① 누구든지 「국민건강보험법」이나 「의료급여법」의 규정에 의한 본인부담금을 면제하거나 할인하는 행위를 의료기관에 알선하여서는 아니 된다.
② 외국의 의료인의 면허를 가진 자로서 일정한 기간 국내에 체류하는 자는 보건복지부장관의 승인을 얻어 의료행위를 할 수 있다.
③ 누구든지 영리 또는 비영리에 관계없이로 환자를 의료기관 또는 의료인에게 소개·알선·유인하는 행위를 하여서는 아니 된다.
④ 의학·치과의학·한방의학 또는 간호학을 전공하는 학교의 학생은 국민에 대한 의료봉사활동으로서 의료인의 지도·감독을 받아 의료행위를 할 수 있다.
⑤ 의과대학생은 국민에 대한 의료봉사활동을 위한 의료행위를 할 수 있다.

해설

누구든지 「국민건강보험법」이나 「의료급여법」에 따른 본인부담금을 면제하거나 할인하는 행위, 금품 등을 제공하거나 불특정 다수인에게 교통편의를 제공하는 행위 등 영리를 목적으로 환자를 의료기관이나 의료인에게 소개·알선·유인하는 행위 및 이를 사주하는 행위를 하여서는 아니 된다(법 제27조제3항).

44. 외국의 의료인의 면허를 가진 자로서 일정한 기간 국내에 체류하는 자가 할 수 있는 의료행위는?

① 국민에 대한 의료봉사활동을 위한 의료행위
② 국가비상사태에 있어서 국가 또는 지방자치단체의 요청에 의하여 행하는 의료행위
③ 국민에 대한 의료봉사활동으로서 의료인의 지도·감독을 받아 하는 의료행위
④ 교육연구사업을 위한 업무
⑤ 일정한 기간 내의 연구 또는 시범사업을 위한 의료행위

다음에 해당하는 업무를 수행하기 위하여 국내에 체류하는 자는 보건복지부장관의 승인을 얻어 의료행위를 할 수 있다.
ㄱ 외국과의 교육 또는 기술협력에 의한 교환교수의 업무
ㄴ 교육연구사업을 위한 업무
ㄷ 국제의료봉사단의 의료봉사업무

45. 의료인단체에 관련하여 그 설명이 틀린 것은?

① 중앙회는 법인으로 하며, 「의료법」에 규정되지 아니한 사항은 「민법」 중 사단법인에 관한 규정을 준용한다.
② 중앙회를 설립하고자 할 때에는 그 대표자는 보건복지부장관에게 그 설립허가를 받아야 한다.
③ 중앙회는 시와 도에 지부를 설치하여야 하며, 시·군·구에 분회를 설치할 수 있다.
④ 중앙회가 공제사업을 할 경우에는 보건복지부장관의 허가를 받아야 한다.
⑤ 보건복지부장관은 중앙회가 협조의 요청에 불응한 때에는 정관의 변경하거나 임원을 새로 뽑을 것을 명할 수 있다.

 중앙회는 의료분쟁으로 회원에게 발생한 인한 피해의 보상 등을 위하여 공제사업을 하려면 보건복지부장관에게 신고하여야 한다

46. 의료인단체와 관련된 설명으로 옳은 것은?

① 공제사업을 할 경우 보건복지부장관의 승인을 얻어야 한다.
② 중앙회는 보수교육을 매년 2회 이상 실시하여야 한다.
③ 의료인의 교육시간은 연간 4시간 이상으로 한다.
④ 의료기관에 종사하는 의료인은 매년 보수교육을 받아야 한다.
⑤ 보수교육을 실시하는 중앙회 등은 교육이수를 확인할 수 있는 서류를 2년간 보존하여야 한다.

 ①의 경우 신고를 요하며, ② 1회 이상이고, ③ 8시간 이상이다. ⑤ 3년이다.

47. 의료인단체의 공제사업으로 볼 수 없는 것은?

① 의료사고로 인한 손해배상
② 의료사고로 인한 손실보상
③ 의료분쟁으로 피해를 본 회원의 보상
④ 의료인의 복지증진
⑤ 공제사업의 목적달성에 필요한 업무

해답   45. ④   46. ④   47. ④

공제사업은 ㉠ 중앙회의 회원 및 그 회원이 개설한 의료기관에 종사하는 의료인·의료기사·간호 조무사 등에 의하여 발생한 의료사고로 인한 손해배상을 위한 공제업무 및 보상업무와 그 밖에 의료분쟁으로 피해를 본 회원 또는 그 회원이 개설한 의료기관에 대한 보상업무, ㉡ 그 밖에 공제사업의 목적달성에 필요한 업무이다(영 제16조).

48. 다음은 「의료법」 규정에 의한 의료기관의 개설과 관련이 없는 것은?

① 의료인은 「의료법」에 의한 의료기관을 개설하지 아니하고는 의료업을 행할 수 없다.

② 의료법인이 의료업을 행함에 있어서 공중위생에 기여하여야 하며, 영리를 추구하여서는 아니 된다.

③ 의료인은 2개소 이상의 의료기관을 개설할 수 있다.

④ 조산사는 조산원만을 개설할 수 있다.

⑤ 「민법」 또는 특별법에 의하여 설립된 비영리법인도 의료기관을 개설할 수 있다.

 다음 각 호의 어느 하나에 해당하는 자가 아니면 의료기관을 개설할 수 없다. 다만, 제1호의 의료인은 하나의 의료기관만을 개설할 수 있으며, 의사는 종합병원·병원·요양병원 또는 의원을, 치과의사는 치과병원 또는 치과의원을, 한의사는 한방병원·요양병원 또는 한의원을, 조산사는 조산원만을 개설할 수 있다(법 제33조제2항)

1. 의사, 치과의사, 한의사 또는 조산사
2. 국가 또는 지방자치단체
3. 의료업을 목적으로 설립된 법인(이하 "의료법인"이라 한다)
4. 「민법」이나 특별법에 따라 설립된 비영리법인
5. 「정부투자기관 관리기본법」에 따른 정부투자기관, 「지방의료원의 설립 및 운영에 관한 법률」에 따른 지방의료원, 「한국보훈복지의료공단법」에 의한 한국보훈복지의료공단

49. 다음 중 의료기관을 개설할 수 없는 자는?

① 의사, 치과의사, 한의사 또는 가정간호사

② 국가 또는 지방자치단체

③ 의료업을 목적으로 설립된 법인

④ 「민법」 또는 특별법에 의하여 설립된 비영리법인

⑤ 「정부투자기관 관리기본법」의 규정에 의한 정부투자기관, 「지방의료원의 설립 및 운영에 관한 법률」에 따른 지방의료원, 「한국보훈복지의료공단법」에 의한 한국보훈복지의료공단

해답   48. ③   49. ①

①의 경우 조산사는 조산원이라는 의료기관을 개설할 수 있으나, 가정간호사는 의료기관을 개설 할 수 없다.

---

50. 의료기관의 개설과 관련된 설명으로 틀린 것은?

① 의사는 종합병원·병원·요양병원 또는 의원을 개설할 수 있다.

② 치과의사는 치과병원 또는 치과의원만을 개설할 수 있다.

③ 한의사는 한방병원·요양병원 또는 한의원을 개설할 수 있다.

④ 조산사는 조산원만을 개설할 수 있다.

⑤ 병원·치과의원·한의원 또는 조산원을 개설하고자 하는 자는 보건복지부령이 정하는 바에 의하여 시장·군수·구청장에게 신고하여야 한다.

의원·치과의원·한의원 또는 조산원을 개설하고자 하는 자는 보건복지부령이 정하는 바에 의하여 시장·군수·구청장에게 신고하여야 하고, 종합병원·병원·치과병원·한방병원 또는 요양병원을 개설하고자 할 때에는 보건복지부령이 정하는 바에 의하여 시·도지사의 허가를 받아야 한다.

---

51. 다음 중 의료인이 의료기관 밖에서 의료업을 행할 수 있는 사유로 볼 수 없는 것은?

① 「응급의료에 관한 법률」 제2조제1호의 규정에 의한 응급환자를 진료하는 경우

② 환자 또는 그 보호자의 요청에 따라 진료하는 경우

③ 국가 또는 지방자치단체의 장이 공익상 필요하다고 인정하여 요청하는 경우

④ 보건복지부령이 정하는 바에 의하여 가정간호를 실시하는 경우

⑤ 원격의료를 하는 경우

의료인은 「의료법」에 의한 의료기관을 개설하지 아니하고는 의료업을 할 수 없으며, 다음 각 호의 어느 하나에 해당하는 경우 외에는 그 의료기관 내에서 의료업을 하여야 한다(법 제33조제1항).

1. 「응급의료에 관한 법률」 제2조제1호에 따른 응급환자를 진료하는 경우

2. 환자나 환자 보호자의 요청에 따라 진료하는 경우

3. 국가나 지방자치단체의 장이 공익상 필요하다고 인정하여 요청하는 경우

4. 보건복지부령이 정하는 바에 따라 가정간호를 실시하는 경우

5. 그 밖에 「의료법」 또는 다른 법령에서 특별히 정한 경우나 환자가 있는 현장에서 진료를 행하여야 하는 부득이한 사유가 있는 경우

---

52. 다음 설명 중 틀린 것은?

① 의료인은 원칙적으로 당해 의료기관 내에서 의료업을 행하여야 한다.

② 가정전문간호사는 가정간호 중 검체의 채취 및 운반, 투약, 주사 또는 치료적 의료행위인 간호를 하는 경우에는 의사나 한의사의 진단과 처방에 의하여야 한다.

③ 의료법인이 행하는 부대사업 또한 영리를 추구하여서는 아니 된다.

④ 약국의 시설이나 부지의 일부를 분할·변경 또는 개수하여 의료기관을 개설할 수 있다.

⑤ 개설된 의료기관이 그 개설장소를 이전하거나 그 개설에 관한 신고 또는 허가사항 중 중요 사항을 변경하고자 할 때에도 신고 또는 허가를 받아야 한다.

④의 경우 의료기관을 개설할 수 없다.

53. 다음 중 시·도지사로부터 의료기관의 개설허가를 요하지 아니한 것은?

① 종합병원 ② 병원 ③ 한의원
④ 치과병원 ⑤ 요양병원

종합병원·병원·치과병원·한방병원 또는 요양병원을 개설하고자 할 때에는 보건복지부령이 정하는 바에 의하여 시·도지사의 허가를 받아야 한다.

54. 다음 중 의료기관을 개설할 수 있는 것은?

① 약국의 시설 내 의료기관을 개설하는 경우

② 약국의 구내에 의료기관을 개설하는 경우

③ 약국의 시설이나 부지의 일부를 분할·변경 또는 개수하여 의료기관을 개설하는 경우

④ 약국과 전용의 복도·계단·승강기 또는 구름다리 등의 통로가 설치되어 있거나 이를 설치하여 의료기관을 개설하는 경우

⑤ 의료기관 종별에 따른 기준에 적합한 경우

다음 각호의 어느 하나에 해당하는 경우에는 의료기관을 개설할 수 없다(법 제33조 제7항).
1. 약국의 시설 안이나 구내인 경우
2. 약국의 시설이나 부지의 일부를 분할·변경 또는 개수하여 의료기관을 개설하는 경우
3. 약국과 전용의 복도·계단·승강기 또는 구름다리 등의 통로가 설치되어 있거나 이런 것들을 설치하여 의료기관을 개설하는 경우

해답 52. ④ 53. ③ 54. ⑤

55. 다음 중 의료기관의 의료업을 정지시키거나 그 개설허가를 취소하거나 그 의료기관의 폐쇄를 명할 수 있는 사유로 볼 수 없는 것은?

    ① 개설신고 또는 개설허가를 한 날로부터 2월 이내에 정당한 사유 없이 그 업무를 개시하 지 아니한 때

    ② 무자격자로 하여금 의료행위를 하게 하거나, 의료인에게 면허된 이외의 의료행위를 하게 한 때

    ③ 관계공무원의 직무수행을 기피 또는 방해하거나 시정명령에 위반한 때

    ④ 의료법인·비영리법인, 정부투자기관·지방공사 또는 한국보훈복지의료공단의 설립 허가가 취소되거나 해산된 때

    ⑤ 의료기관의 개설자가 거짓으로 진료비를 청구하여 금고 이상의 형을 선고받고 그 형이 확정된 때

    ①의 경우 3월 이내이다.

56. 의료기관의 개설허가의 취소권자는?

    ① 보건복지부장관, 시·도지사
    ② 보건복지부장관, 시장·군수·구청장
    ③ 시·도지사, 시장·군수·구청장
    ④ 시장·군수·구청장, 보건소장
    ⑤ 보건복지부장관, 질병본부장

    보건복지부장관 또는 시장·군수·구청장은 의료기관이 그 의료업을 정지시키거나 그 개설허가를 취소하거나 그 의료기관의 폐쇄를 명할 수 있다. 다만, 의료기관 개설자가 거짓으로 진료비를 청구하여 금고 이상의 형을 선고받고 그 형이 확정된 때에는 의료기관의 개설허가를 취소하거나 의료기관의 폐쇄를 명하여야 하며, 의료기관의 폐쇄는 제33조제3항 및 제35조제1항 본문에 따라 신고한 의료기관에게만 명할 수 있다(법 제64조제1항).

57. 의료기관의 개설자가 제63조의 규정에 의한 명령을 이행하지 아니하여 패쇄명령을 받은 경우는?

    ① 폐쇄명령을 받은 날부터 3월 이내에는 의료기관을 개설·운영하지 못한다.

    ② 폐쇄명령을 받은 날부터 6월 이내에는 의료기관을 개설·운영하지 못한다.

    ③ 폐쇄명령을 받은 날부터 1년 이내에는 의료기관을 개설·운영하지 못한다.

    ④ 폐쇄명령을 받은 날부터 2년 이내에는 의료기관을 개설·운영하지 못한다.

    ⑤ 폐쇄명령을 받은 날부터 3년 이내에는 의료기관을 개설·운영하지 못한다.

해답   55. ① 56. ② 57. ⑤

개설허가를 취소당하거나 폐쇄명령을 받은 자는 그 취소된 날이나 폐쇄명령을 받은 날부터 6월 이내에, 의료업정지처분을 받은 자는 그 업무정지기간 중에 각각 의료기관을 개설·운영하지 못한다. 다만, 거짓으로 진료비를 청구하여 금고 이상의 형의 선고를 받고 그 형의 확정된 사유로 의료기관의 개설허가취소 당하거나 폐쇄명령을 받은 자는 그 취소당한 날이나 폐쇄명령을 받은 날부터 3년 안에는 의료기관을 개설·운영하지 못한다(법 제64조제2항).

58. 가정간호를 실시하는 의료기관의 장은 가정전문간호사를 몇인 이상 두어야 하는가?

① 1인 　　　　　　 ② 2인 　　　　　　 ③ 3인 　　　　　　 ④ 4인 　　　　　　 ⑤ 5인

 가정간호를 실시하는 의료기관의 장은 가정전문간호사를 2인 이상 두어야 하며, 가정간호에 관한 기록을 5년간 보존하여야 한다(규칙 제22조제5항·제6항).

59. 다음 중 원격의료에 대한 설명으로 틀린 것은?

① 의료업에 종사하는 조산사는 원격의료를 행할 수 있다.

② 원격의료를 시행하는 자는 환자에 대하여 직접 대면하여 진료하는 경우와 동일한 책임을 진다.

③ 원격지의사의 과실을 인정할 만한 명백한 근거가 없는 한 환자에 대한 책임은 현지의사에게 있는 것으로 본다.

④ 원격의료를 행하거나 이를 받고자 하는 자는 보건복지부령으로 정하는 시설과 장비를 갖추어야 한다.

⑤ 원격지의사는 의료업에 종사하는 의사·치과의사·한의사만 해당한다.

 의료인(의료업에 종사하는 의사·치과의사·한의사만 해당한다)은 제33조제1항에도 불구하고 컴퓨터·화상통신 등 정보통신기술을 활용하여 먼 곳에 있는 의료인에게 의료지식이나 기술을 지원하는 원격의료(이하"원격의료"라 한다)를 할 수 있다.

60. 의료기관의 개설자 이외의 자가 그 소속직원, 종업원 그 밖의 구성원이나 그 가족의 건강관리를 위하여 부속의료기관을 개설하고자 할 때에는 어느 기관에 신고를 하여야 하는가?

① 질병관리본부장 　　　　　 ② 보건복지부장관 　　　　　 ③ 시장·군수·구청장

④ 시·도지사 　　　　　 ⑤ 시장·군수

의료기관의 개설자(제33조제1항 및 제2항에 규정된 자) 이외의 자가 그 소속직원, 종업원 그 밖의 구성원 (수용자를 포함한다)이나 그 가족의 건강관리를 위하여 부속의료기관을 개설하고자 할 때에는 그 개설장 소를 관할하는 시장·군수·구청장에게 신고하여야 한다.

61. 종합병원·병원·치과병원 또는 한방병원·요양병원의 부속의료기관을 개설하고자 할 때에는 어느 기관의 허가를 받아야 하는가?
① 질병관리본부장
② 보건복지부장관
③ 시장·군수·구청장
④ 시·도지사
⑤ 시장·군수

 종합병원·병원·치과병원·한방병원 또는 요양병원의 부속의료기관을 개설하고자 할 때에는 그 개설 장소를 관할하는 시·도지사의 허가를 받아야 한다.

62. 다음 중 의료기관을 개설·운영하는 개설자 또는 관리자가 준수하여야 하는 것으로 볼 수 없는 것은?
① 입원실의 정원을 초과하여 입원시키지 아니할 것
② 입원실은 남여·노소별로 구별할 것
③ 입원실이 아닌 장소에 환자·임부 또는 해산부를 입원시키지 아니할 것
④ 정신병환자는 정신병 입원실 외에는 입원시키지 아니할 것
⑤ 전염의 우려가 있는 환자와 그 밖의 환자를 동일한 입원실에 입원시키지 아니할 것

 의료기관을 개설·운영하는 개설자 또는 관리자는 다음 각호의 사항을 준수하여야 한다(규칙 제33조).
1. 입원실의 정원을 초과하여 입원시키지 아니할 것
2. 입원실은 남·여별로 구별할 것
3. 입원실이 아닌 장소에 환자·임부 또는 해산부를 입원시키지 아니할 것
4. 정신병환자는 정신병 입원실 외에는 입원시키지 아니할 것
5. 전염의 우려가 있는 환자와 그밖의 환자를 동일한 입원실에 입원시키지 아니할 것
6. 전염의 우려가 있는 환자가 입원하였던 입원실 및 그 옷·침구·식기 등은 완전히 소독하기 전에는 사용하지 아니할 것
7. 변질·오염·손상되었거나 유효기간 또는 사용기한이 경과된 의약품은 진열하거나 사용하지 아니할 것
8. 한방병원 또는 한의원의 개설자나 관리자는 「약사법 시행규칙」 제62조제1항제10호에 따라 규격품으로 판매하도록 지정·고시된 한약을 조제하는 경우에는 규격품을 사용할 것

해답　61. ④　62. ②

63. 다음 중 요양병원의 입원대상으로 볼 수 없는 것은?

① 노인성질환자   ② 만성질환자

③ 외과적 수술 후의 회복기간에 있는 자   ④ 상해 후의 회복기간에 있는 자

⑤ 정신질환자

요양병원의 입원대상은 노인성질환자·만성질환자 및 외과적 수술 후 또는 상해 후의 회복기간에 있는 자로서 주로 요양을 필요로 하는 자로 한다. 다만, 정신질환자(노인성치매환자를 제외한다) 및 전염성질환자는 입원대상으로 하지 아니한다(규칙 제36조 제1항).

64. 다음은 의료인의 정원에 대한 서술이다. 틀린 것은?

① 보건복지부장관은 간호사나 치과위생사의 인력수급상 필요하다고 인정할 때에는 간호사 또는 치과위생사 정원의 일부를 간호조무사로 충당하게 할 수 있다.

② 입원시설을 갖춘 종합병원·병원·치과병원·한방병원 또는 요양병원에 있어서는 1인 이상의 영양사를 둔다.

③ 의료기관에는 보건복지부장관이 정하는 바에 따라 각 진료과목별로 필요한 수의 의료기사를 둔다.

④ 종합병원·병원·치과병원·한방병원 또는 요양병원에는 보건복지부장관이 정하는 바에 따라 필요한 수의 의무기록사를 둔다.

⑤ 의료기관에는 보건복지부장관이 정하는 바에 따라 필요한 수의 간호조무사를 둔다.

종합병원에만 보건복지부장관이 정하는 바에 따라 필요한 수의 의무기록사를 둔다.

65. 사회복지사를 두어야 하는 의료기관은?

① 병원   ② 요양병원   ③ 한방병원

④ 종합병원   ⑤ 모든 의료기관

종합병원에는 「사회복지사업법」에 따른 사회복지사 자격을 가진 자 중에서 환자의 갱생·재활과 사회복귀를 위한 상담 및 지도업무를 담당하는 요원을 1인 이상 둔다.

해답   63. ⑤   64. ④   65. ④

66. 진단용 방사선발생장치를 설치·운영하고자 하는 의료기관은 어느 기관에 신고하여야 하는가?

① 질병관리본부장   ② 보건복지부장관   ③ 시장·군수·구청장

④ 시·도지사   ⑤ 보건소장

진단용 방사선발생장치를 설치·운영하려는 의료기관은 보건복지부령이 정하는 바에 따라 시장·군수·구청장에게 신고하여야 하며, 보건복지부령으로 정하는 안전관리기준에 맞도록 설치·운영하여야 한다(법 제37조제1항).

67. 다음 설명 중 틀린 것은?

① 의료기관의 개설자나 관리자는 진단용 방사선 발생장치를 설치한 때에는 보건복지부령이 정하는 바에 따라 안전관리책임자를 선임하여야 한다.

② 의료인은 시장 등의 허가를 받아야 다른 의료기관의 시설·장비 및 인력 등을 이용하여 진료할 수 있다.

③ 의료기관의 장은 그 의료기관의 환자의 진료를 위하여 필요한 경우에는 해당 의료기관에 소속되지 아니한 의료인으로 하여금 진료를 하게 할 수 있다.

④ 의료인이 다른 의료기관의 시설·장비 및 인력 등을 이용하여 진료하는 과정에서 발생한 의료사고에 대하여는 진료를 행한 의료인의 과실로 인한 경우에는 그 의료인에게 책임이 있는 것으로 본다.

⑤ 의료인이 다른 의료기관의 시설·장비 및 인력 등을 이용하여 진료하는 과정에서 발생한 의료사고에 대하여 의료기관의 시설·장비 및 인력 등의 결함으로 인한 경우에는 의료기관의 개설자에게 책임이 있는 것으로 본다.

의료인은 다른 의료기관의 장의 동의를 얻어 그 의료기관의 시설·장비 및 인력 등을 이용하여 진료할 수 있다(법 제39조제1항).

68. 의료기관의 개설자는 의료업을 폐업하거나 ( ) 이상 휴업하는 때에는 보건복지부령이 정하는 바에 따라 관할 시장·군수·구청장에게 신고하여야 한다. ( )에 타당한 것은?

① 1월   ② 2월   ③ 3월   ④ 4월   ⑤ 6월

의료기관의 개설자는 의료업을 폐업하거나 1개월 이상 휴업하려면 보건복지부령이 정하는 바에 따라 관할 시장·군수·구청장에게 신고하여야 한다(법 제40조제1항).

해답   66. ③   67. ②   68. ①

69. 의료업의 폐업 등에 관한 다음의 설명 중 틀린 것은?

① 의료업을 폐업하고자 하는 개설자는 이를 관할 시·도지사에게 신고하여야 한다.

② 1월 이상 의료업을 휴업하고자 하는 개설자는 이를 관할 시장·군수·구청장에게 신고하여야 한다.

③ 의료기관의 개설자는 휴업의 신고를 하는 때에는 진료기록부 등을 관할보건소장에게 넘겨야 한다.

④ 의료기관의 개설자는 폐업의 신고를 하는 때에는 진료기록부 등을 관할보건소장에게 넘겨야 한다.

⑤ 의료기관의 개설자가 보건복지부령이 정하는 바에 따라 진료기록부 등의 보관계획서를 제출하여 관할보건소장의 허가를 받은 경우에는 이를 직접 보관할 수 있다.

의료기관의 개설자는 의료업을 폐업하거나 1개월 이상 휴업하려면 보건복지부령이 정하는 바에 따라 관할 시장·군수·구청장에게 신고하여야 한다(법 제40조제1항).

70. 당직의료인을 두어야 하는 의료기관으로 타당한 것은?

① 병원·한방병원·한의원
② 병원·한방병원·요양병원
③ 종합병원·한방병원·의원
④ 병원·조산소·요양병원
⑤ 치과병원·의원·요양병원

각종 병원에는 응급환자와 입원환자의 진료 등에 필요한 당직의료인을 두어야 한다(법 제41조).

71. 「의료법」상 당직의료인에 대한 설명으로 틀린 것은?

① 각종 병원에는 응급환자와 입원환자의 진료 등에 필요한 당직의료인을 두어야 한다.

② 당직의료인의 수는 입원환자 200인까지는 의사·치과의사 또는 한의사의 경우에는 1인을 둔다.

③ 당직의료인의 수는 입원환자 200인까지는 간호사의 경우에는 2인을 둔다.

④ 입원환자 200인을 초과하는 경우 200인마다 의사·치과의사 또는 한의사, 간호사를 각각 1인을 추가한다.

⑤ 정신병원·재활병원·결핵병원 등은 입원환자를 진료하는 데에 지장이 없도록 해당 병원의 자체기준에 따라 배치할 수 있다.

각종 병원에 두어야 하는 당직의료인의 수는 입원환자 200명까지는 의사·치과의사 또는 한의사의 경우에는 1명, 간호사의 경우에는 2명을 두되, 입원환자 200명을 초과하는 200명마다 의사·치과의사 또는 한의사의 경우에는 1명, 간호사의 경우에는 2명을 추가한 인원수로 한다(영 제18조 제1항).

72. 다음 중 의료기관의 명칭표시판에 표시할 수 없는 것은?

① 의료기관의 명칭   ② 전화번호   ③ 의료인의 면허종류 및 성명
④ 진료방법   ⑤ 진료과목

 의료기관의 명칭표시판에는 의료기관의 명칭, 전화번호와 진료에 종사하는 의료인의 면허종류 및 성명만을 표시할 수 있다. 다만, 장소가 좁거나 그 밖에 부득이한 사유가 있는 경우에는 제41조에 따른 진료과목을 함께 표시할 수 있다.

73. 의료기관의 명칭과 관련된 설명으로 틀린 것은?

① 의료기관은 의료기관의 종류에 따르는 명칭 외의 명칭을 사용하지 못한다.
② 종합병원의 경우에는 종합병원 또는 병원 앞에 고유명칭을 붙인다.
③ 고유명칭은 의료기관의 종류 명칭과 혼동할 우려가 있거나 특정 진료과목 또는 질병명과 비슷한 명칭을 사용하지 못한다.
④ 조산원의 개설자가 전문의인 경우에는 그 의료기관의 고유명칭과 의료기관의 종류 명칭사이에 인정받은 전문과목을 삽입하여 표시할 수 있다.
⑤ 부속의료기관의 명칭의 표시에 있어서는 의료기관의 종류에 따르는 명칭 앞에 그 개설기관의 명칭과 "부속"이라는 문자를 붙여야 한다.

 병원·치과병원·의원 또는 치과의원의 개설자가 전문의인 경우에는 그 의료기관의 고유 명칭과 의료기관의 종류 명칭 사이에 인정받은 전문과목을 삽입하여 표시할 수 있다.

74. 다음 보기 중 종합병원에서 진료과목의 표시로 볼 수 없는 것은?

> 내과, 신경과, 정신과, 외과, 정형외과, 신경외과, 흉부외과, 성형외과, 마취통증의학과, 산부인과, 소아청소년과, 안과, 이비인후과, 피부과, 비뇨기과, 영상의학과, 방사선종양학과, 병리과, 진단검사의학과, 재활의학과, 결핵과, 가정의학과, 핵의학과, 산업의학과 및 응급의학과/구강악안면외과, 치과보철과, 치과교정과, 소아치과, 치주과, 치과보존과, 구강내과, 구강악안면방사선과, 구강병리과 및 예방치과/한방내과, 한방부인과, 한방소아과, 한방안·이비인후·피부과, 한방신경정신과, 한방재활의학과, 사상체질과 및 침구과, 접골, 수지침

① 내과, 신경과, 정신과
② 핵의학과, 산업의학과 및 응급의학과
③ 수지침, 접골
④ 결핵과, 가정의학과, 치과교정과
⑤ 구강병리과 및 예방치과, 안과

의료기관	진료과목의 표시
종합병원	병원이나 의원, 수련치과병원의 진료과목
병원 또는 의원	내과, 신경과, 정신과, 외과, 정형외과, 신경외과, 흉부외과, 성형외과, 마취통증의학과, 산부인과, 소아청소년과, 안과, 이비인후과, 피부과, 비뇨기과, 영상의학과, 방사선종양학과, 병리과, 진단검사의학과, 재활의학과, 결핵과, 가정의학과, 핵의학과, 산업의학과 및 응급의학과
「치과의사전문의의 수련 및 자격 인정 등에 관한 규정」 제6조에 따라 지정받은 수련치과병원	구강악안면외과, 치과보철과, 치과교정과, 소아치과, 치주과, 치과보존과, 구강내과, 구강악안면방사선과, 구강병리과 및 예방치과
한방병원 또는 한의원	한방내과, 한방부인과, 한방소아과, 한방안·이비인후과·피부과, 한방신경정신과, 한방재활의학과, 사상체질과 및 침구과
요양병원	병원이나 의원, 한방병원이나 한의원의 진료과목

75. 의료인의 보수교육은 매년 몇 시간 이상 받아야 하는가?

① 8시간 이상
② 10시간 이상
③ 12시간 이상
④ 15시간 이상
⑤ 20시간 이상

76. 의료기관이 환자 등으로부터 징수하는 의료보수에 관하여는 종합병원 · 병원 · 치과병원 · 한방병원 또는 요양병원은 그 지역을 관할하는 (   )에게 신고하여야 하고, 의원 · 치과의원 · 한의원 또는 조산원은 (   )에게 신고하여야 한다. 다만, 다른 법률에 의하여 징수하는 의료보수에 대하여는 그러하지 아니하다. (   )에 알맞은 것은?

① 시 · 도지사, 시장 · 군수 · 구청장 　　② 보건복지부장관, 시 · 도지사
③ 시 · 도지사, 질병본부장 　　　　　　④ 질병본부장, 보건소소장
⑤ 시장 · 군수 · 구청장, 보건소소장

의료기관이 환자 등으로부터 징수하는 의료보수에 관하여는 종합병원 · 병원 · 치과병원 · 한방병원 또는 요양병원은 그 지역을 관할하는 시 · 도지사에게 신고하여야 하고, 의원 · 치과의원 · 한의원 또는 조산원은 시장 · 군수 · 구청장(특별자치도는 도지사)에게 신고하여야 한다. 다만, 다른 법률에 의하여 징수하는 의료보수에 대하여는 그러하지 아니하다(법 제45조).

77. 환자의 진료의사 선택에 대한 설명으로 틀린 것은?

① 환자는 특정한 의사의 진료를 요청할 수 있다.
② 선택진료를 받는 환자는 선택진료의 변경 또는 해지를 요청할 수 있다.
③ 의료기관의 장은 선택진료 해지의 요청에 지체없이 응하여야 한다.
④ 의료기관의 장은 선택진료를 하게 한 경우 절대로 추가비용을 받을 수 없다.
⑤ 환자의 보호자는 종합병원 · 병원 · 치과병원 · 한방병원 또는 요양병원의 특정한 의사 · 치과의사 또는 한의사를 선택하여 진료를 요청할 수 있다.

의료기관의 장은 선택진료를 하게 한 경우에도 그 환자 또는 환자의 보호자로부터 추가비용을 징수할 수 없다. 다만, 의료기관의 장은 일정한 요건을 갖추고 선택진료를 하게 하는 경우에는 추가 비용을 받을 수 있다(법 제46조제4항 · 제5항).

78. 병원감염예방을 위해 감염대책위원회를 설치 · 운영하여야 하는 병원은?

① 한방병원 　　　　　　② 종합병원 　　　　　　③ 요양병원
④ 치과병원 　　　　　　⑤ 병원

보건복지부령이 정하는 일정규모(300병상) 이상의 종합병원의 장은 병원감염예방을 위하여 감염 대책위원회를 설치 · 운영하는 등 필요한 조치를 하여야 한다(법 제47조제1항, 규칙 제43조제1항).

해답　76. ①　77. ④　78. ②

79. 의료법인을 설립하고자 하는 경우 그 행정절차는?

　① 의료법인을 설립하고자 하는 자는 보건복지부장관의 허가를 받아야 한다.

　② 의료법인을 설립하고자 하는 자는 시·도지사의 허가를 받아야 한다.

　③ 의료법인을 설립하고자 하는 자는 보건복지부장관에 신고하여야야 한다.

　④ 의료법인을 설립하고자 하는 자는 보건복지부장관의 인가를 받아야 한다.

　⑤ 의료법인을 설립하고자 하는 자는 시·도지사의 인가를 받아야 한다.

　　의료법인을 설립하고자 하는 자는 대통령령이 정하는 바에 의하여 정관과 그 밖의 서류를 갖추어 그 법인의 주된 사무소의 소재지를 관할하는 시·도지사의 허가를 받아야 한다(법 제48조제1항).

80. 다음 중 의료법인에 대한 설명으로 틀린 것은?

　① 의료법인은 재산을 처분하거나 정관을 변경하고자 할 때에는 시·도지사의 허가를 받아야 한다.

　② 의료법인은 법인 설립등기 등의 등기를 완료한 때에는 각 등기를 완료한 날로부터 7일 내에 당해 등기보고서에 등기부등본을 첨부하여 시·도지사에게 제출하여야 한다.

　③ 의료법인이 해산한 때에는 파산의 경우를 제외하고는 그 청산인은 「민법」 제85조의 규정에 의한 해산등기를 한 후 지체없이 시·도지사의 허가를 받아야 한다.

　④ 청산인은 의료법인의 청산을 종결한 때에는 「민법」 제94조의 규정에 의하여 그 취지를 등기하고 청산종결신고서에 등기부등본을 첨부하여 시·도지사에게 제출하여야 한다.

　⑤ 청산인이 해산신고를 할 때에는 그 신고서에 등기부등본 등을 첨부하여야 한다.

　　의료법인이 해산한 때에는 파산의 경우를 제외하고는 그 청산인은 「민법」 제85조의 규정에 의한 해산등기를 한 후 지체없이 다음 사항을 시·도지사에게 신고하여야 한다(규칙 제57조제1항).
　　1. 해산연월일　　　　　　　　　2. 해산사유
　　3. 청산인의 성명 및 주소　　　　4. 청산인의 대표권을 제한한 때에는 그 제한사항

81. 의료법인이 그 재산을 처분하거나 정관을 변경하고자 할 때의 행정절차는?

　① 보건복지부장관의 허가를 받아야 한다.

　② 시·도지사의 허가를 받아야 한다.

　③ 시장·군수·구청장의 허가를 받아야 한다.

　④ 보건복지부장관의 인가를 받아야 한다.

　⑤ 시·도지사의 인가를 받아야 한다.

해답　　79. ②　80. ③　81. ②

의료법인은 그 재산을 처분하거나 정관을 변경하고자 할 때에는 시·도지사의 허가를 받아야 한다(법 제48조제3항).

82. 의료법인에 대한 설명으로 틀린 것은?

① 의료법인은 그 법인이 개설하는 의료기관에 필요한 시설이나 시설을 갖추는 데에 필요한 자금을 보유하여야 한다.

② 의료법인은 그 재산을 처분하거나 정관을 변경하고자 할 때에는 시·도지사의 허가를 받아야 한다.

③ 의료법인은 임원을 선임한 때에는 지체없이 임원선임보고서를 시·도지사에게 제출하여야 한다.

④ 의료법인에 관하여는 「의료법」에 규정한 것을 제외하고는 민법 중 사단법인에 관한 규정을 준용한다.

⑤ 의료법인은 그 법인이 개설하는 의료기관에서 의료업무를 행하는 외에 의료나 의학에 관한 조사·연구를 할 수 있다.

 의료법인에 관하여는 「의료법」에 규정한 것을 제외하고는 「민법」 중 재단법인에 관한 규정을 준용한다 (법 제50조).

83. 다음 중 의료법인이 10년 이상 보존해야 하는 서류에 해당하는 것은?

① 정관　　　　　　② 임원 및 직원의 명부와 이력서　　　　　　③ 이사회 회의록
④ 재산대장 및 부채대장　　⑤ 수입·지출에 관한 장부 및 증빙서류

 ① 내지 ④와 보조금을 받은 경우에는 보조금관리대장은 영구보존하여야 하는 서류이다.

84. 다음 중 의료법인의 설립허가의 취소사유로 볼 수 없는 것은?

① 정관으로 정한 사업 이외의 사업을 한 때

② 설립된 날로부터 3년 이내에 의료기관을 개설하지 아니한 때

③ 의료법인이 개설한 의료기관이 개설허가가 취소된 때

④ 보건복지부장관이 감독을 위하여 내린 명령을 위반한 때

⑤ 시·도지사가 감독을 위하여 내린 명령을 위반한 때

보건복지부장관 또는 시·도지사는 의료법인이 다음 각호의 어느 하나에 해당할 때에는 그 설립 허가를 취소할 수 있다(법 제51조).

① 정관으로 정하지 아니한 사업을 한 때

② 설립된 날로부터 2년 안에 의료기관을 개설하지 아니한 때

③ 의료법인이 개설한 의료기관이 개설허가가 취소된 때

④ 보건복지부장관 또는 시·도지사가 감독을 위하여 내린 명령을 위반한 때

85. 다음 중 의료기관단체를 구성할 수 없는 것은?

① 종합병원   ② 병원   ③ 한의원

④ 치과병원   ⑤ 요양병원

종합병원, 병원, 치과병원, 한방병원, 요양병원의 장은 의료기관의 건전한 발전과 국민보건향상에 기여하기 위하여 전국 조직을 두는 단체를 설립할 수 있다. 그리고 단체는 법인으로 한다(법 제52조).

86. 의료기관의 평가에 대한 설명으로 타당하지 아니한 것은?

① 보건복지부장관은 의료의 질을 높이기 위하여 의료기관에 대한 평가를 하여야 한다.

② 의료기관평가는 정기평가와 수시평가로 구분하여 실시한다.

③ 종합병원에 대하여 의료기관평가를 실시하여야 한다.

④ 보건복지부장관은 의료기관평가를 실시하고자 하는 때에는 평가실시 3월 전에 해당 의료기관의 장에게 의료기관평가의 일정을 통보하여야 한다.

⑤ 의료기관의 장은 통보받은 결과에 이의가 있는 경우에는 그 통보를 받은 날부터 15일 이내에 이의신청을 하여야 한다.

의료기관의 장은 제4항의 규정에 의하여 통보받은 결과에 대하여 이의가 있는 경우에는 의료기관 평가의 결과를 통보받은 날부터 30일 이내에 이의신청 내용 및 사유가 포함된 이의신청서를 보건복지부장관에게 제출하여야 한다(규칙 제62조 제5항).

87. 신의료기술평가에 대한 설명으로 잘못된 것은?

   ① 보건복지부장관은 국민건강을 보호하고 의료기술의 발전을 촉진하기 위하여 신의료기술 평가를 실시하여야 한다.

   ② 신의료기술은 새로 개발된 의료기술로서 보건복지부장관이 안전성·유효성을 평가할 필요성이 있다고 인정하는 것을 말한다.

   ③ 보건복지부장관은 신의료기술평가에 수반되는 업무를 관계 전문기관 또는 단체에 위탁할 수 있다.

   ④ 신의료기술평가의 대상 및 절차 등에 필요한 사항은 대통령령으로 정한다.

   ⑤ 보건복지부장관은 신의료기술평가의 결과를 건강보험심사평가원의 장에게 알려야 한다.

 ④의 경우 보건복지부령으로 정한다.

88. 다음 중 「의료법」 규정에 의한 의료기관평가를 실시하여야 하는 대상은?

   ① 종합병원, 300병상 이상의 병원   ② 한의원, 의원

   ③ 요양병원, 치과병원   ④ 조산원, 한방병원

   ⑤ 50병상 이상의 병원

 보건복지부장관은 종합병원과 300병상 이상의 병원에 대하여 의료기관평가를 실시하여야 한다. 다만, 보건복지부장관은 의료기관평가의 대상이 아닌 의료기관이 의료기관평가를 신청한 경우에도 당해 의료기관에 대하여 의료기관평가를 실시할 수 있다(영 제29조제2항·제3항).

89. 보건의료정책을 위하여 필요하거나, 국민보건에 중대한 위해가 발생하거나, 발생할 우려가 있을 때에는 의료기관이나 의료인에 대하여 필요한 지도와 명령을 할 수 있는 기관의 장은?

   ① 시·도지사   ② 보건소장

   ③ 시장·군수·구청장   ④ 보건복지부장관

   ⑤ 보건복지부장관 또는 시·도지사

90. 의료인 또는 의료기관의 개설자에게 업무개시명령을 할 수 있는 자는?

① 시 · 도지사   ② 시장 · 군수 · 구청장

③ 보건복지부장관   ④ 시장 · 군수

⑤ 보건복지부장관, 시 · 도지사, 시장 · 군수 · 구청장

보건복지부장관, 시 · 도지사 또는 시장 · 군수 · 구청장은 의료인이 정당한 사유 없이 진료를 중단 하거나 의료기관의 개설자가 집단으로 휴업 또는 폐업하여 환자진료에 막대한 지장을 초래하거나 초래할 우려가 있다고 인정할 만한 상당한 이유가 있으면 그 의료인이나 의료기관 개설자에게 업무개시명령을 할 수 있다. 이 경우 의료인과 의료기관 개설자는 정당한 사유 없이 명령을 거부할 수 없다(법 제59조제2항 · 제3항).

91. 「의료법」 규정에 의한 행정감독과 관련하여 그 연결이 잘못된 것은?

① 의료평가 – 보건복지부장관

② 지도와 명령 – 보건복지부장관, 시 · 도지사

③ 업무개시명령 – 보건복지부장관, 시 · 도지사, 시장 · 군수 · 구청장

④ 보고 및 업무검사 – 보건복지부장관, 시장 · 군수 · 구청장

⑤ 시정명령 – 보건복지부장관, 시 · 도지사, 시장 · 군수 · 구청장

보건복지부장관 또는 시장 · 군수 · 구청장은 의료기관이 제16조제2항, 제23조제2항, 제34조제2항, 제35조제2항, 제36조, 제37조제1항 · 제2항, 제38조제1항 · 제2항, 제41조부터 제46조까지, 제47조제1항, 제56조제2항부터 제4항까지, 제57조제1항, 제58조제5항, 제62조제2항에 위반한 때 또는 종합병원이 제3조제3항의 규정에 의한 요건에 해당하지 아니하게 된 때에는 일정한 기간을 정하여 그 시설 장비 등의 전부 또는 일부의 사용을 제한 또는 금지하거나 위반된 사항을 시정 하도록 명할 수 있다(법 제63조).

92. 의료지도원을 임명할 수 있는 자는?

① 보건복지부장관   ② 시 · 도지사

③ 시장 · 군수 · 구청장   ④ 보건복지부장관, 시 · 도지사

⑤ 보건복지부장관, 시 · 도지사, 시장 · 군수 · 구청장

「의료법」 제69조

90. ⑤   91. ⑤   92. ⑤

93. 「의료법」 규정상 감독에 관한 설명으로 틀린 것은?

① 보건복지부장관 또는 시장·군수·구청장은 의료기관 또는 의료인에 대하여 필요한 보고를 명하거나 관계공무원으로 하여금 진료기록부·조산기록부·간호기록부 등 관계서류를 검사하게 할 수 있다.

② 보건복지부장관 또는 시장·군수·구청장은 의료기관이 의료법 규정을 위반한 때 시설·장비 등의 전부 또는 일부의 사용을 제한 또는 금지하거나 위반된 사항의 시정을 명할 수 있다.

③ 보건복지부장관, 시·도지사 또는 시장·군수·구청장은 의료인이 정당한 사유 없이 진료를 중단하는 경우 당해 의료인에게 업무개시명령을 할 수 있다.

④ 의료지도원 및 그 밖의 공무원은 그 직무를 통하여 알게 된 의료기관, 의료인 또는 환자의 비밀을 누설하지 못한다.

⑤ 시·도지사는 의료의 질을 높이기 위하여 의료기관에 대한 평가를 실시하여야 한다.

 보건복지부장관은 종합병원과 300병상 이상의 병원에 대하여 의료기관평가를 실시하여야 한다 (영 제29조제1항).

94. 의료분쟁의 조정에 대한 설명으로 틀린 것은?

① 의료분쟁이 발생한 때에는 관계당사자는 시·도지사에게 그 분쟁의 조정을 신청할 수 있다.

② 의료심사조정위원회는 분쟁조정신청이 회부된 날로부터 90일 이내에 조정안을 작성하여 당사자에게 제시하여야 한다.

③ 조정안을 당사자가 받아 들인 때에는 조정위원 전원은 조정조서를 작성하고 당사자와 함께 이에 서명·날인하여야 한다.

④ 조정조서는 민사소송법의 규정에 의한 화해조서와 동일한 효력을 가진다.

⑤ 조정조서는 당사자가 합의한 것으로 본다.

 조정안을 당사자가 받아들인 때에는 조정위원 전원은 조정조서를 작성하고 당사자와 함께 조정조사서에 서명·날인하여야 한다. 이러한 조정조서는 민사소송법의 규정에 의한 화해조서와 같은 효력이 있다(법 제75조제2항·제3항).

95. 다음은 의료광고에 대한 설명이다. 틀린 것은?

① 의료법인·의료기관 또는 의료인이 아닌 자는 의료에 관한 광고를 하지 못한다.

② 의료법인·의료기관 또는 의료인은 거짓이나 과장된 내용의 의료광고를 하지 못한다.

③ 의료법인·의료기관 또는 의료인은 보건복지부장관의 심의 없이 광고할 수 있다.

④ 신의료기술평가를 받지 아니한 신의료기술에 관하여 광고를 하지 못한다.

⑤ 의료광고의 구체적인 기준 등 의료광고에 관하여 필요한 사항은 대통령령으로 정한다.

96. 전문의 등 자격인정과 관련이 없는 것은?

① 의사로서 전문의가 되고자 하는 자는 수련을 거쳐 보건복지부장관의 자격인정을 받아야 한다.

② 한의사로서 전문의가 되고자 하는 자는 수련을 거쳐 보건복지부장관의 자격인정을 받아야 한다.

③ 전문의 자격을 인정받은 자가 아니면 전문과목을 표시하지 못한다.

④ 전문의 자격 인정과 전문과목에 관한 사항은 대통령령으로 정한다.

⑤ 전문간호사가 되고자 하는 자는 전문간호사 자격시험에 합격한 후 보건복지부장관의 자격 인정을 받아야 한다.

해설

전문간호사 자격인정 요건 : 보건복지부장관은 간호사에게 간호사 면허 외에 전문간호사 자격을 인정할 수 있다. 전문간호사 자격인정을 받을 수 있는 자는 다음의 어느 하나에 해당하는 자로서 보건복지부장관이 실시하는 전문간호사 자격시험에 합격하여야 한다.
1. 전문간호사 교육과정을 마친 자
2. 보건복지부장관이 인정하는 외국의 해당 분야 전문간호사 자격이 있는 자

97. 치과의사로서 전문의가 전문과목을 표시할 수 있는 병원으로 볼 수 없는 것은?

① 300병상인 종합병원

②「치과의사전문의의 수련 및 자격인정 등에 관한 규정」에 의한 수련치과병원

③「한의사전문의의 수련 및 자격인정 등에 관한 규정」에 의한 수련한방병원

④ 500병상의 요양병원

⑤ 500병상의 종합병원

해설

보건복지부장관은 효율적인 의료체계의 운영을 위하여 치과의사·한의사로서 전문의의 자격인정을 받은 자에 대하여는 종합병원·치과병원·한방병원 중 보건복지부령이 정하는 의료기관에 한 하여 전문과목을 표시하도록 할 수 있다(법 제77조제2항 후단, 규칙 제74조).

해답   95. ③   96. ⑤   97. ④

1. 300병상 이상의 종합병원
2. 「치과의사전문의의 수련 및 자격인정 등에 관한 규정」에 의한 수련치과병원
3. 「한의사전문의의 수련 및 자격인정 등에 관한 규정」에 의한 수련한방병원

98. 다음 중 「의료법」의 규정과 다른 것은?

① 치과의사·한의사로서 전문의의 자격인정을 받은 자에 대하여는 종합병원·치과병원·한방병원 중 보건복지부령이 정하는 의료기관에 한하여 전문과목을 표시할 수 있다.

② 전문의의 자격인정을 받은 자가 아니면 전문과목을 표시하지 못한다.

③ 시·도지사는 간호사에 대하여 간호사의 면허 이외에 전문간호사의 자격을 인정할 수 있다.

④ 한지의사·한지치과의사 및 한지한의사는 그 허가받은 지역에서 의료업무에 종사하는 경우 의료인으로 본다.

⑤ 간호조무사가 되고자 하는 자는 시·도지사의 자격인정을 받아야 한다.

 보건복지부장관은 간호사에게 간호사 면허 외에 전문간호사 자격을 인정할 수 있다(법 제78조제 1항).

99. 한지의료인에 대한 설명으로 틀린 것은?

① 면허를 받은 한지의사·한지치과의사 및 한지한의사는 그 허가받은 지역 안에서 의료업무에 종사할 때에는 이를 의료인으로 본다.

② 보건복지부장관은 한지의료인이 그 허가받은 지역 밖에서 의료행위를 한 때에는 그 면허를 취소할 수 있다.

③ 한지의료인이 그 허가지역을 변경하고자 할 때에는 보건복지부장관의 허가를 받아야 한다.

④ 허가받은 지역 안에서 10년 이상 의료업무에 종사한 경력이 있는 한지의사 등에게 의사, 치과의사 또는 한의사의 면허를 줄 수 있다.

⑤ 면허증을 갱신하고자 하는 자는 소속중앙회의 확인을 받아 해당 면허증을 발급한 기관에 제출하여야 한다.

 한지의료인이 그 허가지역을 변경하고자 할 때에는 그 소재지를 관할하는 시·도지사의 허가를 받아야 한다. 다만, 다른 시·도로 변경하거나 2개 시·도 이상에 걸치는 지역으로 변경하고자 할 때에는 보건복지부장관의 허가를 받아야 한다. 이 경우 허가지역의 변경허가를 받고자 하는 자는 변경희망지와 그 사유를 기재한 신청서에 면허증을 첨부하여 허가관청에 제출하여야 한다(규칙 제75조제1항·제3항).

해답 98. ③ 99. ③

100. 전문간호사의 내용과 다른 것은?

① 간호사에 대하여 간호사의 면허 이외에 전문간호사의 자격을 인정할 수 있다.

② 전문간호사의 자격구분은 보건 · 마취 · 정신 · 가정 · 감염관리 · 산업 · 응급 · 노인 · 중환자 · 호스피스 · 종양 · 임상 및 아동분야로 구분한다.

③ 전문간호사 교육과정은 보건복지부장관이 지정하는 전문간호사 교육기관이 실시하고, 그 교육기관은 3년 이상으로 한다.

④ 전문간호사 교육과정의 과목은 공통과목, 전공이론과목 및 전공실습과목으로 구분한다.

⑤ 전문간호사의 자격구분, 자격기준, 자격증 그 밖에 자격인정에 관하여 필요한 사항은 「전문간호사 자격인정 등에 관한 규칙」에서 정한다.

전문간호사 교육기간은 2년 이상으로 한다(전문간호사 자격인정 등에 관한 규칙 제4조).

101. 다음 중 전문간호사의 자격구분으로 볼 없는 것은?

① 산업전문간호사   ② 정신전문간호사   ③ 응급전문간호사

④ 신경전문간호사   ⑤ 가정전문간호사

전문간호사의 자격구분은 보건 · 마취 · 정신 · 가정 · 감염관리 · 산업 · 응급 · 노인 · 중환자 · 호스피스 · 종양 · 임상 및 아동분야로 구분한다.

102. 다음 중 틀린 것은?

① 접골사는 「의료법」 제27조의 규정에 불구하고 해당 시술소에서 시술을 업으로 할 수 있다.

② 침사는 「의료법」 제27조의 규정에 불구하고 해당 시술소에서 시술을 업으로 할 수 있다.

③ 구사는 「의료법」 제27조의 규정에 불구하고 해당 시술소에서 시술을 업으로 할 수 있다.

④ 안마사는 「의료법」 제27조의 규정에 불구하고 안마업무를 할 수 있다.

⑤ 안마사가 되고자 하는 자는 보건복지부장관의 자격인정을 받아야 한다.

안마사가 되고자 하는 자는 시 · 도지사의 자격인정을 받아야 하며, 자격인정을 받은 안마사는 법 제 27조(무면허 의료행위 등 금지)의 규정에 불구하고 안마업무를 할 수 있다(법 제82조제1항 · 제2항).

해답   100. ③   101. ④   102. ⑤

103. 다음 중 청문의 대상으로 볼 수 없는 것은?

    ① 의료법인의 설립허가취소   ② 의료인의 면허취소

    ③ 의료인의 자격정지   ④ 의료기관 폐쇄명령

    ⑤ 의료기관에 시설ㆍ장비 등의 사용금지명령

> 보건복지부장관, 시ㆍ도지사 또는 시장ㆍ군수ㆍ구청장은 다음 각호의 어느 하나에 해당하는 처분을 하고자 하는 경우에는 청문을 실시하여야 한다(법 제84조).
> 1. 제51조에 따른 설립허가의 취소
> 2. 제63조에 따른 시설ㆍ장비 등의 사용금지명령
> 3. 제64조제1항에 따른 개설허가의 취소 또는 의료기관 폐쇄명령
> 4. 제65조제1항에 따른 의료인의 면허의 취소

104. 다음 중 신의료기술의 평가에 관한 설명으로 옳지 않은 것은?

    ① 보건복지부장관은 국민건강을 보호하고 의료기술의 발전을 촉진하기 위하여 신의료기술의 안전성ㆍ유효성 등에 관한 평가를 하여야 한다.

    ② 보건복지부장관은 신의료기술평가에 관한 사항을 심의하기 위하여 보건복지부에 신의료기술평가위원회를 둔다.

    ③ 신의료기술은 새로 개발된 의료기술로서 보건복지부장관이 안전성ㆍ유효성을 평가할 필요성이 있다고 인정하는 것을 말한다.

    ④ 보건복지부장관은 신의료기술평가의 결과를 건강보험심사평가원의 장에게 알려야 한다.

    ⑤ 신의료기술평가의 대상 및 절차 등에 필요한 사항은 대통령령으로 정한다.

> ⑤의 경우 보건복지부령으로 정한다(법 제53조).

105. 다음 신의료기술평가위원회에 대한 내용으로 틀린 것은?

   ① 보건복지부장관은 신의료기술평가에 관한 업무를 수행하기 위하여 필요한 경우 보건복지부 령으로 정하는 바에 따라 자료 수집·조사 등 평가에 수반되는 업무를 관계 전문기관 또는 단체에 위탁할 수 있다.

   ② 위원회는 위원장 1명과 20명의 위원으로 구성한다.

   ③ 위원장과 위원의 임기는 3년으로 하되, 연임할 수 있다.

   ④ 위원의 자리가 빈 때에는 새로 위원을 임명하고, 새로 임명된 위원의 임기는 임명된 날부터 기산한다.

   ⑤ 위원회의 심의사항을 전문적으로 검토하기 위하여 위원회에 분야별 전문평가위원회를 둔다.

   위원회는 위원장 1명을 포함하여 20명 이내의 위원으로 구성한다.

106. 다음 중 국민보건 향상을 이루고 국민의 건강한 생활을 확보하기 위한 의료인의 임무로 옳지 않은 것은?

   ① 의사는 의료와 보건지도를 임무로 한다.

   ② 치과의사는 치과 의료와 구강 보건지도를 임무로 한다.

   ③ 한의사는 한방 의료와 한방 보건지도를 임무로 한다.

   ④ 조산사는 조산과 모자보건 및 가족계획 활동을 임무로 한다.

   ⑤ 간호사는 상병자나 해산부의 요양을 위한 간호 또는 진료 보조를 임무로 한다.

   조산사는 조산과 임부·해산부·산욕부 및 신생아에 대한 보건과 양호지도를 임무로 한다.

107. 국가시험 등 관리기관의 장이 국가시험 등을 실시하여 합격자 발표를 한 후 보건복지부장관에게 보고해야 하는 합격자에 대한 사항이 아닌 것은?

   ① 성명 및 연령   ② 성별 및 주민등록번호

   ③ 출신 학교 및 졸업 연월일   ④ 합격번호 및 합격 연월일

   ⑤ 국 적

   국가시험 등 관리기관의 장은 국가시험 등을 실시하면 합격자 발표를 한 후 보건복지부장관에게 다음의 사항을 보고해야 한다.

1. 성명, 성별 및 주민등록번호
2. 출신 학교 및 졸업 연월일
3. 합격번호 및 합격 연월일
4. 국적(외국인만 해당)

108. 다음 보기에서 의사·치과의사 또는 한의사가 발급하는 진단서에 적어야 하는 사항은 모두 몇 개인가?

㉮ 환자의 주소·성명 및 주민등록번호	㉯ 병명
㉰ 발병 연월일	㉱ 향후 치료에 대한 소견
㉲ 치료 연월일	㉳ 의료기관의 명칭·소재지
㉴ 진찰한 의사·치과의사 또는 한의사의 성명·면허자격·면허번호	

① 3개   ② 4개   ③ 5개   ④ 6개   ⑤ 7개

해설

의사·치과의사 또는 한의사가 발급하는 진단서에는 다음의 사항을 적고 서명 날인하여야 한다.
1. 환자의 주소·성명 및 주민등록번호
2. 병명
3. 발병 연월일
4. 향후 치료에 대한 소견
5. 진단 연월일
6. 의료기관의 명칭·소재지, 진찰한 의사·치과의사 또는 한의사(부득이한 사유로 다른 의사 등이 발급하는 경우에는 발급한 의사 등을 말함)의 성명·면허자격·면허번호

109. 다음 중 의사나 치과의사가 처방전을 발급하는 경우의 처방전 기재사항이 아닌 것은?

① 환자의 성명 및 주민등록번호
② 의료기관의 명칭 및 전화번호
③ 한국표준질병·사인 분류에 따른 질병명칭
④ 의료인의 성명·면허종류 및 번호
⑤ 의약품 조제시 참고 사항

해답   108. ④   109. ③

의사나 치과의사는 환자에게 처방전을 발급하는 경우에는 처방전에 다음의 사항을 적은 후 서명 하거나 도장을 찍어야 한다. 다만, 제3호의 사항은 환자가 요구한 경우에는 적지 아니한다.
1. 환자의 성명 및 주민등록번호
2. 의료기관의 명칭 및 전화번호
3. 「통계법」 제22조제1항 전단에 따른 한국표준질병·사인 분류에 따른 질병분류기호
4. 의료인의 성명·면허종류 및 번호
5. 처방 의약품의 명칭(일반명칭, 제품명이나 대한약전에서 정한 명칭을 말한다)·분량·용법 및 용량
6. 처방전 발급 연월일 및 사용기간
7. 의약품 조제시 참고 사항

110. 다음 중 의사 또는 치과의사의 처방전 없이 조제할 수 있는 경우가 아닌 것은?
① 의료기관이 없는 지역에서 조제하는 경우
② 재해가 발생하여 사실상 의료기관이 없게 되어 재해 구호를 위하여 조제하는 경우
③ 전염병이 집단으로 발생하거나 발생할 우려가 있다고 보건복지부장관이 인정하여 경구용 전염병 예방접종약을 판매하는 경우
④ 사회봉사 활동을 위하여 조제하는 경우
⑤ 주사제를 주사하는 경우

 의사 또는 치과의사는 전문의약품과 일반의약품을 처방할 수 있고, 약사는 의사 또는 치과의사의 처방전에 따라 전문의약품과 일반의약품을 조제하여야 한다. 다만, 다음의 어느 하나에 해당하면 의사 또는 치과의사의 처방전 없이 조제할 수 있다.
1. 의료기관이 없는 지역에서 조제하는 경우
2. 재해가 발생하여 사실상 의료기관이 없게 되어 재해 구호를 위하여 조제하는 경우
3. 전염병이 집단으로 발생하거나 발생할 우려가 있다고 보건복지부장관이 인정하여 경구용 전염병 예방접종약을 판매하는 경우
4. 사회봉사 활동을 위하여 조제하는 경우

2편

감염병의 예방 및 관리에 관한 법률

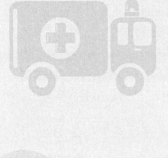

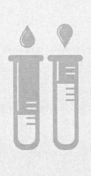
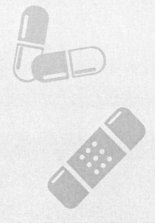
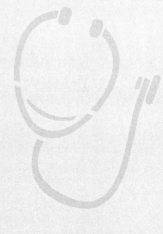

MEDICALREGULATION

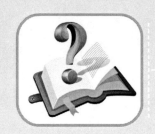
1. 「감염병의 예방 및 관리에 관한 법률」의 제정목적과 관련 있는 것은?

> ㉮ 감염병의 발생방지에 있다.　　　　　　㉯ 감염병의 유행방지에 있다.
> ㉰ 국민보건증진에 있다.　　　　　　　　㉱ 감염병의 만연방지에 있다.
> ㉲ 각종 재해시 효과적 대처에 있다.

　① ㉰, ㉱, ㉲　　　② ㉮, ㉯, ㉰　　　③ ㉮, ㉰, ㉲　　　④ ㉯, ㉰, ㉱, ㉲　　　⑤ 모두 다

> 해설
>
> 이 법은 감염병의 발생과 유행을 방지하여 국민보건을 향상 증진시킴을 목적으로 한다(법 제1조).

2. 다음 중 제1군 감염병에 해당하는 것은 몇 개인가?

> ㉮ 콜레라　　　　　㉯ A형간염　　　　　㉰ 장티푸스　　　　㉱ 파라티푸스
> ㉲ 세균성이질　　　㉳ 장출혈성대장균감염증

　① 2개　　　　　② 3개　　　　　③ 4개　　　　　④ 5개　　　　　⑤ 모두 다

> 해설
>
> 감염속도가 빠르고 국민건강에 미치는 위해 정도가 너무 커서 발생 또는 유행 즉시 방역대책을 수립 하
> 여야 하는 다음의 감염병을 말한다.
> ㉮ 콜레라　　　　　㉯ 페스트　　　　　㉰ 장티푸스
> ㉱ 파라티푸스　　　㉲ 세균성이질　　　㉳ 장출혈성대장균감염증

3. 다음 중 제2군 감염병에 해당하는 것은 몇 개인가?

> ㉮ 디프테리아　　　　㉯ 결핵　　　　　㉰ 파상풍　　　　㉱ 홍역
> ㉲ 유행성이하선염　　㉳ 풍진　　　　　㉴ 발진열

　① 3개　　　　　② 4개　　　　　③ 5개　　　　　④ 6개　　　　　⑤ 7개

> 해답　　1. ②　2. ④　3. ③

예방접종을 통하여 예방 또는 관리가 가능하여 국가예방접종사업의 대상이 되는 질환 중 다음 각목의 감염병을 말한다.
㉮ 디프테리아   ㉯ 백일해   ㉰ 파상풍
㉱ 홍역   ㉲ 유행성이하선염   ㉳ 풍진
㉴ 폴리오   ㉵ B형간염   ㉶ 일본뇌염
㉷ 수두

4. 다음 중 제3군 감염병에 해당하는 것은 몇 개인가?

| ㉮ 결핵 | ㉯ 한센병 | ㉰ 핀타 |
| ㉱ 인플루엔자 | ㉲ 후천성면역결핍증(AIDS) | |

① 1개   ② 2개   ③ 3개   ④ 4개   ⑤ 5개

제3군 감염병이라 함은 간헐적으로 유행할 가능성이 있어 지속적으로 그 발생을 감시하고 방역대책의 수립이 필요한 다음의 감염병을 말한다.
1. 말라리아   2. 결핵   3. 한센병
4. 성병   5. 성홍열   6. 수막구균성수막염
7. 레지오넬라증   8. 비브리오패혈증   9. 발진티푸스
10. 발진열   11. 쯔쯔가무시증   12. 렙토스피라증
13. 브루셀라증   14. 탄저   15. 공수병
16. 인플루엔자   17. 신증후군출혈열(유행성출혈열)
18. 후천성면역결핍증(AIDS) 19. 매독
20. 크로이츠펠트 야곱병(CJD) 및 변종크로이츠펠트 야곱병(vCJD)

5. 다음 중 제4군 감염병에 해당하지 아니한 것은?

① 황열   ② 두창   ③ 수두
④ 뎅기열   ⑤ 조류인플루엔자 인체감염증

국내에서 새로 발생한 신종감염병증후군, 재출현감염병 또는 국내 유입이 우려되는 해외유행감염병으로서 「감염병의 예방 및 관리에 관한 법률」에 의한 방역대책의 긴급한 수립이 필요하다고 인정되어 보건복지부령(규칙 제1조의2)이 정하는 감염병을 말한다.
1. 황열   2. 뎅기열   3. 마버그열
4. 에볼라열   5. 라싸열   6. 리슈마니아증

4. ④   5. ③

<table>
<tr><td>7. 바베시아증</td><td>8. 아프리카수면병</td><td>9. 크립토스포리디움증</td></tr>
<tr><td>10. 주혈흡충증</td><td>11. 요우스</td><td>12. 핀타</td></tr>
<tr><td>13. 두창</td><td>14. 보툴리눔독소증</td><td>15. 중증급성호흡기증후군</td></tr>
<tr><td>16. 조류인플루엔자 인체감염증</td><td>17. 야토병</td><td>18. 큐열</td></tr>
</table>

19. 급성출혈열증상, 급성호흡기증상, 급성설사증상, 급성황달증상 또는 급성신경증상을 나타내는 신종 감염병증후군

6. 다음은 감염병 중 제1군, 제2군, 제3군, 제4군의 범위를 나열한 것으로 같은 군에 속하지 않는 것은?

① 콜레라, 페스트, 장티푸스, 파라티푸스　　　　② 홍역, 유행성이하선염, 풍진, 폴리오

③ 파라티푸스, 세균성이질, 결핵, 파상풍　　　　④ 말라리아, 결핵, 한센병, 성병

⑤ 황열, 뎅기열, 마버그열, 에볼라열

　　파라티푸스, 세균성이질은 제1군에 속하고, 결핵은 제3군에 속하며, 파상풍은 제2군에 속한다.

7. 다음은 「감염병의 예방 및 관리에 관한 법률」에서 사용하는 용어에 대한 설명이다. 틀린 것은?

① 제1군 감염병은 전염속도가 빠르고 국민건강에 미치는 위해정도가 너무 커서 발생 또는 유행 즉시 방역대책을 수립하여야 하는 감염병이다.

② 제2군 감염병은 예방접종을 통하여 예방 또는 관리가 가능하여 국가예방접종사업의 대상이 되는 질환이다.

③ 제3군 감염병은 국내에서 새로 발생한 신종감염병증후군, 재출현감염병 또는 국내 유입이 우려되는 해외유행감염병이다.

④ 지정감염병은 제1군 내지 제4군 감염병 외에 유행여부의 조사를 위하여 감시활동이 필요하다고 인정되어 보건복지부장관이 지정하는 감염병을 말한다.

⑤ 감염병병원체보유자라 함은 임상적인 증상은 없으나 감염병병원체를 보유하고 있는 자를 말한다.

　　제3군 감염병은 간헐적으로 유행할 가능성이 있어 지속적으로 그 발생을 감시하고 방역대책의 수립이 필요한 감염병을 말하며, ③은 제4군 감염병을 설명한 것이다. 즉, 국내에서 새로 발생한 신종 감염병증후군, 재출현감염병 또는 국내 유입이 우려되는 해외유행감염병으로서 「감염병의 예방 및 관리에 관한 법률」에 의한 방역대책의 긴급한 수립이 필요하다고 인정되어 보건복지부령(규칙 제1조의2)이 정하는 감염병을 말한다.

해답　　6. ③　7. ③

8. 감염병은 전염속도가 빠르고 국민건강에 미치는 위해정도가 너무 커서 발생 또는 유행 즉시 방역
대책을 수립하여야 하는 감염병은?

㉮ 결핵	㉯ 장티푸스	㉰ 말라리아	㉱ 파라티푸스
㉲ 홍역	㉳ B형간염	㉴ 일본뇌염	

① ㉮, ㉱   ② ㉯, ㉰   ③ ㉰, ㉲   ④ ㉯, ㉱   ⑤ ㉴, ㉲

설문은 제1군 감염병에 설명한 것이다. 홍역, B형간염, 일본뇌염은 제2군에 속하고, 결핵과 말라리아는
제3군에 속한다.

9. 국가 및 지방자치단체가 감염병의 예방을 위해 수행하는 책무로 볼 수 없는 것은?
① 감염병이 의심되는 자의 격리보호
② 감염병에 관한 정보의 수집·분석 및 제공
③ 감염병 관리능력 제고를 위한 국제적 연대 확보
④ 감염병에 관한 교육 및 홍보
⑤ 감염병병원체 검사·보존·관리 및 약제내성감시

국가 및 지방자치단체는 감염병의 예방 등 신속하고 정확한 방역대책을 마련할 수 있도록 다음 각 호의
사업을 수행하여야 한다(법 제3조의2 제2항).
1. 감염병의 예방 및 관리대책의 수립   2. 감염병환자 등의 보호 및 진료
3. 감염병에 관한 교육 및 홍보   4. 감염병에 관한 정보의 수집·분석 및 제공
5. 감염병에 관한 조사·연구   6. 감염병병원체 검사·보존·관리 및 약제내성감시
7. 감염병 예방을 위한 전문인력의 양성   8. 감염병 관리능력 제고를 위한 국제적 연대 확보

10. 감염병환자 등에 대한 신고와 관련하여 틀린 것은?
① 의사가 진단 또는 검안을 하였거나 치료를 받고 있는 제1군 감염병환자 등의 퇴원·치유·사
망 또는 주소변경이 있을 때에는 보건소장에게 신고하여야 한다.
② 의사는 제2군 감염병환자 중 일본뇌염환자 또는 그 의사환자의 변경이 있을 때에도 보건소장
에게 신고하여야 한다.
③ 지정감염병의 경우에는 즉시 감염병환자 등을 보건소장에게 그 성명, 연령, 성별, 기타사항을
신고하여야 한다.

④ 한의사는 제3군의 탄저와 예방접종 후 이상반응의 경우에는 즉시 보건소장에게 신고하여야 한다.

⑤ 세대주는 제1군 감염병이나 그 의사중으로 인한 사망자가 있을 때에는 즉시로 의사의 진단 또는 검안을 구하거나 또는 소재지의 보건소장에게 신고하여야 한다.

의사 또는 한의사는 제1군·제2군·제4군 감염병 및 제3군의 탄저와 예방접종 후 이상반응의 경 우에는 즉시로, 탄저를 제외한 제3군 및 지정감염병의 경우에는 7일 이내에 감염병환자 등 예방 접종후 이상반 응자 또는 그 시체의 소재지를 관할하는 보건소장에게 그 성명, 연령, 성별, 기타사항을 신고하여야 한다 (법 제4조제1항).

11. 의사 또는 한의사가 감염병환자를 진단하였거나 의사가 그 시체를 검안하였을 경우 누구에게 신고하여야 하는가?
① 관할 경찰서장　　　　　　② 질병관리본부장　　　　　③ 해당 시장·군수·구청장
④ 보건복지부장관　　　　　　⑤ 관할 보건소장

12. 법정감염병 발생시 의사 또는 한의사에게 알리는 방법으로 타당한 것은?
① 제1군은 즉시, 질병본부장에게 신고
② 제2군은 7일 이내, 보건소장에게 신고
③ 탄저를 제외한 3군, 7일 이내, 시장·군수·구청장에게 신고
④ 제4군은 즉시, 보건소장에게 신고
⑤ 지정감염병은 7일 이내, 시·도지사에게 신고

10번 문제 해설 참조

13. 다음 중 감염병 중 환자발생시 즉시 신고하여야 할 감염병으로 맞는 것은?

㉮ B형간염	㉯ 페스트	㉰ 탄저
㉱ 성병	㉲ 후천성면역결핍증(AIDS)	㉳ 인플루엔자
㉴ 조류인플루엔자 인체감염증	㉵ 지정감염병	

① ㉮, ㉯, ㉰, ㉴　　　　　② ㉯, ㉲, ㉳, ㉴　　　　③ ㉰, ㉳, ㉴, ㉵
④ ㉱, ㉲, ㉳, ㉵　　　　　⑤ ㉮, ㉯, ㉰, ㉴

제1군·제2군·제4군 감염병 및 제3군의 탄저와 예방접종 후 이상반응의 경우에는 즉시, 탄저를 제외한 제3군 및 지정감염병의 경우에는 7일 이내에 감염병환자 등 예방접종 후 이상반응자 또는 그 시체의 소재지를 관할하는 보건소장에게 그 성명, 연령, 성별, 기타사항을 신고하여야 한다(법 제4조제1항).

14. 다음 감염병 중 환자발생시 7일 이내 신고하여야 할 감염병은 몇 개인가?

| ㉮ 결핵 | ㉯ 지정감염병 | ㉰ 탄저 | ㉱ 성병 |
| ㉲ 후천성면역결핍증(AIDS) | ㉳ 인플루엔자 | ㉴ 콜레라 | ㉵ 장티푸스 |

① 2개　　　　② 3개　　　　③ 4개　　　　④ 5개　　　　⑤ 6개

 탄저는 즉시, 콜레라와 장티푸스는 제1군 감염병으로 즉시 신고를 하여야 한다.

15. 기타 의무자가 신고해야 할 감염병에 해당하지 아니한 것은?
① 콜레라　　　　　　② 페스트　　　　　　③ 세균성이질
④ 디프테리아　　　　⑤ 파라티푸스

 제1군 감염병환자 등 또는 제1군 감염병이나 그 의사증으로 인한 사망자가 있을 때에 다음 각호의 어느 하나에 해당하는 자는 즉시로 의사의 진단 또는 검안을 구하거나 또는 소재지의 보건소장에게 신고하여야 한다(법 제5조).
1. 일반가정에 있어서는 세대를 같이하는 세대주. 다만, 세대주가 부재 중인 때에는 그 세대원
2. 학교, 병원, 관공서, 회사, 흥행장, 예배장, 선박, 각종의 사무소 또는 사업소, 음식점, 여관 기타 다수인이 집합하는 장소에 있어서는 그 기관의 장, 관리인, 경영자 또는 대표자
3. 육·해·공군 소속부대에 있어서는 그 소속부대의 장

16. 감염병환자 등, 식품 또는 동식물 등으로부터 고위험병원체를 분리하거나 분리된 병원체를 이동하고자 하는 경우에는 질병관리본부장에게 신고하여야 할 자로 볼 수 없는 것은?
① 의료기관의 장　　　　② 국립검역소장　　　　③ 보건소장
④ 국립수의과학검역원장　　⑤ 전문대학의 장

「의료법」에 의한 의료기관의 장, 국립검역소장, 식품의약품안전청장, 국립수의과학검역원장, 국립식물검역소장 기타 대통령령이 정하는 자(고등교육법 제2조의 규정에 의한 대학의 장 및 전문대학의 장과 특별시·광역시·도 보건환경연구원장 및 보건소장)가 감염병환자 등, 식품 또는 동식물 등으로부터 고위험병원체를 분리하거나 분리된 병원체를 이동하고자 하는 경우에는 지체없이 병원체명, 분리검체명, 분리일시 또는 이동계획 등을 질병관리본부장에게 신고하여야 한다. 이 경우 신고절차 등에 관하여 필요한 사항은 보건복지부령으로 정한다(법 제5조의2 제1항).

17. 다음 중 연결이 잘된 것은?

① 의사의 감염병환자 등의 신고 → 시장·군수·구청장

② 고위험병원체의 분리신고 → 시·도지사

③ 한의사의 감염병환자 등의 신고 → 시장·군수

④ 기타 의무자의 감염병환자 등의 신고 → 보건소장

⑤ 감염병환자 등의 변경신고 → 시장·군수·구청장

①③⑤는 보건소장, ②는 질병관리본부장에게 신고하여야 한다.

18. 고위험병원체를 분리한 기관은 분리신고를 한 날부터 얼마 이내에 당해 고위험병원체를 안전하게 폐기하여야 하는가?

① 15일 이내   ② 1월 이내   ③ 3월 이내

④ 6월 이내   ⑤ 1년 이내

고위험병원체를 분리한 기관은 분리신고를 한 날부터 3월 이내에 해당 고위험병원체를 안전하게 폐기하고 그 기록을 작성·보존하여야 한다(규칙 제2조의4 제1항).

19. 다음은 보건소장 등의 감염병환자 등의 보고와 관련하여 그 연결이 잘못된 것은?

① 제1군 감염병 → 신고 또는 보고받은 후 즉시

② 제4군 감염병 → 매주 1회

③ 제2군 감염병 → 매주 1회

④ 지정감염병 → 매주 1회

⑤ 예방접종 후 이상반응 → 신고 또는 보고받은 후 즉시

법 제7조 및 법 제7조의2의 규정에 의하여 보건소장, 시장·군수·구청장(자치구의 구청장을 한다. 이하 같다), 특별시장·광역시장·도지사(이하 "시·도지사"라 한다)는 감염병환자 등 또는 예방접종 후 이상 반응자에 관한 상황을 보고하고자 하는 경우에는 다음 각호의 구분에 따라 각각 별지 제1호서식의 보고 서와 별지 제1호의2서식의 보고서를 시장·군수·구청장, 시·도지사 또는 질병관리본부장에게 각각 제 출하여야 한다(규칙 제3조제2항).

의료기관	진료과목의 표시
제1군 감염병, 제3군 감염병 중 탄저, 제4군 감염병 또는 예방접 종 후 이상반응	신고 또는 보고받은 후 즉시
제2군 감염병 및 제3군 감염병 (탄저를 제외)	매주 1회. 다만, 2인 이상의 감염병환자 발생이 역학적 연관성이 있는 것으로 의심되는 경우와 일본뇌염환자 및 일본뇌염의사환자의 경우 에는 신고 또는 보고받은 후 즉시
지정감염병	매주 1회

20. 감염병 발생감시에 대한 설명으로 틀린 것은?

① 보건복지부장관은 국내외 감염병의 발생을 감시하고 감염병에 관한 정보를 수집·관리하여 야 한다.

② 질병관리본부장은 지역별로 보건의료기관·시설 또는 단체를 지정하여 감염병발생 감시를 하게 할 수 있다.

③ 질병관리본부장 또는 시·도지사는 수집한 정보 중 국민건강에 관한 중요한 정보를 관련기 관·시설·단체 또는 국민들에게 제공하여야 한다.

④ 시·도지사는 수집한 정보 중 국민건강에 관한 중요한 정보를 관련 기관·시설·단체 또는 국민들에게 제공하여야 한다.

⑤ 질병관리본부장은 표본감시감염병별로 보건의료기관·시설 또는 단체 중에서 시·도지사의 추천을 받아 표본감시의료기관을 지정하여야 한다.

질병관리본부장 또는 시·도지사는 국내외 감염병의 발생을 감시하고 감염병에 관한 정보를 수집 관리 하여야 한다(법 제7조의3 제1항).

20. ①

21. 표본감시의료기관이 감시해야 하는 감염병으로 볼 수 있는 것은?

① 인플루엔자   ② 장티푸스   ③ A형간염

④ 콜레라   ⑤ 세균성이질

 법 제16조제5항에 따라 표본감시의 대상이 되는 감염병은 다음 각호와 같다(규칙 제13조).
1. 제3군 감염병 중 인플루엔자
2. 지정감염병
3. 제5군감염병

22. 다음 중 역학조사대상을 모두 나열한 것은?

㉮ 제1군 감염병	㉯ 제2군 감염병	㉰ 제3군 감염병	㉱ 제4군 감염병
㉲ 지정감염병	㉳ 생물테러감염병	㉴ 인수공통감염병	

① ㉮, ㉰, ㉱, ㉲, ㉳   ② ㉯, ㉰, ㉳, ㉴

③ ㉮, ㉯, ㉰, ㉱, ㉲   ④ ㉱, ㉲, ㉳, ㉴

⑤ ㉮, ㉯, ㉰, ㉱, ㉲, ㉳, ㉴

 질병관리본부장 또는 시 · 도지사는 제1군 감염병이 발생하였거나 제2군 감염병 내지 제4군 감염병, 지정감염병, 생물테러감염병 또는 인수공통감염병이 유행할 우려가 있다고 인정되는 경우에는 지체없이 역학조사를 실시하여야 한다(법 제7조의4 제1항).

23. 제1군 감염병이 발생하였거나 제2군 감염병 내지 제4군 감염병, 지정감염병, 생물테러감염병 또는 인수공통감염병이 유행할 우려가 있다고 인정되는 경우 그 역학조사권자는?

① 질병관리본부장, 시장 · 군수 · 구청장   ② 시장 · 군수 · 구청장, 시 · 도지사

③ 보건복지부장관   ④ 질병관리본부장, 시 · 도지사

⑤ 질병관리본부장, 시장 · 군수 · 구청장

 22번 해설참조

해답   21. ①   22. ⑤   23. ④

24. 성병예방을 위한 건강진단명령권자는?

① 질병관리본부장
② 보건소장
③ 시장·군수·구청장
④ 시·도지사
⑤ 질병관리본부장, 시·도지사

 성병의 예방을 위하여 종사자의 건강진단이 필요한 직업으로 보건복지부령이 정하는 직업에 종사하는 자와 성병에 감염되어 그 전염을 매개할 상당한 우려가 있다고 시장·군수·구청장이 인정한 자는 보건복지부령이 정하는 바에 의하여 성병에 관한 건강진단을 받아야 한다(법 제8조).

25. 시장·군수·구청장이 건강진단 또는 감염병예방에 필요한 예방접종을 받을 것을 명할 수 있는 자의 범위로 타당한 것은?

> ㉮ 감염병환자 등의 가족
> ㉯ 감염병환자 등의 동거인
> ㉰ 감염병 발생지역에 거주하는 자 또는 그 지역에 출입하는 자로서 감염병에 감염되었으리라고 의심되는 자
> ㉱ 감염병환자 등과 접촉하여 감염병에 감염되었으리라고 의심되는 자
> ㉲ 감염병 발생지역의 주변거주자

① ㉯, ㉰,
② ㉮, ㉯
③ ㉮, ㉰, ㉲
④ ㉯, ㉰, ㉲
⑤ ㉮, ㉯, ㉰, ㉱

 감염병의 예방 및 관리에 관한 법률 제9조의 규정에 의하여 시장·군수·구청장이 건강진단 또는 감염병예방에 필요한 예방접종을 받을 것을 명할 수 있는 자의 범위는 다음 각호와 같다(규칙 제4조제1항).
1. 감염병환자 등의 가족 또는 그 동거인
2. 감염병 발생지역에 거주하는 자 또는 그 지역에 출입하는 자로서 감염병에 감염되었으리라고 의심되는 자
3. 감염병환자 등과 접촉하여 감염병에 감염되었으리라고 의심되는 자

해답 24. ③ 25. ⑤

26. 다음 중 정기예방접종의 대상에 해당하는 것은?

㉮ 백일해	㉯ 인플루엔자	㉰ 유행성이하선염
㉱ 유행성출혈열	㉲ B형간염	㉳ 장티푸스

① ㉮, ㉯, ㉰   ② ㉮, ㉰, ㉲   ③ ㉯, ㉱, ㉲

④ ㉱, ㉲, ㉳   ⑤ ㉰, ㉱, ㉲

 해설

시장·군수·구청장은 다음 각호의 질병에 관하여 정기예방접종을 실시하여야 한다(법 제24조 1항).
1. 디프테리아   2. 폴리오   3. 백일해   4. 홍역
5. 파상풍   6. 결핵   7. B형간염   8. 유행성이하선염
9. 풍진   10. 수두   11. 일본뇌염
12. 그밖에 보건복지부장관이 감염병의 예방을 위하여 필요하다고 인정하여 지정하는 감염병

27. 임시예방접종의 시행의무자는?
① 시장·군수·구청장   ② 보건소장   ③ 보건복지부장관
④ 질병관리본부장   ⑤ 시·도지사

 해설

예방접종에 관하여 보건복지부장관의 명령이 있거나 시장·군수·구청장이 감염병예방상 필요하다고 인정하는 경우 해당 시장·군수·구청장은 보건소를 통하여 임시로 예방접종을 시행하여야 한다(법 제12조).

28. 예방접종과 관련된 설명으로 틀린 것은?
① 시장·군수·구청장은 초등학교의 장에게 예방접종 완료여부에 대한 검사자료의 제출을 요청할 수 있다.
② 시장·군수·구청장은 정기 또는 임시로 예방접종을 받은 자에게 예방접종 증명서를 교부하여야 한다.
③ ①의 경우 예방접종을 완료하지 못한 학생이 있는 경우에 시장·군수·구청장은 학생에 대하여 예방접종을 실시하여야 한다.
④ 시장·군수·구청장은 보고받은 예방접종에 관한 기록을 작성하여 이를 5년간 보관하고, 그 내용을 시·도지사에게 보고하여야 한다.
⑤ 시장·군수·구청장 외의 자가 감염병의 예방 및 관리에 관한 법률이 정하는 예방접종을 시행한 때에는 시장·군수·구청장에게 보고하여야 한다.

해답   26. ②   27. ①   28. ④

시장·군수·구청장은 이 법에 의하여 시행하거나 제2항의 규정에 의하여 보고받은 예방접종에 관한 기록을 작성하여 이를 10년간 보관하고, 그 내용을 시·도지사에게 보고하여야 한다. 이 경우 보고를 받은 시·도지사는 이를 질병관리본부장에게 보고하여야 한다(법 제21조제1항, 규칙 제10조).

29. 예방접종의 공고 내용으로 올바르게 조립된 것은?

| ㉮ 예방접종의 양 | ㉯ 기일과 장소 |
| ㉰ 예방접종의 방법 | ㉱ 예방접종의 종류 |

① ㉮, ㉯, ㉰ ② ㉮, ㉰ ③ ㉯, ㉱
④ ㉱ ⑤ ㉮, ㉯, ㉰, ㉱

30. 예방접종의 효과 및 이상반응에 관한 역학조사권자는?
① 시장·군수·구청장 ② 보건소장 ③ 보건복지부장관
④ 질병관리본부장 ⑤ 시·도지사

 질병관리본부장은 예방접종의 효과 및 예방접종 후 이상반응에 관하여 조사하고, 예방접종 후 이상반응 사례가 발생한 경우에는 그 원인규명을 위하여 역학조사를 실시하여야 한다.

31. 다음은 예방접종약의 계획생산을 할 수 있는 경우로 바른 것은?

| ㉮ 시범접종에 사용할 목적으로 생산하게 하는 경우 |
| ㉯ 예방접종약의 원료를 외국으로부터 수입하여야 하는 경우 |
| ㉰ 예방접종약의 생산기간이 3월 이상 소요될 경우 |
| ㉱ 예방접종약의 국내공급이 부족하다고 판단될 경우 |

① ㉮, ㉯ ② ㉯, ㉰ ③ ㉮, ㉯, ㉰
④ ㉮, ㉯, ㉱ ⑤ ㉮, ㉯, ㉰, ㉱

 보건복지부장관이 의약품 제조업자로 하여금 예방접종약을 미리 생산하게 할 수 있는 경우는 다음 각호와 같다(규칙 제7조제1항).
1. 예방접종약의 원료를 외국으로부터 수입하여야 하는 경우

2. 시범접종에 사용할 목적으로 생산하게 하는 경우
3. 예방접종약의 생산기간이 6월 이상 소요될 경우
4. 예방접종약의 국내공급이 부족하다고 판단될 경우

32. 예방접종 완료여부 확인 및 예방접종증명서의 교부권자는?
① 시장 · 군수 · 구청장　　② 보건소장　　③ 보건복지부장관
④ 질병관리본부장　　⑤ 시 · 도지사

33. 다음 중 감염병예방시설을 설치할 수 없는 곳은?
① 격리치료병원　　② 한방병원　　③ 의원
④ 요양소　　⑤ 진료소

시 · 도지사 또는 시장 · 군수 · 구청장은 보건복지부령이 정하는 바에 의하여 감염병의 예방, 감염병환자 등의 진료 및 입소에 필요한 격리치료병원 · 의원 · 격리소 · 요양소 또는 진료소(이하 "감염병예방시설"이라 한다)를 설치할 수 있다(법 제23조제1항).

34. 감염병예방시설에 대한 설명으로 틀린 것은?
① 격리치료병원은 병원급으로 설치한다.
② 격리소는 의원급, 병원급, 임시숙박시설 및 간이진료시설로 설치한다.
③ 요양진료는 하는 진료소는 병원급으로 설치한다.
④ 일반진료를 하는 진료소는 의원에 해당하는 시설로 한다.
⑤ 격리치료의원은 의원에 해당하는 시설로 한다.

격리치료병원 및 요양소	「의료법 시행규칙」 제28조의2의 규정에 의한 병원에 해당하는 시설을 갖추어야 한다.
격리치료의원 및 진료소	「의료법 시행규칙」 제28조의2의 규정에 의한 의원에 해당하는 시설을 갖추어야 한다.
격리소	「의료법 시행규칙」 제28조의2의 규정에 의한 의원에 해당하는 시설을 갖추거나 임시숙박시설 및 간이진료시설을 갖추어야 한다.

35. 감염병예방시설의 지정권자는?

① 시장 · 군수 · 구청장   ② 보건소장   ③ 보건복지부장관

④ 질병관리본부장   ⑤ 시 · 도지사

보건복지부장관은 감염병환자 등의 집중관리를 위하여 필요한 경우 시 · 도지사의 추천을 받아 감염병예 방시설을 지정할 수 있다. 이 경우 시 · 도지사는 보건복지부장관의 추천요구에 특별한 사유가 없는 한 협조하여야 한다(법 제23조제2항).

36. 감염병예방시설과 관련된 설명으로 틀린 것은?

① 시 · 도지사 또는 시장 · 군수 · 구청장이 제2군 감염병 환자의 예방 · 진료 및 입소에 필요한 진료소를 설치할 수 있다.

② 보건복지부장관은 감염병환자 등의 집중관리를 위하여 필요한 경우 시 · 도지사의 추천을 받아 감염병예방시설을 지정할 수 있다.

③ 감염병예방시설을 설치 · 운영하고자 하는 경우에는 시장 · 군수 · 구청장에게 신고해야 한다.

④ 시장 · 군수 · 구청장은 공 · 사립의료기관의 전부 또는 일부를 일정한 기간 제1군 감염병의 격리소 또는 제3군 감염병의 진료소로 대용할 수 있다.

⑤ 감염병예방시설의 관리자는 정당한 사유 없이 제1군 감염병환자 등의 입소를 거절할 수 없다.

시 · 도지사 또는 시장 · 군수 · 구청장이 제3군 감염병환자의 예방 · 진료 및 입소에 필요한 진료소를 설 치하고자 하는 경우 그 시설규모는 다음 각호에 의한다(규칙 제12조제2항).

요양진료를 행하는 진료소	「의료법 시행규칙」 제28조의2의 규정에 의한 병원에 해당하는 시설 을 갖추어야 한다.
일반진료를 행하는 진료소	「의료법 시행규칙」 제28조의2의 규정에 의한 의원에 해당하는 시설 (진료에 필요한 검사시설을 포함한다)을 갖추어야 한다.

37. 「감염병의 예방 및 관리에 관한 법률」 규정에 의하여 격리수용되어 치료를 받아야 하는 감염병 환자로 볼 수 없는 것은?

① 제1군 감염병환자 등은 감염병예방시설이나 시장 · 군수 · 구청장이 지정하는 의료기관에 격 리수용되어 치료를 받아야 한다.

② 제3군 감염병환자 중 결핵, 한센병환자는 격리수용되어 치료를 받아야 한다.

③ 제4군 감염병환자 중 보건복지부장관이 정하는 감염병환자는 감염병예방시설에 격리수용되어 필요한 예방접종 및 치료를 받아야 한다.

④ 생물테러감염병환자 등은 감염병예방시설에 격리수용되어 필요한 예방접종 및 치료를 받아야 한다.

⑤ 제1군 내지 제4군 및 생물테러감염병환자 등과 접촉하여 감염병의 감염 또는 전파의 우려가 있다고 인정하는 자에 대하여는 자가에서 격리치료를 하게 할 수 있다.

 제3군 감염병환자 중 성홍열환자, 수막구균성수막염환자는 격리수용되어 치료를 받아야 한다.

38. 제3군 감염병환자 중 격리수용되어 치료를 받아야 하는 환자는?

㉮ 말라리아환자	㉯ 성홍열환자	㉰ 성병환자
㉱ 수막구균성수막염환자	㉲ 레지오넬라증환자	

① ㉮, ㉯　　　　　　② ㉯, ㉱　　　　　　③ ㉰, ㉱
④ ㉱, ㉲　　　　　　⑤ ㉮, ㉱, ㉲

 제3군 감염병환자 중 성홍열환자, 수막구균성수막염환자는 격리수용되어 치료를 받아야 한다.

39. 제1군 감염병환자 등의 격리수용시설로 볼 수 없는 것은?

① 감염병예방시설
② 시장 · 군수 · 구청장이 지정하는 병원
③ 시장 · 군수 · 구청장이 지정하는 한방병원
④ 시장 · 군수 · 구청장이 지정하는 의원
⑤ 시장 · 군수 · 구청장이 지정하는 종합병원

해설　제1군 감염병환자 등은 감염병예방시설이나 시장 · 군수 · 구청장이 지정하는 의료기관(개설된 종합병원 · 병원 및 한방병원) 등 장소에 격리수용되어 치료를 받아야 한다(법 제29조제1항).

40. 다음 중 감염병환자가 발병기간 동안 종사할 수 있는 업종으로만 조합된 것은?

> ㉮ 식품위생법 규정에 의한 식품접객업 　　　　　㉯ 의료업
> ㉰ 교육기관, 흥행장, 사업장 　　　　　㉱ 영업사원
> ㉲ 다수인이 집합하는 장소에서 직접 공중과의 접촉이 빈번하여 감염병의 전파가 우려된다고 질
> 　병본부장이 인정하는 직업

　① ㉮　　　　　② ㉮, ㉰　　　　　③ ㉮, ㉯　　　　　④ ㉯　　　　　⑤ ㉱, ㉲

　감염병환자는 보건복지부령이 정하는 바에 의하여 업무의 성질상 공중과 접촉이 많은 직업에 종사할 수
　없다(법 제30조제1항). 즉, 발병기간 동안 업무에 종사할 수 없는 감염병환자는 제1군 감염병환자 등과
　제3군 감염병환자 중 결핵환자ㆍ한센병 환자 및 성병환자로 하고, 이들 감염병환자가 발병기간 동안 종
　사할 수 없는 업종은 다음 각호와 같다(규칙 제17조)
　1. 「식품위생법」 제21조제1항ㆍ제3호의 규정에 의한 식품접객업
　2. 의료업
　3. 교육기관ㆍ흥행장ㆍ사업장 기타 다수인이 집합하는 장소에서 직접 공중과의 접촉이 빈번하여 감염병
　　의 전파가 우려된다고 시장ㆍ군수ㆍ구청장이 인정하는 직업

41. 발병기간 동안 업무에 종사할 수 있는 감염병환자는 ?
　　① 제1군 감염병환자　　　　② 결핵환자　　　　③ B염간염환자
　　④ 성병환자　　　　⑤ 한센병환자

　40번 해설참조

42. 제1군 감염병 유행에 대한 방역조치의 내용으로 틀린 것은?
　　① 감염병환자 등이 있는 장소는 모두 차단할 것
　　② 감염병병원체에 감염된 의심이 있는 자를 적당한 장소에 일정한 기간 격리시키는 것
　　③ 감염병병원체에 오염되었거나 또는 오염된 의심이 있는 물건의 사용, 접수, 이전, 유기 또는
　　　세척을 금지하거나 그 물건의 소각 또는 폐기처분을 하는 것
　　④ 감염병병원체에 오염된 장소에 대한 소독 또는 기타 필요한 조치를 명하는 것
　　⑤ 일정한 장소에서의 세탁을 금지하거나 또는 일정한 장소에 오물을 처리할 것을 명하는 것

해답　　40. ⑤　41. ③　42. ①

감염병환자 등이 있는 장소 또는 감염병병원체에 오염되었다고 인정되는 장소의 교통을 일정한 기간 차단하는 것을 내용으로 한다.

43. 제1군 감염병환자에 대한 방역조치를 시행하여야 할 사람은?

① 시장·군수·구청장 ② 보건소장 ③ 경찰서장
④ 보건복지부장관 ⑤ 행정안전부장관

44. 다음 중 제1군 감염병예방조치의 내용과 다른 것은?

① 시가, 촌락의 전부 또는 일부의 교통을 차단하는 것
② 흥행, 집회, 제례 기타 다수인의 집합을 제한 또는 금지하는 것
③ 건강진단 또는 시체검안을 실시하는 것
④ 콜레라·페스트의 감염병병원체에 감염된 의심이 있는 자를 적당한 장소에 일정한 기간 격리시키는 것
⑤ 폐기물에 오염된 물건을 소각 또는 폐기처분시키는 것

 시·도지사 또는 시장·군수·구청장은 제1군 감염병 예방상 필요가 있을 때에는 다음 각호의 전부 또는 일부를 시행하여야 한다(법 제39조제1항).

1. 시가, 촌락의 전부 또는 일부의 교통을 차단하는 것
2. 흥행, 집회, 제례 기타 다수인의 집합을 제한 또는 금지하는 것
3. 건강진단 또는 시체검안을 실시하는 것
4. 감염병 전파의 위험성 있는 음식물의 판매, 접수를 금지하며 또는 그 폐기 기타 필요한 처분을 명하는 것
5. 감염병 전파의 매개가 되는 물건의 소지, 이동을 제한 또는 금지하거나 그 물건을 폐기, 소각 기타 필요한 처분을 명하는 것
6. 선박, 기차, 자동차, 사업장 기타 다수인이 집합하는 장소에 의사의 배치 또는 예방상 필요한 시설의 설치를 명하는 것
7. 공중위생에 관계있는 시설 또는 장소에 소독 또는 기타 필요한 조치를 명하며 또는 상수, 하수, 우물, 쓰레기장, 변소의 신설, 개조, 변경, 폐지 또는 사용을 금지하는 것
8. 쥐·벌레 기타 감염병 매개동물의 구제 또는 구제시설의 설치를 명하는 것
9. 일정한 장소에서의 어로, 수영 또는 일정한 우물의 사용을 제한 또는 금지하는 것
10. 감염병 매개의 중간숙주가 되는 동물류의 포획 또는 생식을 금지하는 것
11. 감염병유행기간 중 의료업자 기타 필요로 하는 의료관계요원을 동원하는 것
12. 감염병에 오염된 건물에 대한 소독 기타 필요한 조치를 명하는 것
13. 콜레라·페스트의 감염병병원체에 감염된 의심이 있는 자를 적당한 장소에 일정한 기간 격리시키는 것

45. 다음 각 업무에 대한 권한자의 연결이 잘못된 것은?

① 제1군 감염병의 방역조치 − 시장 · 군수 · 구청장

② 감염병예방의 소독조치 − 시 · 도지사, 시장 · 군수 · 구청장

③ 감염병예방시설의 설치 − 시 · 도지사, 시장 · 군수 · 구청장

④ 예방접종증명서의 교부 − 시장 · 군수 · 구청장

⑤ 제1군 감염병예방시행 − 시 · 도지사, 시장 · 군수 · 구청장

 해설

시장 · 군수 · 구청장은 보건복지부령이 정하는 바에 의하여 감염병예방상 필요한 청소, 소독과 쥐 · 벌레 등의 구제조치를 실시하여야 한다(법 제40조제1항).

46. 감염병예방상 소독조치의 내용과 다른 것은?

① 시장 · 군수 · 구청장은 감염병예방상 필요한 청소, 소독과 쥐 · 벌레 등의 구제조치를 실시하여야 한다.

② 공동주택 · 숙박업소 등 다수인이 거주 또는 이용하는 시설 중 대통령령이 정하는 시설을 관리 · 운영하는 자는 감염병예방에 필요한 소독을 실시하여야 한다.

③ 소독을 업으로 하고자 하는 자는 보건복지부령이 정하는 시설 · 장비 및 인력을 갖추어 시 · 도지사에게 신고하여야 한다.

④ 소독업자가 그 영업을 30일 이상 휴업하거나 재개업 또는 폐업하고자 할 때에는 시장 · 군수 · 구청장에게 신고하여야 한다.

⑤ 소독업자가 소독을 실시한 때에는 보건복지부령이 정하는 바에 따라 그 실시사항을 기록 이를 2년간 보관하여야 한다.

 해설

소독을 업으로 하고자 하는 자는 보건복지부령이 정하는 시설 · 장비 및 인력을 갖추어 시장 · 군수 · 구청장에게 신고하여야 한다. 신고한 사항 중 보건복지부령이 정하는 사항을 변경하고자 하는 때에도 또한 같다(법 제40조의3 제1항).

47. 「감염병의 예방 및 관리에 관한 법률」 규정에 의한 소독의 대상으로 볼 수 없는 것은?

① 300세대 이상의 공동주택

② 「공중위생관리법」에 의한 숙박업소

③ 「초 · 중등교육법」 제2조 및 「고등교육법」 제2조의 규정에 의한 학교

④ 종합병원 · 병원 · 의원 및 조산소

⑤ 「영 · 유아보육법」에 의한 영 · 유아 보육시설

해답   45. ② 46. ③ 47. ④

공동주택 · 숙박업소 등 다수인이 거주 또는 이용하는 시설 중 대통령이 정하는 시설을 관리 · 운영하는 자는 보건복지부령이 정하는 바에 의하여 감염병예방에 필요한 소독을 실시하여야 한다(법 제40조제2항, 영 제11조의2).

1. 「주택법」에 의한 공동주택(300세대 이상의 공동주택에 한한다)
2. 「공중위생관리법」에 의한 숙박업소(객실수 20실 이상의 경우에 한한다)와 「관광진흥법」에 의한 관광숙박업소
3. 식품접객업소(연면적 300제곱미터 이상의 업소에 한한다), 집단급식소(계속적으로 1회 100인 이상에게 식사를 공급하는 시설에 한한다) 및 기숙사 · 합숙소(50인 이상을 수용할 수 있는 시설에 한한다)
4. 고속버스 · 시내버스 · 시외버스 · 전세버스 · 장의자동차, 「항공법」에 의한 항공기, 「해운법」에 의한 여객선과 여객대합실(연면적 300제곱미터 이상의 대합실에 한한다. 이하 이 호에서 같다), 「철도사업법」 및 「도시철도법」에 의한 여객운송차량과 여객대합실
5. 종합병원 · 병원 · 치과병원 및 한방병원
6. 「공연법」에 의한 공연장(객석수 300석 이상의 공연장에 한한다)
7. 「초 · 중등교육법」 제2조 및 「고등교육법」 제2조의 규정에 의한 학교
8. 「학원의 설립 · 운영 및 과외교습에 관한 법률」에 의한 학원(연면적 1천제곱미터 이상의 경우에 한한다)
9. 「유통산업발전법」에 의한 시장 · 대형점 · 백화점 · 쇼핑센터 및 도매센터
10. 연면적 2천제곱미터 이상의 사무실용 건축물 및 복합용도의 건축물
11. 「영 · 유아보육법」에 의한 영 · 유아 보육시설 및 「유아교육법」에 의한 유치원(50인 이상을 수용하는 영 · 유아 보육시설 및 유치원의 경우에 한한다)

48. 다음 중 소독업자의 영업소의 당연폐쇄의 사유는?

① 영업신고 또는 변경신고를 하지 아니한 때
② 시설 · 장비 및 인력 기준에 미달하게 된 때
③ 관계서류의 제출명령을 위반하거나 소속공무원의 검사 및 질문을 거부 방해 또는 기피한 때
④ 소독의 기준과 방법에 의하지 아니하고 소독을 실시하거나 소독실시사항을 기록 보관 및 보고하지 아니한 때
⑤ 교육을 받지 아니하거나 소독업무종사자로 하여금 교육을 받게 하지 아니한 때

 시장 · 군수 · 구청장은 소독업자가 다음 각호의 1에 해당하는 때에는 6월 이내의 기간을 정하여 그 영업의 정지를 명하거나 영업소의 폐쇄를 명할 수 있다. 다만, 제1호 중 제40조의3 제1항의 규정에 의한 신고를 하지 아니한 때에는 영업소의 폐쇄를 명하여야 한다(법 제40조의8 제1항).

1. 영업신고 또는 변경신고를 하지 아니하거나 휴업 또는 재개업신고를 하지 아니한 때
2. 시설 · 장비 및 인력 기준에 미달하게 된 때
3. 관계서류의 제출명령을 위반하거나 소속공무원의 검사 및 질문을 거부 · 방해 또는 기피한 때
4. 소독의 기준과 방법에 의하지 아니하고 소독을 실시하거나 소독실시사항을 기록 · 보관 및 보고하지 아니한 때
5. 교육을 받지 아니하거나 소독업무종사자로 하여금 교육을 받게 하지 아니한 때

해답   48. ①

49. 「감염병의 예방 및 관리에 관한 법률」의 규정과 다른 내용은?

　① 감염병예방에 관한 사무를 처리하기 위하여 질병관리본부 및 시·도에 방역관을 둔다.

　② 시·도지사는 방역관을 구 또는 시·군에 배치할 수 있다.

　③ 시·도지사는 방역관을 보좌하기 위한 역학조사관을 임명할 수 있다.

　④ 시장·군수·구청장은 제1군 감염병 예방상 필요가 있을 때에는 검역위원을 두어 선박, 기차, 자동차, 전차의 검역을 실시케 할 수 있다.

　⑤ 시·도지사는 보건·위생분야에 종사하는 소속공무원 중에서 검역위원을 임명한다.

　　시·도지사는 제1군 감염병 예방상 필요가 있을 때에는 검역위원을 두어 검역예방에 관한 사무를 담당케 하며 특히 선박, 기차, 자동차, 전차의 검역을 실시케 할 수 있다(법 제45조제1항).

50. 「감염병의 예방 및 관리에 관한 법률」상 예방위원에 관한 설명으로 틀린 것은?

　① 시·도지사는 감염병 예방사무에 종사시키기 위하여 시·군·구 예방위원을 둘 수 있다.

　② 예방위원은 무보수로 한다.

　③ 인구 2만명에 1인의 비율로 유급위원을 둘 수 있다.

　④ 예방위원은 감염병이 유행하거나 또는 유행할 우려가 있을 때 둘 수 있다.

　⑤ 역학조사에 관한 사항을 직무로 한다.

　　감염병이 유행하거나 또는 유행할 우려가 있을 때에는 시장·군수·구청장은 감염병 예방사무에 종사시키기 위하여 시·군·구(자치구에 한한다. 이하 같다) 예방위원을 둘 수 있다(법 제46조제1항).

51. 「감염병의 예방 및 관리에 관한 법률」상 시·군·구가 부담하여야 할 경비로만 바르게 묶인 것은?

> ㉮ 예방접종의 시행에 소요되는 경비
> ㉯ 예방위원에 관한 경비
> ㉰ 예방구료에 종사한 자에 대한 수당금, 치료비 또는 조제료
> ㉱ 교통차단 또는 격리로 말미암아 일시 자활할 수 없는 자에 대하여 지출할 부조료
> ㉲ 한센병의 예방 및 진료업무를 수행하는 법인 또는 단체에서 소요되는 경비의 일부
> ㉳ 식수공급에 요하는 경비

　① ㉮, ㉯ 　　　　　　② ㉮, ㉯, ㉰ 　　　　　　③ ㉮, ㉯, ㉰, ㉲

　④ ㉮, ㉯, ㉰, ㉱, ㉲ 　　　⑤ ㉮, ㉯, ㉰, ㉱, ㉲, ㉳

다음의 경비는 시 · 군 · 구가 부담한다(법 제47조).

1. 예방접종의 시행에 소요되는 경비

2. 제23조의 규정에 의하여 시장 · 군수 · 구청장이 설치하는 감염병예방시설에 관한 경비

3. 제46조의 규정에 의한 예방위원에 관한 경비

4. 시 · 군 · 구에서 방역상 실시하는 소독 기타 필요한 조치에 관한 경비

5. 예방구료에 종사한 자에 대한 수당금, 치료비 또는 조제료

6. 시 · 군 · 구에서 실시하는 쥐 · 벌레의 구제비

7. 제37조의 규정에 의한 교통차단 또는 격리로 말미암아 일시 자활할 수 없는 자에 대하여 지출 할 부조료

8. 제39조제2항의 규정에 의한 식수공급에 요하는 경비

9. 한센병의 예방 및 진료업무를 수행하는 법인 또는 단체에서 소요되는 경비의 일부

10. 기타 시 · 군 · 구에서 시행하는 예방사무에 필요한 경비

52. 시 · 도가 부담할 경비가 아닌 것은?

① 교통차단비와 교통차단으로 인하여 자활할 수 없는 자에 대한 부조료

② 대용병사 또는 대용진료소에 관한 경비

③ 감염병예방 홍보에 관한 경비

④ 격리된 감염병환자 등에 관한 경비

⑤ 제1군 및 제2군의 감염병예방에 소요되는 방역재료에 요하는 경비

 다음의 경비는 시 · 도가 부담한다(법 제48조).

1. 제23조의 규정에 의하여 시 · 도지사가 설치하는 감염병예방시설에 관한 경비

2. 제39조제1항제1호의 규정에 의한 교통차단비와 교통차단으로 인하여 자활할 수 없는 자에 대한 부조료

3. 제9조의 규정에 의한 건강진단에 요하는 경비

4. 제25조의 규정에 의한 대용병사 또는 대용진료소에 관한 경비

5. 격리된 감염병환자 등에 관한 경비, 제1군 및 제2군의 감염병예방에 소요되는 방역재료에 요하는 경비

6. 검역위원에 관한 경비

7. 한센병의 예방 및 진료업무를 수행하는 법인 또는 단체에서 소요되는 경비의 일부

8. 기타 이 법에 의하여 시 · 도지사가 시행하는 예방사무에 관한 제경비

53. 다음 중 국가가 부담하여야 할 경비로 옳은 것은?

> ㉮ 예방접종약의 생산에 소요되는 경비
> ㉯ 국립예방시설에 관한 경비
> ㉰ 감염병예방 홍보에 관한 경비
> ㉱ 예방접종으로 인한 피해보상을 위한 경비
> ㉲ 역학조사요원의 교육·훈련에 관한 경비
> ㉳ 감염병예방시설의 지정·운영에 소요되는 경비

① ㉮, ㉯
② ㉮, ㉯, ㉰
③ ㉮, ㉯, ㉰, ㉱
④ ㉮, ㉯, ㉰, ㉱, ㉲
⑤ ㉮, ㉯, ㉰, ㉱, ㉲, ㉳

 설문은 전부 국가가 부담하여야 할 비용이다.

54. 「감염병의 예방 및 관리에 관한 법률」 규정에 의한 손실보상의 내용과 다른 것은?
① 공·사립의료기관을 제2군 감염병의 격리소의 대용에 의하여 손해를 받은 의료기관의 경영자에 대하여 상당한 비용을 보상하여야 한다.
② 국가는 예방접종을 받은 자가 그 예방접종으로 인하여 질병에 걸리거나 장애인이 된 때나 사망한 때에는 보상을 하여야 한다.
③ 국가는 착오로 보상금을 지급한 때에는 해당금액을 국세징수의 예에 의하여 징수할 수 있다.
④ 시·도지사가 보상금을 결정하고자 할 때에는 보건복지부령으로 정하는 평가위원회의 의견을 들어야 한다.
⑤ ④의 경우 결정된 보상금에 대하여 불복이 있을 때에는 피보상자는 그 처분을 받은 날로부터 30일 이내에 당해 처분관청에 이의를 신청할 수 있다.

 시·도는 제25조의 규정(시장·군수·구청장은 공·사립의료기관의 전부 또는 일부를 일정한 기간 제1군 감염병의 격리소 또는 제3군 감염병의 진료소로 대용할 수 있다)에 의하여 손해를 받은 의료기관의 경영자와 제39조제1항제12호의 규정(감염병에 오염된 건물에 대한 소독 기타 필요한 조치를 명하는 것)에 의하여 손해를 받은 건물의 소유자에 대하여 상당한 비용을 보상하여야 한다(법 제54조제1항).

55. 예방접종으로 인한 피해에 대하여 국가가 보상하는 내용으로 타당하지 않은 것은?

    ① 질병으로 인한 진료비 전액   ② 질병으로 인한 정액 간병비

    ③ 질병으로 인한 위로금   ④ 장애인이 된 자에 대한 일시보상금

    ⑤ 유족에 대한 일시보상금과 장제비

56. 예방접종으로 인한 피해에 대한 보상기준으로 옳지 않은 것은?

    ① 진료비는 예방접종피해로 발생한 질병의 진료비 중 「국민건강보험법」의 규정에 의하여 보험자가 부담 또는 지급한 금액을 제외한 잔액 또는 「의료급여법」의 규정에 의하여 의료급여기금이 부담한 금액을 제외한 잔액

    ② 정액간병비는 입원진료의 경우에 한하여 1일당 5만원

    ③ 장애인이 된 자에 대한 일시보상금은 「장애인복지법」에서 정한 장애등급에 따른 다음 금액

    ④ 사망한 자에 대한 일시보상금은 사망당시의 「최저임금법」에 의한 월최저임금액에 240을 곱한 금액에 상당하는 금액

    ⑤ 장제비는 30만원

해설   예방접종으로 인한 피해에 대한 보상기준 : 국가는 다음 각호의 기준에 따라 법 제54조의2의 규정에 의한 예방접종으로 인한 피해에 대한 보상금을 지급하여야 한다.

    1. 진료비는 예방접종피해로 발생한 질병의 진료비 중 「국민건강보험법」의 규정에 의하여 보험자가 부담 또는 지급한 금액을 제외한 잔액 또는 「의료급여법」의 규정에 의하여 의료급여기금이 부담한 금액을 제외한 잔액

    2. 정액간병비는 입원진료의 경우에 한하여 1일당 1만5천원

    3. 장애인이 된 자에 대한 일시보상금은 「장애인복지법」에서 정한 장애등급에 따른 다음 금액

    4. 사망한 자에 대한 일시보상금은 사망당시의 「최저임금법」에 의한 월최저임금액에 240을 곱한 금액에 상당하는 금액

    5. 장제비는 30만원

57. 감염병원관리위원회 중 전문 위원회가 아닌 것은?

    ① 예방 접종 전문위원회   ② 결핵 전문 위원회

    ③ 후천성 면역 결핍전문 위원   ④ 나병 전문 위원회

    ⑤ 답 없음

58. 고 위험 병원체의 반입허가는 누구에게 받아야 하는가?

   ① 질병관리본부장   ② 국립검역원장

   ③ 보건 복지부장관   ④ 행정부 장관   ⑤ 대통령

59. 중앙역학조사반의 구성 인원은?

   ① 15명   ② 20명   ③ 25명

   ④ 30명   ⑤ 40명

60. 보건 소장은 예방 접종 후 이상반응자의 명부를 몇 년 보관하나?

   ① 3년   ② 5년   ③ 7년

   ④ 10년   ⑤ 15년

61. 예방 접종 피해 조사반을 두는 곳은?

   ① 질병관리 본부   ② 보건복지부

   ③ 보건연구원   ④ 보건소

   ⑤ 도 보건연구원

62. 고위험 병원채의 분리하거나 이동하려면 맞는 것은?

   ① 보건복지부장관 허가   ② 보건복지부장관 신고

   ③ 질병관리본부장 허가   ④ 질병관리본부장 신고

   ⑤ 시 · 군 · 구 청장 신고

63. 감염병으로 사망이 의심되는 시체를 해부 명령권자는?

   ① 소재지 관할 경찰서장   ② 질병관리본부장

   ③ 보건복지부장관   ④ 관할 보건소장

   ⑤ 법무부장관

64. 다음 중 방역관으로 임명될 수 있는 자는?

   ① 감염병전문가   ② 소속 공무원

   ③ 공중보건의사   ④ 진단검사의학과전문의

   ⑤ 내과 전문의

해답   58. ③   59. ④   60. ④   61. ①   62. ①   63. ②   64. ②

65. 의료기관을 감염병관리기관으로 지정할 수 있는 자는?

   ① 질병관리본부장   ② 보건복지부장관

   ③ 시 · 도지사   ④ 보건소장

   ⑤ 관할경찰서장

66. 국고부담경비가 아닌 것은?

   ① 예방 위원에 관한 경비   ② 국립감염병 관리 시설에 설치에 관한 경비

   ③ 감염병 예방 홍보에 관한 경비   ④ 예방접종약의 계획생산 규정에 의한 생산비

   ⑤ 답 없음

67. 제1군 감염병이 맞는 것은?

   ① 백일해   ② 파상풍   ③ 페스트

   ④ 디프테리아   ⑤ 세균성이질

68. 제1군 감염병만으로 짝 지워진 것은?

   ① 콜레라, 페스트, 디프테리아, 일본뇌염

   ② 공수병, 발진열, 일본뇌염

   ③ 콜레라, A형간염, 세균성이질, 파라티푸스

   ④ 결핵, 나병, 성병, 만성 B형간염

   ⑤ 폴리오, 백일해, 홍역, 유행성이하선염

69. 병원체보유자의 정의에 맞는 것은?

   ① 임상증상은 없으나 병원체를 보유하는 사람

   ② 임상증상이 있고 병원체를 보유하는 사람

   ③ 임상증상도 없고 병원체도 없는 사람

   ④ 임상증상은 없으나 병원에서 치료 경험이 있는 사람

   ⑤ 임상증상이 있고 병원체가 없는 사람

70. 제3군 감염병이 아닌 것은?

   ① 말라리아   ② 결핵   ③ 유행성이하선염

   ④ 비브리오 패혈증   ⑤ 유행성출혈열

해답   65. ③   66. ①   67. ⑤   68. ③   69. ①   70. ③

71. 국내에서 새롭게 발생하였거나 또는 국내유입이 우려되는 해외 유행 감염병은?

    ① 제1군 감염병   ② 제2군 감염병   ③ 제3군 감염병

    ④ 제4군 감염병   ⑤ 지정 감염병

72. 의사나 한의사가 감염병환자를 진단하였거나 또는 시체를 검안하였을 경우 누구에게 신고하여야 하는가?

    ① 관할 경찰서장   ② 질병관리본부장

    ③ 해당 시장·군수·구청장   ④ 보건복지가족부장관

    ⑤ 관할 보건소장

73. 감염병 예방시설로서 의원에 해당하는 시설은?

    ① 격리치료의원   ② 요양소

    ③ 요양진료를 행하는 진료소   ④ 격리소

    ⑤ 격리치료병원

74. 감염병의 예방 및 관리에 관한 법률상 격리수용되어 치료를 받아야 하는 감염병환자는?

    ① 제1군 감염병환자, 제3군 감염병환자 중 보건복지가족부령으로 정하는 자

    ② 제2군 감염병환자, 제3군 감염병환자 중 보건복지가족부령으로 정하는 자

    ③ 제1군 및 제2군 감염병환자 중 보건복지가족부령을 정하는 자

    ④ 제4군 감염병환자

    ⑤ 지정감염병환자

75. 제1군 감염병환자 등의 격리수용의 기간으로 맞는 것은?

    ① 당해 감염병의 최대 감시기간까지

    ② 당해 감염병의 증상 및 감염력이 소멸된 때까지

    ③ 당해 감염병이 치료된 것으로 생각될 때까지

    ④ 당해 감염병의 최대 잠복기 및 감염병의 증상이 소멸된 때까지

    ⑤ 당해 감염병의 감염력이 소멸된 때까지

해답   71. ④ 72. ⑤ 73. ① 74. ① 75. ①

76. 감염병의 예방 및 관리에 관한 법률에 의한 소독법이 아닌 것은?

① 소각   ② 증기소독   ③ 자비소독
④ 전기소독   ⑤ 약물소독

77. 방역관을 둘 수 있는 곳은?

① 질병관리본부, 특별시 · 광역시 · 도
② 시 · 읍 · 면
③ 각급기관
④ 국립병원
⑤ 보건복지가족부

78. 검역위원을 둘 수 있도록 규정하고 있는 법률은?

① 감염병의 예방 및 관리에 관한 법률   ② 검역법③ 의료법
④ 보건소법   ⑤ 마약법

79. 제1군 감염병으로 인한 사망자가 육 · 해 · 공군 소속부대에서 발생했을 시 소재지의 보건소장에게 신고하여야 하는 자는?

① 의무감   ② 소속 부대장   ③ 군의관
④ 참모총장   ⑤ 국방부장관

80. 예방접종약의 계획생산은 누가 하는가?

① 보건복지부장관   ② 질병관리본부장   ③ 시 · 도지사
④ 보건소장   ⑤ 시장 · 군수 · 구청장

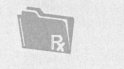

지역보건법

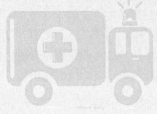

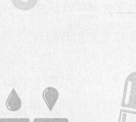

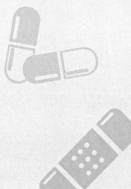

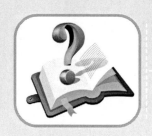

예상문제

1. 다음 중 「지역보건법」의 제정목적과 관련이 없는 것은?

　① 이 법은 보건소 등 지역보건의료기관의 설치·운영에 관하여 규정하고 있다.

　② 이 법은 지역보건의료사업의 연계성 확보에 필요한 사항을 규정하고 있다.

　③ 이 법은 지역보건정보행정의 합리적 운영에 관한 필요한 사항을 규정하고 있다.

　④ 이 법은 보건행정을 합리적으로 조직·운영하고, 보건시책을 효율적으로 추진함에 있다.

　⑤ 이 법의 궁극적 목적은 국민보건의 향상에 있다.

 이 법은 보건소 등 지역보건의료기관의 설치·운영 및 지역보건의료사업의 연계성 확보에 필요한 사항을 규정함으로써 보건행정을 합리적으로 조직·운영하고, 보건시책을 효율적으로 추진하여 국민보건의 향상에 이바지함을 목적으로 한다(법 제1조).

2. 「지역보건법」에서 지역보건의료에 관한 국가의무에 해당되지 않는 것은?

　① 국가는 지역보건의료에 관한 조사·연구에 노력하여야 한다.

　② 국가는 지역보건의료에 관한 정보의 수집·정리 및 활용하여야 한다.

　③ 국가는 지역보건의료의 인력의 양성 및 자질향상에 노력하여야 한다.

　④ 국가는 시·도 및 시·군·구의 보건시책의 수립·시행에 필요한 기술적·재정적 지원시책을 강구하여야 한다.

　⑤ 국가는 보건시책의 추진을 위하여 보건소 등 지역보건의료기관의 설치·운영, 인력확보, 자질향상 등에 노력하여야 한다.

 국가는 지역보건의료에 관한 조사·연구, 정보의 수집·정리 및 활용, 인력의 양성 및 자질향상에 노력하여야 하고, 특별시·광역시·도(이하 "시·도"라 한다) 및 시·군·구(자치구에 한한다. 이하 같다)의 보건시책의 수립·시행에 필요한 기술적·재정적 지원시책을 강구하여야 한다(법 제2조제1항).

해답　　1. ③　2. ⑤

3. 「지역보건법」에서 당해 시 · 도의 지원시책에 관한 내용으로 옳지 않은 것은?

   ① 시 · 도는 당해 시 · 도의 보건시책의 추진을 위한 조사 · 연구에 노력하여야 한다.
   ② 시 · 도는 당해 시 · 도의 보건시책의 추진을 위한 인력확보 등에 노력하여야 한다.
   ③ 시 · 도는 보건소 등 지역보건의료기관의 설치 · 운영, 인력확보, 자질향상등에 노력하여야 한다.
   ④ 시 · 도는 시 · 군 · 구의 보건시책의 수립 · 시행에 필요한 기술적 · 재정적 지원을 하여야 한다.
   ⑤ 시 · 도는 당해 시 · 도의 보건시책의 추진을 위한 자질향상에 노력하여야 한다.

 해설

시 · 도는 당해 시 · 도의 보건시책의 추진을 위한 조사 · 연구, 인력확보, 자질향상 등에 노력하여야 하고, 시 · 군 · 구의 보건시책의 수립 · 시행에 필요한 기술적 · 재정적 지원을 하여야 한다(법 제2조 제2항).

4. 「지역보건법」상 지역보건의료계획의 수립에 관한 설명으로 틀린 것은?

   ① 시장 · 군수 · 구청장은 지역주민, 보건의료관련기관 · 단체 및 전문가의 의견을 들어 당해 시 · 군 · 구의 지역보건의료계획을 수립하여야 한다.
   ② 시 · 도지사는 관할 시장 · 군수 · 구청장, 지역주민, 보건의료관련기관 · 단체 및 전문가의 의견을 들어 시 · 도의 지역보건의료계획을 수립하여야 한다.
   ③ 보건복지가족부장관 또는 시 · 도지사는 지역보건의료계획의 내용에 관하여 필요하다고 인정하는 경우에는 시 · 도지사 또는 시장 · 군수 · 구청장에 대하여 그 조정을 권고할 수 있다.
   ④ 시 · 도지사 또는 시장 · 군수 · 구청장은 지역보건의료계획을 2년마다 수립하여야 한다.
   ⑤ 지역보건의료계획은 당해 지역에 필요한 사업내용을 종합적으로 수립하되 국가 또는 시 · 도의 보건의료시책과 부합되게 수립하여야 한다.

 해설

시 · 도지사 또는 시장 · 군수 · 구청장은 법 제4조제2항의 규정에 의하여 지역보건의료계획을 4년 마다 수립하여야 한다. 다만, 그 연차별 시행계획은 매년 수립하여야 한다(영 제5조제1항).

5. 「지역보건법」상 지역보건의료계획의 수립 등에 관한 설명으로 틀린 것은?

   ① 지역보건의료계획의 수립권자는 보건복지가족부장관 및 시 · 도지사이다.
   ② 지역보건의료계획을 수립하는 경우에는 그 주요내용을 2주 이상 공고하여 지역주민의 의견을 수렴하여야 한다.
   ③ 지역보건의료계획의 수립권자는 보건의료관련기관 · 단체 등에 대하여 자료제공 및 협력을 요청할 수 있다.
   ④ 지역보건의료계획은 4년마다 수립하여야 하되, 그 연차별 시행계획은 매년 수립하여야 한다.

해답   3. ③   4. ④   5. ①

⑤ 보건복지가족부장관 또는 시·도지사는 시·도 또는 시·군·구의 지역보건의료계획의 시행결과를 평가할 수 있다.

지역보건의료계획의 수립권자는 시·도지사 및 시장·군수·구청장이다.

6. 다음 중 지역보건의료계획에 공통으로 포함될 내용에 해당되지 않는 것은?
　　① 보건의료수요 측정
　　② 보건의료에 관한 장단기 공급대책
　　③ 인력·조직·재정 등 보건의료자원의 조달 및 관리
　　④ 보건의료의 전달체계
　　⑤ 보건소업무의 추진현황과 추진계획 및 지역보건의료계획의 달성복표

⑤는 시·군·구의 지역보건의료계획의 내용에 해당되는 것이다.

7. 다음 중 시·군·구의 지역보건의료계획의 내용에 포함되는 것으로만 나열한 것은?

> ㉮ 지역보건의료계획의 달성목표
> ㉯ 지역현황과 전망
> ㉰ 지역보건의료기관과 민간의료기관간의 기능분담 및 발전방향
> ㉱ 보건소업무의 추진현황과 추진계획
> ㉲ 지역보건의료기관의 확충 및 정비계획
> ㉳ 지역보건의료와 사회복지사업간의 연계성확보계획

① ㉯, ㉰,　　　　　　　　② ㉮, ㉯, ㉰　　　　　　　　③ ㉮, ㉰, ㉱, ㉱
④ ㉮, ㉯, ㉰, ㉱, ㉲　　　⑤ ㉮, ㉯, ㉰, ㉱, ㉲, ㉳

8. 다음 중 시·도의 지역보건의료계획의 내용에 포함되지 않는 것은?
　　① 의료기관의 병상수급에 관한 사항
　　② 정신질환 등의 치료를 위한 전문치료시설의 수급에 관한 사항
　　③ 시·군·구의 지역보건의료기관의 설치·운영의 지원에 관한 사항
　　④ 시·군·구의 지역보건의료기관인력의 교육훈련에 관한 사항
　　⑤ 지역보건의료기관의 확충 및 정비계획

해답　　6. ⑤　7. ⑤　8. ⑤

시·도의 지역보건의료계획의 내용에는 영 제3조 제1항 각호에 규정된 내용 외에 다음 각호의 사항이 포함되어야 한다.
1. 의료기관의 병상수급에 관한 사항
2. 정신질환 등의 치료를 위한 전문치료시설의 수급에 관한 사항
3. 시·군·구의 지역보건의료기관의 설치·운영의 지원에 관한 사항
4. 시·군·구의 지역보건의료기관인력의 교육훈련에 관한 사항

9. 지역보건의료심의위원회에 관한 사항 중 맞지 않는 것은?
① 위원회는 지역보건의료계획의 수립 등 지역보건의료시책의 추진에 필요한 사항에 관하여 심의하기 위하여 시·도에 둔다.
② 위원회는 위원장 1인을 포함한 20인 이내의 위원으로 구성한다.
③ 위원회의 조직 및 운영에 관하여 필요한 사항은 당해 지방자치단체의 조례로 정한다.
④ 위원회에 출석한 위원에게는 예산의 범위 안에서 수당과 여비를 지급할 수 있다.
⑤ 위원회는 시·도지사 또는 시장·군수·구청장의 자문에 응한다.

 지역보건법 제3조의 규정에 의한 지역보건의료계획의 수립 등 지역보건의료시책의 추진에 필요한 사항에 관하여 특별시장·광역시장·도지사 또는 시장·군수·구청장의 자문에 응하기 위하여 특별시·광역시·도 및 시·군·구에 지역보건의료심의위원회를 둔다(영 제2조제1항).

10. 다음 중 지역보건의료심의위원회의 자문사항으로 볼 수 없는 것은?
① 지역 내 보건의료의 실태조사에 관한 사항
② 지역보건의료계획의 수립에 관한 사항
③ 지역보건의료계획의 시행 및 시행결과의 평가에 관한 사항
④ 지역보건의료에 관한 조사·연구
⑤ 기타 시·도지사 또는 시장·군수·구청장이 지역보건의료시책의 추진을 위하여 필요하다고 인정하는 사항

 위원회는 다음 각호의 사항에 관하여 시·도지사 또는 시장·군수·구청장의 자문에 응한다(영 제2조제2항).
1. 지역 내 보건의료의 실태조사에 관한 사항
2. 지역보건의료계획의 수립에 관한 사항
3. 지역보건의료계획의 시행 및 시행결과의 평가에 관한 사항

    4. 기타 시 · 도지사 또는 시장 · 군수 · 구청장이 지역보건의료시책의 추진을 위하여 필요하다고 인정하는 사항

11. 보건소의 설치 등에 관한 설명으로 틀린 것은?

① 보건소는 시(구가 설치되지 아니한 시를 말함) · 군 · 구별로 1개소씩 설치한다.

② 보건소 중 의료법 규정에 의한 병원의 요건을 갖춘 보건소는 보건의료원이라는 명칭을 사용할 수 있다.

③ 보건복지가족부장관이 필요하다고 인정하는 경우에는 필요한 지역에 보건소를 추가로 설치 · 운영할 수 있다.

④ 보건소의 조직기준을 정할 때 행정안전부장관은 미리 보건복지가족부장관과 협의하여야 한다.

⑤ 보건소의 기능과 업무량이 변경될 경우에는 그에 따라 보건소의 조직과 성원도 조정하여야 한다.

시장 · 군수 · 구청장이 지역주민의 보건의료를 위하여 특히 필요하다고 인정하는 경우에는 필요한 지역에 보건소를 추가로 설치 · 운영할 수 있다(영 제7조제1항).

12. 보건지소 설치 등에 관한 설명으로 틀린 것은?

① 행정안전부장관은 보건소의 업무수행을 위하여 필요하다고 인정하는 때에 보건지소를 설치할 수 있다.

② 대통령령이 정하는 기준에 따라 당해 지방자치단체의 조례로 보건소의 지소를 설치할 수 있다.

③ 보건지소를 설치할 수 있는 기준은 읍 · 면마다 1개소씩으로 한다

④ 보건의료원의 설치는 대통령령이 정하는 기준에 따라 당해 지방자치단체의 조례로 정한다.

⑤ 지역주민의 보건의료를 위하여 특히 필요하다고 인정하는 경우에는 수개의 보건지소를 통합하여 1개의 통합보건지소를 설치 · 운영할 수 있다.

지방자치단체는 보건소의 업무수행을 위하여 필요하다고 인정하는 때에는 대통령령이 정하는 기준에 따라 당해 지방자치단체의 조례로 보건소의 지소(이하 "보건지소"라 한다)를 설치할 수 있다(법 제10조).

13. 「지역보건법」 규정에 의한 보건소가 관장하는 업무 중 이에 해당하지 아니한 것은?

① 지역보건의 기획 및 평가 ② 전염병의 예방·관리 및 진료

③ 모자보건 및 가족계획사업 ④ 노인보건사업, 공중위생 및 식품위생

⑤ 국민건강증진·보건교육·구강건강 및 영양개선사업

해설

국민건강증진·보건교육·구강건강 및 영양개선사업, 전염병의 예방·관리 및 진료, 모자보건 및 가족계획사업, 노인보건사업, 공중위생 및 식품위생, 의료인 및 의료기관에 대한 지도 등에 관한 사항, 의료기사·의무기록사 및 안경사에 대한 지도 등에 관한 사항, 응급의료에 관한 사항, 「농어촌 등 보건의료를 위한 특별조치법」에 의한 공중보건의사·보건진료원 및 보건진료소에 대한 지도 등에 관한 사항, 약사 및 마약·향정신성 의약품의 관리에 관한 사항, 정신보건에 관한 사항, 가정 및 사회복지시설 등을 방문하여 행하는 보건의료사업, 지역주민에 대한 진료, 건강진단 및 만성퇴행성질환 등의 질병관리에 관한 사항, 보건에 관한 실험 또는 검사에 관한 사항, 장애인재활사업 기타 보건복지가족부령이 정하는 사회복지사업, 기타 지역주민의 보건의료의 향상·증진 및 이를 위한 연구 등에 관한 사업을 보건소에서 관장할 수 있다(영 제9조).

14. 「지역보건법」 규정에 의한 보건소가 관장하는 업무 중 이에 해당하지 않는 것은?

① 의료인 및 의료기관에 대한 지도 등에 관한 사항

② 의료기사·의무기록사 및 안경사에 대한 지도 등에 관한 사항

③ 보건통계 및 보건의료정보의 관리

④ 「농어촌 등 보건의료를 위한 특별조치법」에 의한 공중보건의사·보건진료원 및 보건진료소에 대한 지도 등에 관한 사항

⑤ 약사 및 마약·향정신성 의약품의 관리에 관한 사항

해설 13번 참조

15. 다음 내용은 보건소장 등에 대한 설명이다. 틀린 것은?

① 보건소장은 보건지소장을 지휘·감독한다.

② 보건소에는 보건소장 1인을 둔다.

③ 의사면허 소지자 중 임명한다.

④ 보건복지가족부장관의 지휘·감독을 받아 보건소 업무를 관장한다.

⑤ 보건소장의 임용은 시장·군수·구청장이 한다.

해답 13. ① 14. ③ 15. ④

보건소장은 의사의 면허를 가진 자 중에서 시장·군수·구청장이 임용한다. 다만, 의사의 면허를 가진 자로써 보건소장을 충원하기 곤란한 경우에는 당해 보건소에서 실제로 행하는 업무의 직렬의 공무원으로서 보건소장에 임용되기 이전 최근 5년 이상 근무한 경험이 있는 자 중에서 임용한다(영 제11조제1항).

16. 「지역보건법」 규정에 의한 보건소의 전문인력배치의 임용자격기준은?

① 해당 분야의 면허를 소지한 자로 하되, 당해 분야의 업무에 1년 이상 종사한 자를 우선임용 하여야 한다.

② 해당 분야의 면허 또는 자격을 소지한 자로 하되, 당해 분야의 업무에 2년 이상 종사한 자를 우선임용하여야 한다.

③ 해당 분야의 자격을 소지한 자로 하되, 당해 분야의 업무에 3년 이상 종사한 자를 우선임용하여야 한다.

④ 해당 분야의 업무에 4년 이상 종사한 자를 우선 임용하여야 한다.

⑤ 전문인력 등을 그 소지한 면허 또는 자격과 관련된 직위에 보직하도록 하되, 당해 분야의 업무에 5년 이상 종사한 자를 우선임용하여야 한다.

 전문인력 등의 배치를 위한 임용자격기준은 해당 분야의 면허 또는 자격을 소지한 자로 하되, 당해 분야의 업무에 2년 이상 종사한 자를 우선임용하여야 한다(영 제13조).

17. 「지역보건법」 규정에 의한 전문인력의 배치 등에 대한 설명으로 틀린 것은?

① 보건소에는 소장과 보건소의 업무를 수행하는 데 필요한 면허·자격 또는 전문지식을 가진 인력을 두어야 한다.

② 보건소 및 보건지소에는 의무·치무·약무·보건·간호·의료기술·식품위생·영양·보건통계·전산 등 보건의료에 관한 업무를 전담할 전문인력 등을 둔다.

③ 보건복지가족부장관은 보건소의 전문인력 등에 대하여 그 배치 및 운영실태를 조사할 수 있다.

④ 시장·군수·구청장은 보건소의 전문인력 등의 자질향상을 위하여 필요한 교육훈련을 시행하여야 한다.

⑤ 시·도지사 또는 시장·군수·구청장은 보건소에 전문인력 등의 결원이 생긴 때에는 지체없이 그 보충에 필요한 조치를 취하여야 한다.

 ④ 보건복지가족부장관과 시·도지사이다.

해답　16. ② 17. ④

18. 보건복지가족부장관은 전문인력 등의 배치 및 운영실태조사를 (   )년마다 실시하여야 하며, 필요한 경우에는 시·도 또는 시·군·구에 대하여 수시로 그 실태조사를 실시할 수 있다.
( ) 안에 알맞은 것은?

① 1년   ② 2년   ③ 3년   ④ 4년   ⑤ 5년

보건복지가족부장관은 법 제12조제4항의 규정에 의하여 전문인력 등의 배치 및 운영실태조사를 2년마다 실시하여야 하며, 필요한 경우에는 시·도 또는 시·군·구에 대하여 수시로 그 실태조사를 실시할 수 있다(영 제15조제1항).

19. 기본교육훈련기간은 (   ) 이상으로 하며, 전문교육훈련기간은 (   ) 이상으로 한다.
( ) 안에 알맞은 것은?

① 1주, 1주   ② 2주, 1주   ③ 3주, 1주

④ 2주, 3주   ⑤ 3주, 3주

기본교육훈련은 당해 직급의 공무원으로서 필요한 능력과 자질을 배양할 수 있도록 신규로 임용되는 전문인력 등을 대상으로 하되, 교육훈련기간은 3주 이상으로 하고, 전문교육훈련은 보건소에서 현재 담당하고 있거나 담당할 직무분야에 필요한 전문적인 지식과 기술을 습득할 수 있도록 재직 중인 전문인력 등을 대상으로 하되, 교육훈련기간은 1주 이상으로 한다(영 제17조).

20. 「지역보건법」상 보건의료원에 대한 설명으로 옳은 것은?
① 의료법 규정에 의한 의원의 요건을 가춘 곳
② 의사가 진료하기 위한 완벽한 시설이 갖쳐준 곳
③ 입원환자 30인 이상을 수용하는 시설을 갖춘 의료기관
④ 한방병원은 보건의료원이 될 수 없다.
⑤ 무의촌이나 취약한 지역에 세우는 곳

보건소 중 의료법 제3조제4항의 규정에 의한 병원의 요건을 갖춘 보건소는 보건의료원이라는 명칭을 사용할 수 있다(법 제8조제1항).

21. 다음 설명 중 틀린 것은?

　① 보건소는 보건의료에 관한 실험 또는 검사를 위하여 의사·치과의사·한의사·약사 등에게 그 시설을 이용하게 하거나, 타인의 의뢰를 받아 실험 또는 검사를 할 수 있다.

　② 보건소장은 타인의 의뢰를 받아 실험 또는 검사를 한 때에는 그 결과를 지체없이 의뢰인에게 통지하여야 한다.

　③ 보건소 및 보건지소의 수수료 및 진료비의 수입은 지역보건법이 정하는 바에 따라 사용되어야 한다.

　④ 보건소와 보건지소는 보건복지가족부령이 정하는 기준에 적합한 시설·장비 등을 갖추어야 한다.

　⑤ 보건소장은 지역주민이 보건소 또는 보건지소를 쉽게 알아볼 수 있고, 이용하기에 편리하도록 보건복지가족부령이 정하는 표시를 하여야 한다.

　　보건소 및 보건지소의 수수료 및 진료비의 수입은 지방재정법 제13조의 규정에 의한 수입대체경비의 방법에 의하여 직접 사용할 수 있으며, 회계사무는 당해 지방자치단체의 규칙이 정하는 바에 의하여 간소화할 수 있다(법 제17조).

22. 의료기관이 아니한 자의 건강진단 등에 대한 신고는 누구에게 하여야 하는가?

　① 시장·군수·구청장　　　　② 시·도지사　　　　③ 의료기관의 장
　④ 보건소장　　　　　　　　⑤ 보건복지가족부장관

　　의료기관이 아닌 자가 지역주민 다수를 대상으로 건강진단·예방접종 또는 순회진료 등 주민의 건강에 영향을 미치는 행위(이하 "건강진단 등"이라 한다)를 하고자 하는 경우에는 보건복지가족부령이 정하는 바에 의하여 건강진단 등을 하고자 하는 지역을 관할하는 보건소장에게 신고하여야 한다. 의료기관이 의료기관 외의 장소에서 지역주민 다수를 대상으로 건강진단 등을 하고자 하는 경우에도 또한 같다(법 제18조).

23. 보건소의 설치와 운영에 대한 필요비용을 국고보조금으로 보조하는 경우 설치비와 부대비에 있어서는 그 (　　) 이내로 하고, 운영비 및 지역보건의료계획의 시행에 필요한 비용에 있어서는 그 (　　) 이내로 한다. (　　) 안에 알맞은 것은?

　① 2/3, 1/2　　　　　　　　② 1/3, 1/3　　　　　　　　③ 2/3, 2/3
　④ 1/3, 1/2　　　　　　　　⑤ 1/2, 2/3

해답　　21. ③　22. ④　23. ①

국고보조금을 보조하는 경우 설치비와 부대비에 있어서는 그 3분의 2 이내로 하고, 운영비 및 지역보건의료계획의 시행에 필요한 비용에 있어서는 그 2분의 1 이내로 한다(법 제19조제2항).

24. 다음 중 시·도지사 또는 시장·군수·구청장이 의료기관 기타 보건의료관련기관·단체에게 위탁할 수 있는 업무로 볼 수 없는 것은?

① 전염병의 진료
② 전염병의 예방업무 중 방역소독 업무
③ 가정 사회복지시설 등을 방문하여 행하는 보건의료사업
④ 특수한 전문지식 및 기술을 요하는 진료, 실험 또는 검사업무
⑤ 보건정책의 수립 및 시행업무

 시·도지사 또는 시장·군수·구청장이 의료기관 기타 보건의료관련기관·단체에게 위탁할 수 있는 업무는 다음 각호와 같다(영 제22조제1항).
  1. 법 제9조제2호의 규정에 의한 전염병의 진료
  2. 법 제9조제2호의 규정에 의한 전염병의 예방업무 중 방역소독 업무
  3. 법 제9조제12호의 규정에 의한 가정·사회복지시설 등을 방문하여 행하는 보건의료사업
  4. 법 제9조제13호 및 제14호의 규정에 의한 특수한 전문지식 및 기술을 요하는 진료, 실험 또는 검사업무
  5. 법 제9조제16호의 규정에 의한 기타 지역주민의 보건의료의 향상·증진을 위하여 특히 필요하다고 인정되는 업무

25. 보건의료에 관한 실험 또는 검사를 위해 보건소 시설을 이용할 수 있는 사람만으로 이루어진 것은?
  ① 의사, 약사   ② 약사, 간호사   ③ 약사, 조산사
  ④ 한의사, 수의사   ⑤ 치과의사, 조산사

 보건소는 보건의료에 관한 실험 또는 검사를 위하여 의사·치과의사·한의사·약사 등에게 그 시설을 이용하게 하거나, 타인의 의뢰를 받아 실험 또는 검사를 할 수 있다(법 제13조).

26. 의사면허를 가진 자 중 어떤 사람을 보건소장으로 임용할 수 있는가?
  ① 치과의사면허를 가진 자   ② 의사기술직렬의 5년 이상 근무한 지방공무원
  ③ 임상병리사 면허를 가진 자   ④ 의사기술직렬의 2년 이상 근무한 지방공무원
  ⑤ 간호사 면허를 가진 자

보건소장은 의사의 면허를 가진 자 중에서 시장·군수·구청장이 임용한다. 다만, 의사의 면허를 가진 자로써 보건소장을 충원하기 곤란한 경우에는 당해 보건소에서 실제로 행하는 업무의 직렬의 공무원으로서 보건소장에 임용되기 이전 최근 5년 이상 근무한 경험이 있는 자 중에서 임용한다(영 제11조제2항).

27. 다음 중 권한의 위임 등에 관한 설명으로 옳지 않은 것은?

① 보건복지가족부장관의 권한은 대통령령이 정하는 바에 의하여 그 일부를 시·도지사 또는 시장·군수·구청장에게 위임할 수 있다.

② 시·도지사는 보건소 및 보건지소의 업무 중 보건복지가족부장관으로부터 위임받은 업무에 대하여 그 일부를 의료기관에게 위탁할 수 있다.

③ 시장·군수·구청장은 보건소 및 보건지소의 업무 중 보건복지가족부장관으로부터 위임받은 업무에 대하여 보건의료관련기관·단체에게 위탁할 수 있다.

④ 시·도지사 또는 시장·군수·구청장은 보건소 및 보건지소의 업무 중 보건복지가족부장관으로부터 위임받은 업무에 대하여 보건복지가족부령이 정하는 바에 의하여 그 일부를 의료기관 기타 보건의료관련기관·단체에게 위탁할 수 있다.

⑤ 시·도지사 또는 시장·군수·구청장은 업무를 위탁한 경우에는 그 비용의 전부 또는 일부를 보조할 수 있고, 의료인에게 그 업무의 일부를 대행하게 한 경우에는 그 업무수행에 소요되는 실비를 변상할 수 있다.

 시·도지사 또는 시장·군수·구청장은 지역보건법에 의한 보건소 및 보건지소의 업무 중 보건복지가족부장관으로부터 위임 또는 재위임받은 업무에 대하여 대통령령이 정하는 바에 의하여 그 일부를 의료기관 기타 보건의료관련기관·단체에게 위탁하거나, 의료법 규정에 의한 의료인에게 그 업무의 일부를 대행하게 할 수 있다.

28. 시·도의 지역보건의료계획의 시행결과를 평가할 수 있는 자는?

① 보건 소장

② 보건의료원장

③ 질병관리본부장

④ 보건복지부 장관

⑤ 시·군·구청장

29. 안경업소에 대하여 6월 이내의 영업정지나 등록을 취소할 수 있는 경우가 아닌 것은?

    ① 2개소 이상의 안경업소를 개설한 때

    ② 허위 또는 과대한 광고행위

    ③ 안경사의 면허가 없는 자로 하여금 안경의 조제 및 판매

    ④ 안경사가 보수교육을 받지 아니한 때

    ⑤ 정답 없음

30. 의료기관이 아닌 자가 보건 소장에게 신고하지 아니하고 행할 수 있는 것은?

    ① 건강진단   ② 보건교육   ③ 순회진료

    ④ 예방접종   ⑤ 정답 없음

31. 지역보건법에서 과태료 처분에 불복하여 이의를 제기할 수 있는 기간은?

    ① 7일 이내   ② 10일 이내   ③ 30일 이내

    ④ 60일 이내   ⑤ 40일 이내

32. 지역보건의료심의위원회의 구성으로 맞는 것은?

    ① 위원장을 포함한 7인 이내

    ② 위원장을 포함한 15인 이내

    ③ 위원장을 포함한 10인 이내

    ④ 위원장을 포함한 20인 이내

    ⑤ 위원장을 포함한 25인 이내

33. 시·도지사의 연차별 시행계획은 몇 년마다 수립하는가?

    ① 1년   ② 2년   ③ 3년   ④ 4년   ⑤ 5년

34. 시·도지사가 수립한 지역보건 의료계획은 어디의 의결을 거쳐야 하나?

    ① 시·군·구의회   ② 시·도의회

    ③ 시·도자문회   ④ 시장·군수·구청장

    ⑤ 보건복지부

해답   29. ④   30. ②   31. ③   32. ④   33. ④   34. ①

35. 보건소의 설치기준은?

① 광역시 별로 1개소 ② 읍 · 면 별로 1개소
③ 시 · 군 · 구 별로 2개소 ④ 시 · 군 · 구 별로 1개소
⑤ 시 · 도 별로 5개소

36. 보건소의 업무가 아닌 것은?

① 응급의료에 관한 사항 ② 장애인의 재활사업
③ 학교보건 ④ 의료기사 등에 대한 지도
⑤ 노인보건사업

37. 보건소에서 보건의료에 관한 업무를 전담하는 공무원이 하는 일이 아닌 것은?

① 의무 ② 약무 ③ 의료보험
④ 보건에 관한 실험 ⑤ 치무

38. 보건소장은 직접적으로 누구의 지휘 · 감독을 받는가?

① 보건복지부장관 ② 보건의료원장 ③ 국립의료원장
④ 시 · 군 · 구청장 ⑤ 시 · 도지사

39. 보건소의 설치는 어떤 법에 의하여 설치하는가?

① 해당지방자치조례 ② 헌법 ③ 대통령령
④ 의료법 ⑤ 보건복지법

40. 보건지소의 설치 기준으로 맞는 것은?

① 읍 · 면 단위 ② 시 · 도 단위 ③ 동 · 리 단위
④ 시 · 군 · 구 단위 ⑤ 단위에 구애 받지 않음

41. 지역보건법 목적으로 올바르지 않은 것은?

① 보건소의 운영에 대한 규정 ② 보건행정의 합리적인 운영
③ 보건시책의 효율적인 추진 ④ 국민보건에 관한 종합적인 계획
⑤ 국민보건의 향상

해답 35. ④ 36. ③ 37. ③ 38. ④ 39. ① 40. ① 41. ④

42. 지역보건의료계획에 관하여 그 조정을 권고할 수 있는 자는?

  ① 시장 · 군수 · 구청장   ② 시 · 군 · 구 의회

  ③ 지역주민과 의료단체   ④ 시 · 도 의회

  ⑤ 시 · 도지사 또는 보건복지부장관

43. 시 · 도 지역보건의료심의위원회의 설치 목적에 해당되는 것은?

  ① 시 · 도 보건의료수요의 조사 및 측정

  ② 보건의료에 관한 장기 공급대책의 수립 및 심의

  ③ 지역보건의료시책의 추진에 대한 시 · 도지사의 자문에 응하기 위함

  ④ 인력 · 조직 · 재정 등 보건의료자원의 조달에 대한 심의

  ⑤ 시 · 도 지역보건의료에 관련된 통계의 수집 및 정리

44. 보건의료원에 관한 것이다. 가장 옳은 것은?

  ① 보건소가 병상이 20병상 이상만 갖추면 보건의료원이 될 수 있다.

  ② 의료법의 규정에 의한 병원급 시설을 갖춘 보건소이다.

  ③ 의료원에 해당하는 시설을 갖춘 보건소는 보건의료원이라는 명칭을 사용할 수 있다.

  ④ 보건의료원이 아니면서 보건의료원이라는 명칭을 사용해도 무방하다.

  ⑤ 보건의료원의 장은 보건의료원 소장이다.

45. 보건소의 관장 업무가 아닌 것은?

  ① 가족계획사업   ② 응급의료에 관한 사항

  ③ 노인보건사업   ④ 공중위생 및 식품위생

  ⑤ 학교보건에 대한 협조

46. 보건지소 설치에 관하여 타당하지 않는 것은?

  ① 당해 지방자치단체의 조례로 정한다.

  ② 시장 · 군수 · 구청자이 설치한다.

  ③ 수 개의 보건지소를 통합하여 통합보건지소를 설치, 운영할 수 있다.

  ④ 보건소가 설치된 읍 · 면에 설치한다.

  ⑤ 지역주민의 보건의료를 위하여 특히 필요한 경우에 설치한다.

해답   42. ⑤   43. ③   44. ②   45. ⑤   46. ④

47. 보건소의 관장사항이 아닌 것은?

① 보건에 관한 실험, 검사   ② 가정을 방문하여 행하는 보건의료사업

③ 환경위생과 산업보건   ④ 식품위생과 공중위생

⑤ 마약의 관리

48. 보건소에 두는 전문인력의 업무분야에 해당되지 않는 것은?

① 의무에 관한 업무   ② 약무에 관한 업무

③ 보건통계에 관한 업무   ④ 식품위생에 관한 업무

⑤ 환경에 관한 업무

49. 의료기관이 아닌 자가 보건 소장에게 신고하지 아니하고 행할 수 있는 것은?

① 건강진단   ② 예방접종

③ 순회진료   ④ 보건교육

⑤ 주민의 건강에 영향을 미치는 행위

50. 과태료 처분권자(부과, 징수권자)에 해당 되는 것은?

① 국세청장   ② 보건소장

③ 보건복지부장관   ④ 시 · 도지사 또는 시장 · 군수 · 구청장

⑤ 경찰서장

해답   47. ③   48. ⑤   49. ④   50. ④

마약류관리에 관한 법률

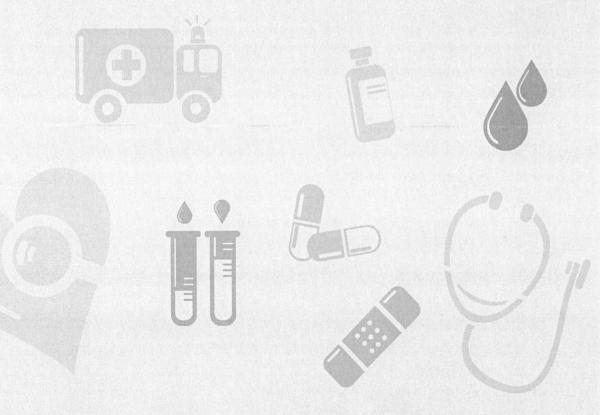

M E D I C A L R E G U L A T I O N

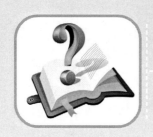

1. 「마약류 관리에 관한 법률」의 제정목적과 관련이 없는 것은?

　① 이 법은 마약 · 향정신성의약품 · 대마의 취급 · 관리를 적정히 하기 위함이다.

　② 이 법은 마약중독자의 치료 · 관리함을 그 목적으로 한다.

　③ 이 법은 원료물질의 취급 · 관리를 적정히 하기 위함이다.

　④ 이 법은 마약 등의 오용 또는 남용으로 인한 보건상의 위해를 방지함을 목적으로 한다.

　⑤ 이 법은 국민보건 향상에 이바지함을 목적으로 한다.

 이 법은 마약 · 향정신성의약품 · 대마 및 원료물질의 취급 · 관리를 적정히 함으로써 그 오용 또는 남용으로 인한 보건상의 위해를 방지하여 국민보건 향상에 이바지함을 목적으로 한다(법 제1조).

2. 「마약류 관리에 관한 법률」의 규정에 의한 마약류는?

　① 마약 · 향정신성의약품 및 대마　　　② 마약 · 향정신성의약품 및 한외마약

　③ 양귀비, 아편 및 원료물질　　　　　④ 대마 · 향정신성의약품 및 한외마약

　⑤ 마약 · 향정신성의약품 및 원료물질

 "마약류"라 함은 마약 · 향정신성의약품 및 대마를 말한다(법 제2조제1호).

3. 「마약류 관리에 관한 법률」의 규정에 의한 마약의 범위에 해당하지 아니한 것은?

　① 양귀비 · 아편 또는 코카엽

　② 양귀비 · 아편 또는 코카엽에서 추출되는 모든 알카로이드로서 대통령령이 정하는 것

　③ 양귀비 · 아편 또는 코카엽과 동일하게 남용되거나 해독작용을 일으킬 우려가 있는 화학적 합
　　성품으로서 대통령령이 정하는 것

　④ 양귀비 · 아편 또는 한외마약을 함유하는 혼합물질

　⑤ 양귀비 · 아편 또는 코카엽을 함유하는 혼합제제

해답　　1. ②　2. ①　3. ④

"마약"이라 함은 다음 각목의 1에 해당하는 것을 말한다(법 제2조제2호).
가. 양귀비·아편 또는 코카엽
나. 양귀비·아편 또는 코카엽에서 추출되는 모든 알카로이드로서 대통령령이 정하는 것
다. 가목 및 나목에 열거된 것과 동일하게 남용되거나 해독작용을 일으킬 우려가 있는 화학적 합성품으로서 대통령령이 정하는 것
라. 가목 내지 다목에 열거된 것을 함유하는 혼합물질 또는 혼합제제. 다만, 다른 약물이나 물질과 혼합되어 가목 내지 다목에 열거된 것으로 다시 제조 또는 제제할 수 없고, 그것에 의하여 신체적 또는 정신적 의존성을 일으키지 아니하는 것으로서 보건복지부령이 정하는 것(이하 "한외마약"이라 한다)을 제외한다.

4. 「마약류 관리에 관한 법률」의 규정에 의한 대마의 범위에 해당하지 아니한 것은?
① 대마초
② 대마초의 수지
③ 칸나비스사티바엘
④ 대마초의 종자·뿌리
⑤ 대마초 또는 그 수지를 원료로 하여 제조된 일체의 제품

 "대마"라 함은 대마초(칸나비스사티바엘)와 그 수지 및 대마초 또는 그 수지를 원료로 하여 제조된 일체의 제품을 말한다. 다만, 대마초의 종자·뿌리 및 성숙한 대마초의 줄기와 그 제품을 제외한다(법 제2조제5호).

5. 「마약류 관리에 관한 법률」의 규정에 의한 향정신성의약품의 범위에 해당하지 아니한 것은?
① 의료용으로 쓰이지 아니하며 안전성이 결여되어 있는 것으로서 오용 또는 남용할 경우 심한 신체적 또는 정신적 의존성을 일으키는 약물이나 이를 함유하는 물질
② 매우 제한된 의료용으로만 쓰이는 것으로서 오용 또는 남용할 경우 심한 신체적 또는 정신적 의존성을 일으키는 약물이나 이를 함유하는 물질
③ 의료용으로 쓰이는 것으로서 이를 오용 또는 남용할 경우 그리 심하지 아니한 신체적 의존성 또는 심한 정신적 의존성을 일으키는 약물이나 이를 함유하는 물질
④ 오용 또는 남용의 우려가 상대적으로 적고 의료용으로 쓰이는 것으로서 이를 오용 또는 남용할 경우 신체적 또는 정신적 의존성을 일으킬 우려가 적은 약물이나 이를 함유하는 물질
⑤ 혼합물질 또는 혼합제제로서, 다른 약물이나 물질과 혼합되어 다시 제조 또는 제제할 수 없고, 그것에 의하여 신체적 또는 정신적 의존성을 일으키지 아니하는 것

"향정신성의약품"이라 함은 인간의 중추신경계에 작용하는 것으로서 이를 오용 또는 남용할 경우 인체에 현저한 위해가 있다고 인정되는 것으로서 대통령령이 정하는 것을 말한다. 다만, 혼합물질 또는 혼합제제로서, 다른 약물이나 물질과 혼합되어 다시 제조 또는 제제할 수 없고, 그것에 의하여 신체적 또는 정신적 의존성을 일으키지 아니하는 것으로서 보건복지부령이 정하는 것을 제외한다.

6. 한외마약에 관한 설명으로 틀린 것은?

① 한외마약은 다른 약물이나 물질과 혼합되어 다시 제조 또는 제제할 수 없다.
② 한외마약은 마약에서 제외된다.
③ 한외마약은 신체적 또는 정신적 의존성을 일으키지 아니한다.
④ 한외마약은 마약류취급학술연구자가 학술연구목적에 사용하는 연구시험용 시약으로서 식품의약품안전청장이 인정한 세세이다.
⑤ 한외마약은 중추신경계에 작용하는 것으로서 인체에 대한 현저한 위해가 있다.

한외마약은 다른 약물이나 물질과 혼합되어 다시 제조 또는 제제할 수 없고, 그것에 의하여 신체적 또는 정신적 의존성을 일으키지 아니하는 것으로서 보건복지부령이 정하는 것을 말한다(법 제2조제2호 라목).

7. 다음 중 마약류취급 의료업자가 될 수 없는 자로 조합된 것은?

| ㉮ 의사 | ㉯ 치과의사 | ㉰ 임상병리사 |
| ㉱ 약사 | ㉲ 한의사 | ㉳ 수의사 |

① ㉮, ㉯　　② ㉯, ㉳　　③ ㉮, ㉲　　④ ㉰, ㉱　　⑤ ㉲, ㉳

마약류취급의료업자는 의료기관에서 의료에 종사하는 의사·치과의사·한의사 또는 수의사법에 의하여 동물진료에 종사하는 수의사로서 의료 또는 동물진료의 목적으로 마약 또는 향정신성의약품을 투약 또는 투약하기 위하여 교부하거나 마약 또는 향정신성의약품을 기재한 처방전을 발부하는 자를 말한다(법 제2조제6호).

8. 마약류취급자로서 별도의 허가나 지정을 받지 아니하는 자는?

① 마약류수출입업자　　② 마약류제조업자
③ 마약류원료사용자　　④ 마약류취급학술연구자
⑤ 마약류소매업자

마약류소매업자와 마약류취급의료업자는 별도의 허가나 지정을 요하지 아니하나, ①, ②, ③, ④에 해당하는 자는 식약품안전청장의 허가를 받아야 하며, 마약류도매업자는 시·도지사의 허가를, 대마재배자는 시장·군수·구청장의 허가를 받아야 하며, 마약류관리자는 시·도지사로부터 지정을 받아야 한다.

9. 다음 중 마약류취급자에 포함되는 자로 맞는 것은?

㉮ 마약류수출업자	㉯ 마약류제조업자	㉰ 마약류원료사용자
㉱ 마약류취급학술연구자	㉲ 마약류소매업자	㉳ 마약류취급의료업자
㉴ 마약류도매업자	㉵ 대마재배자	㉶ 마약류관리자

① 3개   ② 5개   ③ 6개   ④ 8개   ⑤ 9개

 마약류취급자는 「마약류 관리에 관한 법률」의 규정에 의하여 허가 또는 지정 등을 받아야 하는데, 본 설문에 기재된 자는 모두 마약류취급자에 해당된다. 다만, 마약류소매업자와 마약류취급의료업자는 별도의 허가나 지정을 요하지 아니한다(법 제2조제6호).

10. 의료법에 의한 의료기관에 종사하는 약사로서 그 의료기관에서 환자에게 투약 또는 투약하기 위하여 교부하는 마약 또는 향정신성의약품의 조제·수수 및 관리의 책임을 진 자는?

① 마약류원료사용자   ② 마약류소매업자   ③ 마약류도매업자
④ 마약류관리자   ⑤ 마약류취급학술연구자

 마약류관리자는 의료법에 의한 의료기관(이하 "의료기관"이라 한다)에 종사하는 약사로서 그 의료기관에서 환자에게 투약 또는 투약하기 위하여 교부하는 마약 또는 향정신성의약품의 조제·수수 및 관리의 책임을 진 자를 말한다(법 제2조제6호).

11. 마약류 관리에 관한 법률 규정에 의한 용어의 정의와 다른 것은?

① 마약류취급학술연구자는 학술연구를 위하여 마약 또는 향정신성의약품을 사용하거나, 대마초를 재배하거나 대마를 수입하여 사용하는 자를 말한다.
② 마약류수출입업자는 마약의 수입 또는 향정신성의약품의 수출입을 업으로 하는 자를 말한다.
③ 마약류원료사용자는 한외마약 또는 의약품을 제조함에 있어서 마약 또는 향정신성의약품을 원료로 사용하는 자를 말한다.
④ 대마재배자는 섬유 또는 종자를 채취할 목적으로 대마초를 재배하는 자를 말한다.

⑤ 마약류소매업자는 마약류취급의료업자·마약류관리자 또는 마약류취급학술연구자에게 마약 또는 향정신성의약품을 판매함을 업으로 하는 자를 말한다.

⑤는 마약류도매업자를 설명한 것이고, 마약류소매업자는 약사법의 규정에 의하여 등록한 약국개설자로서 마약류취급의료업자의 처방전에 의하여 마약 또는 향정신성의약품을 조제하여 판매함을 업으로 하는 자를 말한다(법 제2조제6호).

12. 마약류의 취급과 관련하여 금지행위로 볼 수 없는 것은?
① 「마약류 관리에 관한 법률」에 의하지 아니한 마약류의 사용
② 대마초를 제조하는 행위
③ 마약 또는 향정신성의약품을 제조할 목적으로 원료물질을 제조·수출입·매매·매매의 알선·수수·소지·소유 또는 사용하는 행위
④ 마약의 원료가 되는 식물의 재배 또는 그 성분을 함유하는 원료·종자·종묘의 소지·소유·관리·수출입·매매·매매의 알선·수수 및 그 성분을 추출하는 행위
⑤ 디아세칠모르핀, 그 염류 또는 이를 함유하는 것의 소지·소유·관리·수입·제조·매매·매매의·알선·수수·운반·사용·투약 또는 투약하기 위하여 교부하는 행위

대마초를 제조하는 행위는 금지행위에 해당되지 아니한다(법 제3조).

13. 다음 중 식품의약품안전청장의 승인을 얻어서 할 수 있는 행위로 볼 수 없는 경우?

⑦ 마약류취급학술연구자가 학술연구를 위하여 필요한 양에 한하여 취급하고자 하는 경우
⑭ 마약류제조업자가 시험용으로 향정신성의약품을 필요로 하는 경우
⑮ 공무상 필요에 의하여 취급하고자 하는 경우
⑯ 「대외무역법」에 의한 갑류무역대리업자가 물품매도확약서를 발행하여 향정신성의약·품구매의 알선행위를 하는 경우
⑰ 대마를 수입 또는 수출하는 행위
⑱ 의료기관이 치료목적으로 사용하는 행위

① ⑦, ⑭   ② ⑭, ⑮   ③ ⑦, ⑯
④ ⑮, ⑯   ⑤ ⑰, ⑱

식품의약품안전청장의 마약 또는 원료물질의 취급, 향정신성의약품취급 등에 관한 승인을 얻을 수 있는 경우는 다음 각 호와 같다(영 제3조).

ⓐ 마약류취급학술연구자가 학술연구를 위하여 필요한 양에 한하여 취급하고자 하는 경우

ⓑ 공무상 필요에 의하여 취급하고자 하는 경우

ⓒ 마약류제조업자가 시험용으로 향정신성의약품을 필요로 하는 경우

ⓓ 「대외무역법」에 의한 갑류무역대리업자가 물품매도확약서를 발행하여 향정신성의약품 구매의 알선 행위를 하는 경우

14. 마약류취급자가 아닌 자가 마약류를 취급할 수 있는 경우에 해당되지 아니한 경우는?

① 마약 또는 향정신성의약품을 마약류취급의료업자로부터 투약받아 소지하는 경우

② 마약 또는 향정신성의약품을 마약류도매업자로부터 구입 또는 양수하여 소지하는 경우

③ 마약류취급자를 위하여 마약류를 운반 · 보관 · 소지 또는 관리하는 경우

④ 공무상 마약류를 압류 · 수거 또는 몰수하여 관리하는 경우

⑤ 마약류취급자격상실자 등이 마약류취급자에게 그 마약류를 인계하기 전까지 소지하는 경 우

 ②의 경우 마약류소매업자로부터 구입 또는 양수하여 소지하는 경우이다(법 제4조).

15. 마약류취급자가 아닌 자가 식품의약품안전청장의 승인을 받아 마약류를 취급할 수 있는 경우로 옳게 나열한 것은?

> ㉮ 의약품제조업자 등이 마약 · 향정신성의약품 또는 한외마약의 품목허가를 받기 위한 임상연구 나 시제품을 제조하기 위하여 취급하는 경우
>
> ㉯ 의약품제조업자 등이 품질관리를 목적으로 취급하는 경우
>
> ㉰ 의약품을 분류 · 포장하는 기계 · 기구 등을 제작하는 자가 시제품을 제작하거나 제품의 성능을 시험하기 위하여 향정신성의약품을 취급하는 경우
>
> ㉱ 공무원이 공무수행상 부득이 마약류 취급을 필요로 하는 경우
>
> ㉲ 「대외무역법」에 의한 외국의 수출자의 위임을 받은 무역거래자가 물품매도확약서를 발행하여 마약류의 구매의 알선행위를 하는 경우

① ㉮, ㉯   ② ㉮, ㉰   ③ ㉮, ㉯, ㉰

④ ㉮, ㉯, ㉰, ㉱   ⑤ ㉮, ㉯, ㉰, ㉱, ㉲

 규칙 제5조제1항

해답   14. ②   15. ⑤

16. 「마약류 관리에 관한 법률」에 의하여 마약류취급자를 위하여 마약류를 운반 · 보관 · 소지하고자 하는 자는 누구에게 신고를 요하는가?

① 관할 경찰서장　　　　② 시장 · 군수 · 구청장　　　③ 시 · 도지사
④ 식품의약품안전청장　　⑤ 보건소장

 대마를 운반 · 보관 또는 소지하고자 하는 자는 신고서(전자문서로 된 신고서를 포함)를 관할 시장 · 군수 또는 구청장에게 제출하여야 한다(규칙 제7조제1항).

17. 식품의약품안전청장은 공익상 필요하다고 인정하는 때에는 마약 및 향정신성의약품의 수입 · 수출 · 제조 · 판매 또는 사용을 금지 또는 제한하거나 기타 필요한 조치를 할 수 있다. 이에 해당하지 아니한 것은?

① 국내의 수요량 및 보유량을 참작하여 마약 또는 향정신성의약품을 제조 · 수입 또는 수출 할 필요가 없다고 인정하는 경우
② 이미 제조 또는 수입된 품종 또는 품목의 마약과 동일한 품종 또는 품목의 마약을 국내의 수급여건 등을 참작하여 제조 또는 수입할 필요가 없다고 인정하는 경우
③ 마약류 품목허가증에 기재된 용량 이상의 마약을 남용하였다고 인정하는 경우
④ 마약에 대한 신체적 · 정신적 의존성을 야기하게 할 염려가 있을 정도로 마약을 장기 또는 계속하여 투약하는 경우
⑤ 마약류제조업자 · 마약류원료사용자 또는 마약류취급학술연구자가 마약류품질관리의 목적 외의 용도로 취급하고자 하는 경우

 영 제4조제1항

18. 다음 설명 중 타당하지 아니한 것은?

① 마약류취급자가 아니더라도 한외마약을 제조할 수 있다.
② 마약류취급자는 「마약류 관리에 관한 법률」에 의하지 아니하고는 마약류를 취급하여서는 아니 된다.
③ 마약류제조업자 · 마약류원료사용자 또는 마약류취급학술연구자가 마약류품질관리를 목적으로 취급하고자 하는 경우 식품의약품안전청장의 승인을 얻어야 한다.
④ 마약류취급자는 그 업무 외의 목적을 위하여 마약류를 취급하여서 아니된다.
⑤ 「마약류 관리에 관한 법률」에 의하여 마약류를 소지 · 소유 · 운반 또는 관리하는 자는 다른 목적을 위하여 이를 사용하여서는 아니 된다.

해답　　16. ②　17. ⑤　18. ①

마약류취급자가 아니면 마약 또는 향정신성의약품을 소지 · 소유 · 사용 · 운반 · 관리 · 수입 · 수출(향정신성의약품에 한한다) · 제조 · 조제 · 투약 · 매매 · 매매의 알선 · 수수 또는 교부하거나, 대마를 재배 · 소지 · 소유 · 수수 · 운반 · 보관 · 사용하거나, 마약 또는 향정신성의약품을 기재한 처방전을 발부하거나, 한외마약을 제조하여서는 아니 된다(법 제4조제1항).

19. 마약류취급자의 허가 · 지정과 관련된 설명으로 틀린 것은?

① 마약류취급자가 되고자 하는 자는 식품의약품안전청장, 시 · 도지사, 시장 · 군수 또는 구청장의 허가를 받아야 한다.

② 마약류수출입업자 · 마약류제조업자 또는 마약류원료사용자가 되고자 하는 자는 그 업종에 속하는 1개 이상의 품목별 허가를 동시에 신청하여야 한다.

③ 동일인이 2종 이상의 마약류취급자 허가를 받은 경우에는 그 마약류취급자에 관한 규정의 적용에 있어서는 허가별로 별개의 마약류취급자로 본다.

④ 마약류관리자가 되고자 하는 자는 마약류취급의료업자가 있는 의료기관에 종사하는 약사 로서 식품의약품안전청장, 시 · 도지사, 시장 · 군수 또는 구청장의 지정을 받아야 한다.

⑤ 마약류취급자의 허가취소처분을 받고 2년이 경과되지 아니한 자 또는 지정취소처분을 받고 1년이 경과되지 아니한 자에 대하여는 마약취급자의 허가 또는 지정을 할 수 없다.

 마약류관리사가 되고자 하는 사는 마약류취급의료업사가 있는 의료기관에 종사하는 약사로시 보건복지부령이 정하는 바에 의하여 시 · 도지사의 지정을 받아야 한다. 지정받은 사항을 변경하고자 하는 때에도 또한 같다(법 제6조제2항).

20. 섬유 또는 종자를 채취할 목적으로 대마초를 재배하고자 하는 자는 누구의 허가를 받아야 하는가?

① 관할 경찰서장　　　　② 시장 · 군수 · 구청장　　　　③ 시 · 도지사

④ 식품의약품안전청장　　　⑤ 보건소장

 마약류취급자가 되고자 하는 자는 보건복지부령이 정하는 바에 따라 식품의약품안전청장, 시 · 도지사, 시장 · 군수 또는 구청장의 허가를 받아야 한다. 허가받은 사항을 변경하고자 하는 때에도 또한 같다(법 제6조제1항).

식품의약품안전청장의 허가	1. 마약류수출입업자는 약사법에 의한 수입자로서 식품의약품안전청장의 의약품목 허가를 받거나 품목신고를 한 자 2. 마약류제조업자 · 마약류원료사용자는 약사법에 의하여 의약품제조업의 허가를 받은 자

	3. 마약류취급학술연구자는 학술연구를 위하여 마약류의 사용을 필요로 하는 자
시 · 도지사의 허가	마약류도매업자는 약사법에 의하여 등록된 약국개설자 또는 의약품 도매상의 허가를 받은 자
시장 · 군수 · 구청장의 허가	대마재배자는 농업인으로서 섬유 또는 종자를 채취할 목적으로 대마초를 재배하고자 하는 자

21. 다음 중 마약류수출입업자 · 마약류취급학술연구자 또는 대마재배자의 허가를 받을 수 없는 자로 볼 수 없는 것은?

① 금치산자   ② 한정치산자

③ 정신질환자   ④ 미성년자

⑤ 금고 이상의 형을 받고 그 집행이 종료되거나 집행을 받지 아니하기로 확정된 후 2년이 경과되지 아니한 자

다음에 해당하는 자는 마약류수출입업자 · 마약류취급학술연구자 또는 대마재배자의 허가를 받을 수 없다(법 제6조제3항).

1. 금치산자 · 한정치산자 또는 미성년자
2. 정신질환자 또는 마약류의 중독자
3. 금고 이상의 형을 받고 그 집행이 종료되거나 집행을 받지 아니하기로 확정된 후 3년이 경과되지 아니한 자

22. 다음은 마약류취급자의 허가 등과 관련한 설명이다. 틀린 것을 고르시오.

> ㉮ 허가 또는 지정을 받은 자가 그 허가증 또는 지정서를 잃어버렸거나 못쓰게 된 때에는 이를 재교부받아야 한다.
>
> ㉯ 마약류취급자는 그 허가증 또는 지정서를 대여하거나 양도하여서는 아니 된다.
>
> ㉰ 마약류취급자가 마약류취급에 관한 업무를 폐업 또는 휴업하거나 그 휴업한 업무를 재개한 때에는 당해 허가관청으로부터 허가를 받아야 한다.
>
> ㉱ 마약류취급자가 그 허가증 또는 지정서를 대여하거나 양도한 경우 허가 또는 지정은 그 효력은 상실된다.
>
> ㉲ 마약류취급자는 마약류취급에 관한 업무를 폐업 또는 휴업하거나 휴업한 업무를 재개한 때에는 그 사실이 발생한 날부터 20일 이내에 신고서(전자문서로 된 신고서를 포함한다)를 허가관청에 제출하여야 한다.

① ㉮   ② ㉯   ③ ㉰   ④ ㉱   ⑤ ㉲

해답   21. ⑤   22. ③

마약류취급자가 마약류취급에 관한 업무를 폐업 또는 휴업하거나 그 휴업한 업무를 재개한 때에는 보건복지부령이 정하는 바에 의하여 당해 허가관청에 그 사실을 신고하여야 한다(법 제8조제2항).

23. 마약류취급자가 당해 허가관청에 신고하여야 할 사유와 신고자의 연결이 틀린 것은?

① 사망한 때 − 상속재산의 관리인
② 무능력자가 된 때 − 후견인
③ 법인이 해산한 때 − 청산인
④ 학술연구를 종료한 때 − 마약류취급학술연구자
⑤ 교통사고가 난 때 − 배우자 및 세대원

 마약류취급자가 다음의 어느 하나에 해당하게 된 때에는 해당 각호의 자는 보건복지부령이 정하는 바에 의하여 당해 허가관청에 그 사실을 신고하여야 한다(법 제8조제3항).

사망한 때	상속인(상속인이 분명하지 아니한 경우에는 그 상속재산의 관리인을 말한다. 이하 같다)
무능력자가 된 때	후견인
법인이 해산한 때	청산인
학술연구를 종료한 때	마약류취급학술연구자

24. 마약류의 관리와 관련하여 틀린 것을 고르시오.

㉮ 마약류취급자는 마약류취급자가 아닌 자로부터 마약류를 양수할 수 없다.
㉯ 마약류취급자는 「마약류관리에 관한 법률」에서 정한 경우 외에는 마약류를 양도할 수 없다.
㉰ 마약류제조업자·마약류원료사용자 또는 마약류취급학술연구자가 다른 마약류제조업자·마약류원료사용자 또는 마약류취급학술연구자에게 마약류와 제제를 양도하고자 하는 때에는 식품의약품안전청장의 승인을 얻어야 한다.
㉱ 마약류취급자는 다른 마약류취급자와 마약을 매매 기타 수수하고자 하는 때에는 식품의약품안전청장이 발행하는 마약구입서 및 마약판매서의 용지에 필요한 사항을 기재하여야 한다.
㉲ 마약류취급자는 마약에 관하여 장부를 비치하고 수입·제조·조제·양수·양도·투약·투약하기 위하여 교부하거나 또는 학술연구를 위하여 사용한 마약의 품명 등을 기록하여야 한다.
㉳ 마약류취급자 또는 마약류취급의 승인을 얻은 자는 그 소지하는 마약류를 분실 또는 도난당한 때에는 지체없이 그 사유를 허가관청 등에 보고하여야 한다.
㉴ 마약류취급자 자격을 상실한 때에는 보유하고 있는 마약류를 당해 허가관청의 승인을 얻어 마약류취급자에게 양도하여야 한다.

① ㉮, ㉯   ② ㉰, ㉱   ③ ㉲, ㉳   ④ ㉳, ㉴   ⑤ ㉮, ㉴

㉰ 마약류제조업자 · 마약류원료사용자 또는 마약류취급학술연구자가 다른 마약류제조업자 · 마약류원료사용자 또는 마약류취급학술연구자에게 마약류(제제를 제외)를 양도하고자 하는 때에는 보건복지부령이 정하는 바에 의하여 식품의약품안전청장의 승인을 얻어야 한다(법 제9조 제3항).

㉱ 마약류취급자는 다른 마약류취급자와 마약을 매매 기타 수수하고자 하는 때에는 시 · 도지사가 발행하는 마약구입서 및 마약판매서의 용지에 필요한 사항을 기재하고 서명 또는 날인하여 교환하여야 한다(법 제10조제1항).

25. 마약취급자가 다른 마약취급자와 마약을 매매, 수수할 때의 규정으로 볼 수 없는 것은?

① 마약류취급자는 「마약류관리에 관한 법률」에서 정한 경우 외에는 마약류를 양도할 수 없으나, 식품의약품안전청장의 승인을 얻은 경우에는 그러하지 아니하다.

② 마약류취급학술연구자가 다른 마약류제조업자에게 마약류(제제를 제외)를 양도하고자 하는 때에는 시 · 도지사의 승인을 얻어야 한다.

③ 마약류취급자는 시 · 도지사가 발행하는 마약구입서 및 마약판매서의 용지에 필요한 사항을 기재하하여야 한다.

④ 마약취급자 상호간에 마약구입서 및 마약판매서에 서명 또는 날인하여 교환하여야 한다.

⑤ 마약구입서 및 마약판매서는 교환한 날부터 2년간 이를 보존하여야 한다.

> 해설
>
> 마약류제조업자 · 마약류원료사용자 또는 마약류취급학술연구자가 다른 마약류제조업자 · 마약류원료사용자 또는 마약류취급학술연구자에게 마약류(제제를 제외한다)를 양도하고자 하는 때에는 보건복지부령이 정하는 바에 의하여 식품의약품안전청장의 승인을 얻어야 한다(법 제9조제3항).

26. 마약취급자의 마약 매매 등에 대한 설명으로 틀린 것은?

① 마약류취급자는 마약류취급자의 자격상실에 의하여 허가관청의 승인을 얻은 경우 마약류 취급자가 아닌 자로부터 마약류를 양수할 수 있다.

② 마약류취급자는 이 법에서 정한 경우 외에는 마약류를 양도할 수 없으나, 마약의 제제를 다른 마약류취급자에게 양도하고자 하는 경우 시 · 도지사의 승인을 얻어야 한다.

③ 마약류취급자는 보건복지부령이 정하는 바에 따라 그 취급하는 마약에 관하여 장부를 비치하여야 한다.

④ 마약류관리자가 있는 의료기관에 있어서는 마약류취급의료업자가 투약 또는 투약하기 위하여 교부하는 마약 또는 향정신성의약품에 대하여는 당해 마약류관리자가 기록하여야 한다.

⑤ 마약류취급자는 상대자가 마약류취급자인 경우에는 그 종별과 허가증번호를 장부에 기록하여야 한다.

마약류취급자는 이 법에서 정한 경우 외에는 마약류를 양도할 수 없다. 다만, 다음 각호의 1에 해당하여 식품의약품안전청장의 승인을 얻은 경우에는 그러하지 아니하다(법 제9조제2항).
1. 품목허가의 취소로 인하여 소지 · 소유 또는 관리하는 마약 및 향정신성의약품을 다른 마약류취급자에게 양도하고자 하는 경우
2. 마약류취급학술연구자 또는 마약류취급의 승인을 얻은 자에게 마약류를 양도하고자 하는 경우

27. 마약취급자는 향정신성의약품의 매매 등에 관하여 기록한 장부를 몇 년 보존하여야 하는가?

① 6개월   ② 1년   ③ 2년   ④ 3년   ⑤ 5년

 마약류취급자는 보건복지부령이 정하는 바에 따라 향정신성의약품의 판매 · 수수에 관한 장부를 작성 · 비치하고, 이에 관한 장부는 2년간 이를 보존하여야 한다(법 제11조제4항).

28. 다음은 사고마약류의 처리에 관한 규정이다. 틀린 것으로만 조합된 것을 고르시오.

㉮ 마약류취급의료업자의 경우에는 당해 의료기관의 개설허가 또는 신고관청에 지체없이 보고한다.
㉯ 마약류소매업자의 경우에는 약국개설등록관청에 지체없이 보고한다.
㉰ 보고사유는 재해로 인한 상실, 분실 또는 도난, 변질 · 부패 또는 파손이다.
㉱ 마약류취급자 또는 마약류취급의 승인을 얻은 자가 사고마약류의 보고를 하고자 하는 경우에는 그 사유가 발생한 것을 안 날부터 7일 이내에 보고하여야 한다.
㉲ 사고마약류의 보고를 받은 지방식품의약품안전청장, 시 · 도지사 또는 시장 · 군수 · 구청장은 이를 보건복지가족부장관에게 보고하여야 한다.
㉳ 마약류취급자는 변질 · 부패 또는 파손에 해당하는 사고마약류를 폐기하고자 하는 때에는 신청서를 지방식품의약품안전청장, 시 · 도지사 또는 시장 · 군수 · 구청장에게 제출하여야 한다.

① ㉮, ㉯   ② ㉮, ㉰   ③ ㉰, ㉱   ④ ㉱, ㉲   ⑤ ㉲, ㉳

 ㉱ 마약류취급자 또는 마약류취급의 승인을 얻은 자가 법 제12조에 따라 사고마약류의 보고를 하고자 하는 경우에는 그 사유가 발생한 것을 안 날부터 5일 이내에 별지 제25호 서식에 따른 보고서(전자문서로 된 보고서를 포함한다)에 그 사실을 증명하는 서류(전자문서를 포함한다)를 첨부하여 지방식품의약품안전청장, 시 · 도지사 또는 시장 · 군수 · 구청장에게 제출하여야 한다. 다만, 변질 · 부패 또는 파손의 사유가 발생하여 보고하는 경우에는 그 사실을 증명하는 서류를 첨부하지 아니한다(규칙 제23조제1항).
㉲ 사고마약류의 보고를 받은 지방식품의약품안전청장, 시 · 도지사 또는 시장 · 군수 · 구청장은 이를 식품의약품안전청장에게 보고하여야 한다(규칙 제23조제2항).

29. 마약 및 향정신성의약품의 광고에 관한 규정과 다른 것은?

① 마약 및 향정신성의약품의 명칭, 제조방법, 효능이나 효과에 관하여 허가를 받은 사항 외의 광고를 하여서는 아니 된다.

② 마약 및 향정신성의약품에 관하여 일간신문에 1년에 3회 이상 광고하여서는 아니 된다.

③ 의사 · 치과의사 · 수의사 또는 약사나 기타의 자가 이를 지정 · 공인 · 추천 · 지도 또는 신용하고 있다는 등의 광고를 하여서는 아니 된다.

④ 판매하는 때에는 사은품 또는 현상품을 제공하거나 마약 및 향정신성의약품을 상품으로 제공하는 방법에 의한 광고를 하여서는 아니 된다.

⑤ 사용자의 감사장이나 체험기를 이용하거나 구입 · 주문쇄도 기타 이와 유사한 뜻을 표현하는 광고를 하여서는 아니 된다.

마약 및 향정신성의약품에 관하여는 의학 또는 약학에 관한 사항을 전문적으로 취급하는 신문이나 잡지에 의한 광고 외의 방법으로 광고를 하여서는 아니 된다(법 제14조제1항).

30. 마약류의 저장에 대한 설명으로 틀린 것은?

① 마약류취급자는 마약류를 다른 의약품과 구별하여 저장하여야 한다.

② 마약류는 취급자의 업소에 저장한다.

③ 마약의 저장시설은 이중으로 잠금장치가 된 철제금고이어야 한다.

④ 향정신성의약품은 잠금장치가 설치된 장소에 보관하여야 한다.

⑤ 마약류저장시설은 일반인이 쉽게 발견할 수 없는 장소에 설치하되 이동할 수 있도록 설치할 수 있다.

마약류의 저장기준(규칙 제26조)

1. 마약류나 임시마약류의 저장장소(대마의 저장장소를 제외한다)는 마약류취급자 또는 법 제4조제2항 제3호부터 제6호까지 및 제5조의2제4항 각 호에 따라 마약류나 임시마약류를 취급하는 자의 업소 또는 사무소 안에 있어야 하고, 마약류저장시설은 일반인이 쉽게 발견할 수 없는 장소에 설치하되 이동할 수 없도록 설치할 것

2. 마약이나 임시마약류의 저장시설은 이중으로 잠금장치가 된 철제금고일 것

3. 향정신성의약품이나 임시향정신성의약품은 잠금장치가 설치된 장소에 보관할 것. 다만, 마약류소매업자 · 마약류취급의료업자 또는 마약류관리자가 원활한 조제를 목적으로 업무시간 중 조제대에 비치하는 향정신성의약품을 제외한다.

4. 대마나 임시대마의 저장장소에는 대마나 임시대마를 반출 · 반입하는 경우를 제외하고는 잠금장치와 다른 사람의 출입제한 조치를 취할 것

31. 정부가 발행하는 봉함증지로 봉함을 하여야 하는 마약에 관한 설명이다. 틀린 것은?

　① 마약류수출입업자는 그 수입한 마약 및 향정신성의약품의 용기 또는 포장에 정부가 발행하는 봉함증지로 봉함하여야 한다.

　② 마약류제조업자는 그 제조한 마약 및 향정신성의약품의 용기 또는 포장에 정부가 발행하는 봉함증지로 봉함하여야 한다.

　③ 봉함을 하고자 하는 때에는 오손 또는 파손된 봉함증지를 사용하여서는 아니 된다.

　④ 마약류취급자는 봉함을 하지 아니한 마약 및 향정신성의약품을 수수하지 못한다.

　⑤ 향정신성의약품제제의 용기 또는 포장에 정부가 발행하는 봉함증지로 봉함하여야 한다.

　　마약류수출입업자 및 마약류제조업자는 그 수입 또는 제조한 마약 및 향정신성의약품의 용기 또는 포장에 보건복지부령이 정하는 바에 의하여 정부가 발행하는 봉함증지로 봉함하여야 한다. 다만, 향정신성의약품제제에 대하여는 그러하지 아니하다(법 제16조제1항).

32. 마약취급자가 봉함을 하지 아니한 마약 및 향정신성의약품을 수수할 수 있는 경우로 볼 수 없는 경우?

　① 허가관청의 승인을 받아 수수하는 경우

　② 마약류취급학술연구자가 학술연구를 위하여 수수하는 경우

　③ 공무상 필요에 의하여 판매용으로 제품 또는 반제품으로 수수하려는 경우

　④ 공무상 필요에 의하여 연구용으로 제품 또는 반제품으로 수수하려는 경우

　⑤ 공무상 필요에 의하여 시험용으로 제품 또는 반제품으로 수수하려는 경우

수수의 제한

원 칙	마약류취급자는 제1항의 규정에 의한 봉함을 하지 아니한 마약 및 향정신성의약품을 수수하지 못한다(법 제16조제2항, 전단).
예 외	다만, 대통령령이 정하는 바에 의하여 식품의약품안전청장의 승인을 얻은 경우에는 그러하지 아니하다(법 제16조제2항 단서, 영 제9조). 1. 법 제13조의 규정에 의하여 허가관청의 승인을 받아 수수하는 경우 2. 마약류취급학술연구자가 학술연구를 위하여 수수하는 경우 3. 공무상 필요에 따라 연구 및 시험용으로 제품 또는 반제품으로 수수하려는 경우

33. 마약류수출입업자에 대한 설명으로 틀린 것으로만 조합된 것은?

> ㉮ 마약류수출입업자가 마약을 수입하거나 향정신성의약품을 수출입하고자 하는 때에는 품목마다 식품의약품안전청장의 허가를 받아야 한다.
> ㉯ 품목허가의 취소처분을 받고 1년을 경과하지 아니한 자에 대하여는 당해 품목의 허가를 하지 못한다.
> ㉰ 마약류수출입업자는 수입한 마약 또는 향정신성의약품을 마약류제조업자·마약류소매업자 및 마약류도매업자 외의 자에게 판매하지 못한다.
> ㉱ 마약류수출입업자가 아니면 마약을 수입하거나 향정신성의약품을 수출입하지 못한다.
> ㉲ 마약류수출입업자가 마약을 수입하거나 향정신성의약품을 수출입한 때에는 식품의약품안전청장에게 보고하여야 한다.

① ㉮ ② ㉰ ③ ㉯, ㉰ ④ ㉰, ㉱ ⑤ ㉯, ㉱, ㉲

해설 마약류수출입업자는 수입한 마약 또는 향정신성의약품을 마약류제조업자·마약류원료사용자 및 마약류도매업자 외의 자에게 판매하지 못한다(법 제20조).

34. 마약류제조업자에 대한 설명으로 틀린 것으로만 조합된 것은?

> ㉮ 마약류제조업자가 아니면 마약 및 향정신성의약품을 제조하지 못한다.
> ㉯ 제조하고자 하는 때에는 보건복지가족부령이 정하는 바에 의하여 품목마다 식품의약품안전청장의 허가를 받아야 한다.
> ㉰ 품목허가의 취소처분을 받고 1년을 경과하지 아니한 자에 대하여는 당해 품목의 허가를 하지 못한다.
> ㉱ 마약류제조업자는 제조한 마약을 마약류소매업자 외의 자에게 판매하여서는 아니 된다.
> ㉲ 마약 또는 향정신성의약품을 제조한 때에는 보건복지가족부령이 정하는 바에 의하여 그 제조 및 판매에 관한 사항을 식품의약품안전청장에게 보고하여야 한다.

① ㉱ ② ㉰ ③ ㉯, ㉰ ④ ㉰, ㉱ ⑤ ㉯, ㉱, ㉲

해설 마약류제조업자는 제조한 마약을 마약류도매업자 외의 자에게 판매하여서는 아니 된다(법 제22조제1항).

해답 33. ② 34. ①

35. 마약류제조업자가 제조한 향정신성의약품을 판매할 수 없는 마약류취급자는?

    ① 마약류수출입업자   ② 마약류원료사용자   ③ 마약류소매업자

    ④ 마약류도매업자   ⑤ 마약류취급의료업자

> 마약류제조업자가 제조한 향정신성의약품은 마약류수출입업자·마약류도매업자·마약류소매업자 또는 마약류취급의료업자 외의 자에게 판매하여서는 아니 된다(법 제22조제2항).

36. 다음은 마약원료사용자에 관하여 설명한 것이다. 틀린 것으로만 조합된 것은?

> ㉮ 마약류원료사용자가 아니면 마약 또는 향정신성의약품을 원료로 사용한 한외마약 또는 의약품을 제조하지 못한다.
> ㉯ 한외마약을 제조하고자 하는 때에는 품목마다 시·도지사의 허가를 받아야 한다.
> ㉰ 품목허가의 취소처분을 받고 1년을 경과하지 아니한 자에 대하여는 당해 품목의 허가를 하지 못한다.
> ㉱ 마약류원료사용자는 마약류생산(수출입)실적 및 판매보고서를 매사업연도 종료 후 2월 이내에 식품의약품안전청장에게 제출하여야 한다.
> ㉲ 한외마약 또는 의약품을 제조한 때에는 그 사용에 관한 사항을 식품의약품안전청장에게 보고하여야 한다.

    ① ㉯   ② ㉰   ③ ㉯, ㉰   ④ ㉱, ㉲   ⑤ ㉮, ㉱, ㉲

> ㉯ 마약류원료사용자가 한외마약을 제조하고자 하는 때에는 보건복지부령이 정하는 바에 의하여 품목마다 식품의약품안전청장의 허가를 받아야 한다. 허가받은 사항을 변경하고자 하는 때에도 또한 같다(법 제24조제2항)

37. 다음은 마약류도매업자에 관하여 설명한 것이다. 틀린 것으로만 조합된 것은?

> ㉮ 마약류도매업자는 그 영업소가 소재하는 시 또는 군의 마약류소매업자·마약류취급의료업자·마약류관리자 외의 자에게 마약을 판매하여서는 아니 된다.
>
> ㉯ 마약류도매업자는 그 영업소가 소재하는 시 또는 도 내의 마약류소매업자·마약류취급의료업자 또는 마약류관리자 외의 자에게 향정신성의약품을 판매하여서는 아니 된다.
>
> ㉰ 마약류도매업자는 보건복지가족부령이 정하는 바에 의하여 그 판매에 관한 사항을 당해 허가관청에 보고하여야 한다.
>
> ㉱ 마약류도매업자는 향정신성의약품을 허가관청의 승인 없이 마약류취급의료업자에게 판매할 수 있다.
>
> ㉲ 마약류도매업자는 그 영업소가 소재하는 특별시·광역시 또는 도 내의 마약류관리자에게 판매할 수 있다.

① ㉯ ② ㉰ ③ ㉮, ㉯ ④ ㉱, ㉲ ⑤ ㉮, ㉱, ㉲

㉮ 마약류도매업자는 그 영업소가 소재하는 특별시·광역시 또는 도 내의 마약류소매업자·마약류취급의료업자·마약류관리자 또는 마약류취급학술연구자 외의 자에게 마약을 판매하여서는 아니 된다. 다만, 당해 허가관청의 승인을 얻어 판매하는 경우에는 그러하지 아니하다(법 제26조제1항).

㉯ 마약류도매업자는 마약류취급학술연구자·마약류도매업자·마약류소매업자·마약류취급의료업자 또는 마약류관리자 외의 자에게 향정신성의약품을 판매하여서는 아니 된다. 다만, 당해 허가관청의 승인을 얻어 판매하는 경우에는 그러하지 아니하다(법 제26조제2항).

38. 다음 중 마약류도매업자가 향정신성의약품을 판매할 수 있는 자로 볼 수 없는 것은?

① 마약류취급학술연구자 ② 마약류원료사용자
③ 마약류소매업자 ④ 마약류도매업자
⑤ 마약류취급의료업자

마약류도매업자는 마약류취급학술연구자·마약류도매업자·마약류소매업자·마약류취급의료업자 또는 마약류관리자 외의 자에게 향정신성의약품을 판매하여서는 아니 된다. 다만, 당해 허가관청의 승인을 얻어 판매하는 경우에는 그러하지 아니하다(법 제26조제2항).

해답 37. ③ 38. ②

39. 다음은 마약류소매업자에 관하여 설명한 것이다. 틀린 것으로만 조합된 것은?

> ㉮ 마약류소매업자가 아니면 마약류취급의료업자가 발부한 처방전에 의하여 조제한 마약 또는 향정신성의약품을 판매하지 못한다.
> ㉯ ㉮의 경우 마약류취급의료업자가 약사법에 의하여 자신이 직접 조제할 수 있는 경우에는 그러하지 아니하다.
> ㉰ 마약류소매업자가 마약을 판매한 때에는 당해 허가관청에 보고하여야 한다.
> ㉱ 마약류소매업자는 그 조제한 처방전을 2년간 보존하여야 한다.
> ㉲ 영업소가 소재하는 시·도에 있는 의료기관의 마약류취급의료업자가 발부한 처방전에 의하여 조제한 마약을 판매하여야 한다.

① ㉯ 　　② ㉰ 　　③ ㉮, ㉯ 　　④ ㉱, ㉲ 　　⑤ ㉮, ㉱, ㉲

㉰ 마약류소매업자가 마약을 판매한 때에는 보건복지부령이 정하는 바에 의하여 그 판매에 관한 사항을 약국 소재지의 시·도지사에게 보고하여야 한다(법 제29조).

40. 다음은 마약류취급의료업자에 관하여 설명한 것이다. 틀린 것으로만 조합된 것은?

> ㉮ 마약류취급의료업자가 아니면 마약 또는 향정신성의약품을 기재한 처방전을 교부하지 못한다.
> ㉯ 마약류취급의료업자가 아니면 의료 또는 동물진료의 목적으로 마약 또는 향정신성의약품을 투약 또는 투약하기 위하여 교부하지 못한다.
> ㉰ 마약류취급의료업자는 처방전에 의하지 아니하고 마약 또는 향정신성의약품을 투약하거나 투약하기 위하여 교부할 수 있다.
> ㉱ 마약투약과 처방전의 기록은 2년간 이를 보존하여야 한다.
> ㉲ 마약을 기재한 처방전을 교부하는 때에는 당해 처방전에 발부자의 상호 등을 기록하고, 일반 의약품과 구별하여 작성·비치 및 보존하여야 한다.

① ㉯ 　　② ㉰ 　　③ ㉮, ㉯ 　　④ ㉰, ㉲ 　　⑤ ㉱, ㉲

㉰ 마약류취급의료업자는 처방전에 의하지 아니하고는 마약 또는 향정신성의약품을 투약하거나 투약하기 위하여 교부하여서는 아니 된다. 다만, 「약사법」에 의하여 자신이 직접 조제할 수 있는 마약류취급의료업자가 진료기록부에 그가 사용하고자 하는 마약 또는 향정신성의약품의 품명과 수량을 기재하고 이를 직접 투약하거나 투약하기 위하여 교부하는 경우에는 그러하지 아니하다(법 제32조제1항).

해답 39. ② 40. ②

41. 다음 중 마약취급의료업자가 투약 또는 투약하기 위하여 교부할 때 기록사항으로 볼 수 없는 것은?

① 환자의 주소, 성명, 연령, 성별
② 병명
③ 투약한 마약의 품명·수량
④ 환자의 직업과 학력
⑤ 교부한 마약의 품명·수량 및 연월일

> 마약류취급의료업자는 마약을 투약 또는 투약하기 위하여 교부한 환자의 주소, 성명(동물인 때에는 그 종류 및 소유자의 주소·성명), 연령, 성별, 병명, 주요증상 및 투약한 마약의 품명·수량 또는 투약하기 위하여 교부한 마약의 품명·수량 및 연월일에 관한 기록을 일반의약품과 구별하여 작성·비치 및 보존하여야 한다(법 제31조제1항).

42. 마약관리사를 두어야 하는 의료기관은?

① 4인 이상의 마약류취급의료업자가 의료에 종사하는 의료기관
② 향정신성의약품을 취급하는 의료기관
③ 「의료법」에 규정에 의한 종합병원
④ 「의료법」에 규정에 의한 300인 이상의 병원
⑤ 마약류를 취급하는 의료기관

> 4인 이상의 마약류취급의료업자가 의료에 종사하는 의료기관의 대표자는 그 의료기관에 마약류관리자를 두어야 한다. 다만, 향정신성의약품만을 취급하는 의료기관의 경우에는 그러하지 아니하다(법 제33조제1항).

43. 다음 설명 중 「마약류 관리에 관한 법률」의 규정과 다른 것은?

> ㉮ 대마재배자는 대마초의 재배면적과 생산현황 및 수량을 식품의약품안전청장에게 보고하여야 한다.
> ㉯ 대마재배자는 그가 재배한 대마초 중 그 종자·뿌리 및 성숙한 줄기를 폐기·보고하여야 한다.
> ㉰ 마약류제조업자는 그 업무에 종사하는 종업원의 지도·감독 및 품질관리 기타 마약·향정신성의약품 및 한외마약에 관한 업무에 대하여 준수하여야 한다.
> ㉱ 마약류원료사용자는 그 업무에 종사하는 종업원의 지도·감독 및 품질관리 기타 마약·향정신성의약품 및 한외마약에 관한 업무에 대하여 준수하여야 한다.
> ㉲ 마약류취급자는 그 업무에 종사하는 때에는 의료용 마약류의 도난 및 유출을 방지하기 위하여 대통령령이 정하는 사항을 준수하여야 한다.

① ㉯   ② ㉰   ③ ㉮, ㉯   ④ ㉰, ㉲   ⑤ ㉱, ㉲

해답   41. ④   42. ①   43. ③

해설

㉠ 대마재배자는 보건복지부령이 정하는 바에 의하여 대마초의 재배면적과 생산현황 및 수량을 시장 · 군수 또는 구청장에게 보고하여야 한다(법 제36조제1항).

㉡ 대마재배자는 그가 재배한 대마초중 그 종자 · 뿌리 및 성숙한 줄기를 제외하고는 이를 소각 · 매몰 기타 그 유출을 방지할 수 있는 방법으로 폐기하고 그 결과를 보건복지부령이 정하는 바에 의하여 시장 · 군수 또는 구청장에게 보고하여야 한다.

44. 다음은 마약중독자에 대하여 기술한 것이다. 틀린 것으로만 조합된 것은?

> ㉠ 마약류취급의료업자는 중독증상을 완화하게 하거나 치료하기 위하여 마약을 투약하거나 처방전을 교부하지 못한다.
> ㉡ 마약류취급의료업자는 치료보호기관에서 시장 · 군수 · 구청장의 허가를 받은 경우 중독증상을 완화를 위해 마약을 투약할 수 있다.
> ㉢ 보건복지가족부장관 또는 시 · 도지사는 치료보호기관을 설치 · 운영하거나 지정할 수 있다.
> ㉣ 마약류중독 여부의 판별검사기간은 1월 이내로, 치료보호기간은 12월 이내로 한다.
> ㉤ 판별검사 및 치료보호에 관한 사항을 심의하기 위하여 보건복지가족부 · 특별시 · 광역시 및 도에 치료보호심사위원회를 둔다.

① ㉡   ② ㉢   ③ ㉠, ㉡   ④ ㉢, ㉤   ⑤ ㉣, ㉤

해설

마약류취급의료업자는 마약의 중독자에 대하여 그 중독증상을 완화하게 하거나 치료하기 위하여 마약을 투약 또는 투약하기 위하여 교부하거나 마약을 기재한 처방전을 교부하지 못한다. 다만, 제40조의 규정에 의한 치료보호기관에서 보건복지부장관 또는 시 · 도지사의 허가를 받은 때에는 그러하지 아니 하다(법 제39조).

45. 마약류취급업자의 업무 또는 마약류 사용의 전부 또는 일부의 정지사유로 볼 수 없는 것은?

① 국민보건에 위해를 끼쳤거나 또는 끼칠 우려가 있는 향정신성의약품의 경우에는 그 취급자에게 귀책사유가 없고 향정신성의약품의 성분 · 처방 등의 변경에 의하여 그 허가목적을 달성할 수 있다고 인정되는 경우

② 마약류관리에 관한 법률에 의하여 마약류를 소지 · 소유 · 운반 또는 관리하는 자가 다른 목적을 위하여 이를 사용한 경우

③ 마약류취급자가 그 업무 외의 목적을 위하여 마약 또는 향정신성의약품을 소지 · 소유 · 사용 · 운반 · 관리 · 수입 · 수출하는 행위를 한 경우

④ 마약류취급자가 다른 마약류취급자와 마약을 매매 기타 수수하고자 하는 때에는 시·도지사가 발행하는 마약구입서 및 마약판매서의 용지에 필요한 사항을 기재하고 서명 또는 날인하여 교환하여야 하나 이에 따르지 않는 경우

⑤ 마약류제조업자·마약류원료사용자 또는 마약류취급학술연구자가 다른 마약류제조업자·마약류원료사용자 또는 마약류취급학술연구자에게 마약류(제제를 제외)를 식품의약품안전청장의 승인 없이 양도한 경우

해설

허가 등 취소와 업무정지 : 마약류취급자가 다음 각 호의 어느 하나에 해당하는 때에는 당해 허가관청은 「마약류관리에 관한 법률」에 의한 허가(품목허가를 포함한다) 또는 지정을 취소하거나 그 업무 또는 마약류 사용의 전부 또는 일부의 정지를 명할 수 있다. 다만, 국민보건에 위해를 끼쳤거나 또는 끼칠 우려가 있는 마약·향정신성의약품 또는 한외마약의 경우에는 그 취급자에게 귀책사유가 없고 마약·향정신성의약품 또는 한외마약의 성분·처방 등의 변경에 의하여 그 허가목적을 달성할 수 있다고 인정되는 때에는 이의 변경만을 명할 수 있다(법 제44조 제1항).

1. 제5조(마약류취급의 제한)제1항(마약류취급자는 그 업무 외의 목적을 위하여 제4조제1항 본문에 규정된 행위를 하여서는 아니 된다) 및 제2항(이 법에 의하여 마약류를 소지·소유·운반 또는 관리하는 자는 다른 목적을 위하여 이를 사용하여서는 아니 된다)을 위반한 때
2. 제6조(마약류취급자의 허가·지정)제1항 각 호 외의 부분 후단 및 같은 조 제2항 후단에 따른 변경허가 또는 변경지정을 받지 아니한 때
3. 제7조(허가증 등의 교부와 등재)제2항(제6조제1항 또는 제2항의 규정에 의하여 허가 또는 지정을 받은 자가 그 허가증 또는 지정서를 잃어버렸거나 못쓰게 된 때에는 보건복지부령이 정하는 바에 의하여 이를 재교부받아야 한다)에 따른 허가증 또는 지정서를 재교부받지 아니한 때
4. 제9조(수수 등의 제한)제2항 및 제3항(마약류제조업자·마약류원료사용자 또는 마약류취급학술연구자가 다른 마약류제조업자·마약류원료사용자 또는 마약류취급학술연구자에게 마약류[제제를 제외한다]를 양도하고자 하는 때에는 보건복지부령이 정하는 바에 의하여 식품의약품안전청장의 승인을 얻어야 한다)을 위반하여 마약류를 양도한 때
5. 제10조제1항(마약류취급자는 다른 마약류취급자와 마약을 매매 기타 수수하고자 하는 때에는 시·도지사가 발행하는 마약구입서 및 마약판매서의 용지에 필요한 사항을 기재하고 서명 또는 날인하여 교환하여야 한다)에 따른 마약구입서 및 마약판매서를 교환하지 아니하고 마약을 매매·수수한 때 등

46. 마약류취급업자의 허가(품목허가를 포함) 또는 지정을 취소하는 사유로 볼 수 없는 것은?

① 마약류수출입업자·마약류취급학술연구자 또는 대마재배자가 금치산자·한정치산자 또는 미성년자인 경우

② 마약류수출입업자·마약류취급학술연구자 또는 대마재배자가 정신질환자 또는 마약류의 중독자인 경우

해답 46. ④

③ 마약류수출입업자 · 마약류취급학술연구자 또는 대마재배자가 금고 이상의 형을 받고 그 집
행이 종료되거나 집행을 받지 아니하기로 확정된 후 3년이 경과되지 아니한 경우

④ 마약류제조업자가 식품의약품안전청장의 승인 없이 다른 마약류제조업자에게 2회 이상 마약
류를 양도한 때

⑤ 마약의 유효성분 함량이나 제제상 손실율 등에 대하여 보건복지부령으로 정하는 기준을 3회
이상 위반한 때

 해설

마약류제조업자 · 마약류원료사용자 또는 마약류취급학술연구자가 다른 마약류제조업자 · 마약류원료
사용자 또는 마약류취급학술연구자에게 마약류(제제를 제외)를 양도하고자 하는 때에는 보건복지부령이
정하는 바에 의하여 식품의약품안전청장의 승인을 얻어야 하는데, 이를 3회 이상 위반하면 허가(품목허
가를 포함) 또는 지정을 취소할 수 있다.

■ 허가(품목허가를 포함) 또는 지정을 취소하는 경우 : 마약류취급자가 다음 각 호의 어느 하나에 해당하
는 때에는 당해 허가관청은 이 법에 의한 허가(품목허가를 포함) 또는 지정을 취소할 수 있다.

1. 제6조(마약류취급자의 허가 · 지정)제3항 각 호의 결격사유에 해당한 때
2. 제18조(마약류수출입업자)제2항, 제21조제2항 및 제24조제2항에 따른 허가 또는 변경허가를 받지 아
니한 때
3. 제1호가목 · 카목 · 버목 또는 제9조(수수 등의 제한)제2항을 2회 이상 위반한 때
4. 제1호사목 · 아목 · 너목 또는 제9조(수수 등의 제한)제3항을 3회 이상 위반한 때
5. 마약의 유효성분 함량이나 제제상 손실율 등에 대하여 보건복지부령으로 정하는 기준을 3회 이상 위
반한 때

47. 마약에 관한 법령에 위반하여 소지 · 소유 · 사용 · 관리 · 재배 · 수출입 · 제조 · 매매 · 매매의
알선 · 수수 · 투약 또는 투약하기 위하여 교부하거나 조제 또는 연구에 사용하는 마약에 대하여
는 압류 기타 필요한 처분을 할 수 있는 자는?

① 시장 · 군수 · 구청장   ② 시 · 도지사   ③ 관할 경찰서장
④ 식품의약품안전청장   ⑤ 보건복지부장관

 해설

식품의약품안전청장은 「마약류관리에 관한 법률」 기타 마약에 관한 법령에 위반하여 소지 · 소유 · 사
용 · 관리 · 재배 · 수출입 · 제조 · 매매 · 매매의 알선 · 수수 · 투약 또는 투약하기 위하여 교부하거나 조
제 또는 연구에 사용하는 마약에 대하여는 압류 기타 필요한 처분을 할 수 있다(법 제47조).

48. 마약류취급자의 교육과 관련하여 틀린 것은?

① 마약류취급자는 식품의약품안전청장 또는 시·도지사가 실시하는 마약류 관리에 관한 교육을 받아야 한다.

② 대마재배자는 시·도지사가 실시하는 마약류 관리에 관한 교육을 받아야 한다.

③ 마약류수출입업자·마약류제조업자·마약류원료사용자 및 마약류취급학술연구자는 식품의약품안전청장이 실시하는 마약류관리에 관한 교육을 받아야 한다.

④ 마약류도매업자·마약류소매업자·마약류관리자 및 마약류취급의료업자는 시·도지사가 실시하는 마약류관리에 관한 교육을 받아야 한다

⑤ 교육은 1회 2시간으로 하되, 그 교육을 받을 시기는 마약류취급자로 허가 받은 후 1년 이내로 한다.

 마약류취급자(대마재배자를 제외)는 식품의약품안전청장 또는 시·도지사가 실시하는 마약류 관리에 관한 교육을 받아야 한다(법 제50조제1항).

49. 「마약류 관리에 관한 법률」 규정에 의한 원료물질의 관리의 규정과 다른 것으로만 조합된 것은?

> ㉮ 원료물질을 수출입하는 자는 수출입할 때마다 식품의약품안전청장의 승인을 얻어야 한다.
>
> ㉯ 원료물질을 제조하거나 수출입·수수 또는 매매하는 자는 제조, 수출입·수수 또는 매매에 대한 기록을 작성하고 이를 2년간 보존하여야 한다.
>
> ㉰ 원료물질취급자는 마약 및 향정신성의약품의 불법제조에 사용될 우려가 있는 거래의 경우 그 사실을 검찰에 신고하여야 한다.
>
> ㉱ 약사법에 의하여 제조·거래에 대한 기록을 작성·보존하고 있는 제조·거래의 경우에는 그 거래를 기록하지 아니한다.
>
> ㉲ 「약사법」·「식품위생법」 그 밖에 다른 법률에 따라 수출입에 관한 허가 또는 승인을 받거나 등록 또는 신고 등을 하여야 하는 원료물질은 식품의약품안전청장의 승인을 받지 아니한다.

① ㉯   ② ㉰   ③ ㉮, ㉯   ④ ㉰, ㉲   ⑤ ㉱, ㉲

 원료물질취급자는 다음 각호의 어느 하나에 해당하는 경우에 그 사실을 법무부장관 또는 식품의약품안전청장에게 지체없이 신고하여야 한다(법 제51조제3항).
1. 원료물질의 구매목적이 불확실하거나 마약 및 향정신성의약품의 불법제조에 사용될 우려가 있는 거래의 경우
2. 대통령령으로 정하는 수량 이상의 원료물질의 도난 또는 소재불명 기타의 사고가 발생한 경우

해답 48. ② 49. ②

50. 「마약류관리에 관한 법률」, 기타 법령이 정하는 바에 의하여 몰수된 마약류는 누구에게 이를 인계하여야 하는가?

　　① 시장 · 군수 · 구청장　　　② 시 · 도지사　　　　　　③ 관할 경찰서장
　　④ 식품의약품안전청장　　　⑤ 보건복지부장관

　　「마약류관리에 관한 법률」, 기타 법령이 정하는 바에 의하여 몰수된 마약류는 시 · 도지사에게 이를 인계하여야 한다(법 제53조제1항).

51. 군수용 마약의 취급 소관청은?

　　① 관할 부대장　　　　　　② 헌병대장　　　　　　　③ 국방부장관
　　④ 식품의약품안전청장　　　⑤ 보건복지부장관

　　「마약류관리에 관한 법률」의 규정에 불구하고 군수용 마약류의 소지 · 관리 · 조제 · 투약 · 수수 · 학술연구를 위한 사용 또는 마약류를 기재한 처방전의 발부에 관하여는 이를 국방부장관 소관으로 한다(법 제56조의2 제1항).

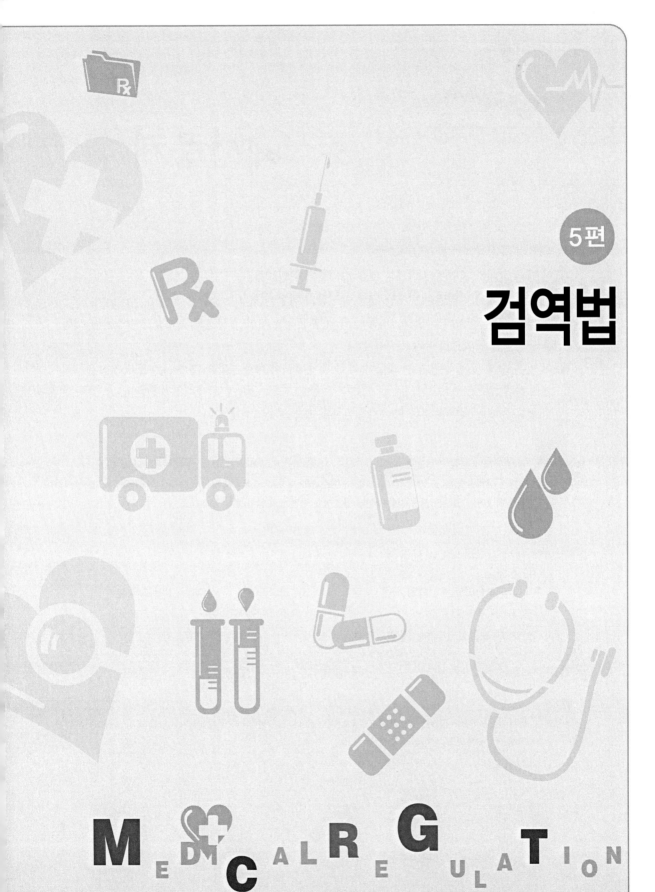

5편

검역법

M E D I C A L R E G U L A T I O N

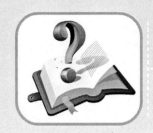

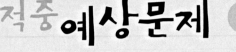

1. 「검역법」의 제정목적과 관계없는 것은?

　① 이 법은 국내로 전염병이 번지는 것을 방지하기 위함이다.

　② 이 법은 국외로 전염병이 번지는 것을 방지하기 위함이다.

　③ 이 법은 선박·항공기·열차·자동차 등 운송수단에 대한 검역절차와 예방조치에 관한 사항을 규정함을 목적으로 한다.

　④ 이 법은 승객 및 승무원 또는 하물에 대한 검역절차와 예방조치에 관한 사항을 규정함을목적으로 한다.

　⑤ 이 법은 전염병 예방을 통한 국민건강증진을 궁극적 목적으로 한다.

 이 법은 국내 또는 국외로 전염병이 번지는 것을 방지하기 위하여 우리나라에 들어오거나 우리나라에서 나가는 선박·항공기·열차·자동차 등 운송수단과 그 승객·승무원 또는 하물을 검역하는 절차와 전염병을 예방하기 위한 조치에 관한 사항을 규정함을 목적으로 한다(법 제1조).

2. 「검역법」에서 검역대상으로 틀린 것은?

㉮ 우리나라에 들어오는 선박의 하물	㉯ 우리나라에서 나가는 항공기의 승무원
㉰ 우리나라에 들어오는 열차승객	㉱ 우리나라에 들어오는 자동차의 하물
㉲ 국토해양부장관이 인정하는 항공기의 하물	

　① ㉮　　　　② ㉯　　　　③ ㉰　　　　④ ㉱　　　　⑤ ㉲

 검역대상은 우리나라에 들어오거나 우리나라에서 나가는 선박·항공기·열차·자동차 등 운송수단과 그 승객·승무원 또는 하물로 한다(법 제1조).

해답　　1. ⑤　2. ⑤

3. 다음 중 「검역법」에 의한 검역전염병에 해당하지 아니한 것은?

① 콜레라   ② 제3군 전염병

③ 페스트   ④ 황열

⑤ 제4군전염병으로서 보건복지부장관이 긴급검역조치가 필요하다고 인정하는 전염병

> 이 법에서 "검역전염병"이라 함은 다음 각호의 어느 하나에 해당하는 것을 말한다(법 제2조).
> 1. 콜레라 · 페스트 · 황열
> 2. 「전염병예방법」 제2조제1항 제4호의 규정에 의한 제4군전염병 및 같은 법 제2조제1항 제6호의 규정에 의한 생물테러전염병으로서 보건복지부장관이 긴급검역조치가 필요하다고 인정하는 전염병

4. 다음은 「검역법」 규정에 의한 검역조사와 그 내용이 다른 것은?

① 외국으로부터 들어오는 운송수단은 이 법에 의하여 검역조사를 받고 검역소장으로부터 검역증 또는 임시검역증을 받은 후가 아니면 국내에 도착할 수 없다.

② 국내로 들어오는 운송수단에 대한 검역조사는 보건복지부장관이 필요하다고 인정하는 경우 이를 생략할 수 있다.

③ 연료공급 또는 자재보급 등을 목적으로 들어오는 운송수단에 대하여는 검역조사의 전부 또는 일부를 생략할 수 있다.

④ 범죄의 예방 · 수사 또는 피의자의 체포에 관한 업무에 제공된 운송수단으로서 그 업무를 수행함에 있어서 검역이 필요한 운송수단과 접촉이 있은 때에는 지체없이 검역조사를 받아야 한다.

⑤ 내외국의 군용운송수단에 대하여는 이에 주재하는 군의가 일정한 사항을 증명할 때에는 검역소장은 검역조사를 면제할 수 있다.

> 다음의 각호의 어느 하나에 해당하는 운송수단은 이 법에 따라 검역조사를 받고 검역소장으로부터 검역증이나 임시검역증을 받은 후 국내에 들어오거나 국외로 나갈 수 있다. 다만, 외국으로 나가는 운송수단에 대한 검역조사는 보건복지부장관이 검역전염병이 국내에 발생하여 국외로 번질 우려가 있다고 인정하는 경우가 아니면 생략할 수 있다(법 제3조제1항).
> 1. 외국에서 들어오거나 외국으로 나가는 운송수단
> 2. 외국에서 출발하여 항행 · 운행 중인 운송수단에서 사람을 태웠거나 물건을 옮겨 실은 사실이 있는 운송수단
> 3. 범죄의 예방 · 수사 또는 피의자의 체포에 관한 업무에 제공된 운송수단으로서 그 업무를 수행 할 때 제1호 또는 제2호에 해당하는 운송수단과 접촉한 운송수단

해답   3. ②   4. ②

5. 허가 없이 일시 정박 또는 착륙하는 선박, 항공기 중 검역조사의 생략할 수 있는 것으로 볼 수 없는 것은?

   ① 급유 또는 급수를 위한 경우

   ② 다른 경유지에 착륙없이 국내에 착륙하기 위한 경우

   ③ 항행 또는 운행에 필요한 물품을 공급받기 위한 경우

   ④ 엔진고장 등의 수리를 위한 경우

   ⑤ 도착 또는 출발증명서를 받기 위한 경우

연료를 공급받거나 자재보급 등을 목적으로 들어오는 운송수단 중 화물을 내리지 아니하거나 승무원 또는 승객이 내리지 아니하고 다음에 해당하는 사유로 일시 머무르는 운송수단에 대하여는 보건복지부령이 정하는 바에 의하여 검역조사의 전부 또는 일부를 생략할 수 있다(법 제3조제2항, 규칙 제2조 제1항).

1. 급유 또는 급수를 위한 경우
2. 항행 또는 운행에 필요한 물품을 공급받기 위한 경우
3. 엔진고장 등의 수리를 위한 경우
4. 도착 또는 출발증명서를 받기 위한 경우

6. 운송수단의 장은 검역장소에 접근하였을 대 누구에게 검역통보를 하여야 하는가?

   ① 검역소장   ② 보건복지부장관   ③ 보건소장

   ④ 시장 · 군수 · 구청장   ⑤ 경찰서장

운송수단의 장은 검역장소에 접근하였을 때는 알맞은 방법으로 해당 검역장소의 검역소장에게 전염병환자나 사망자의 유무와 그 밖의 위생상태를 알려야 한다(법 제5조).

7. 군용운송수단의 검역조사는 군의가 일정한 사항을 증명할 때에는 면제할 수 있다. 그 사유로 볼 수 없는 것은?

   ① 운송수단 내에 검역전염병환자와 의사환자가 없다는 것

   ② 운송수단의 출발지역에는 검역전염병이 없었다는 것

   ③ 운송수단의 도착지역에는 검역전염병이 없었다는 것

   ④ 운송수단이 머무른 지역에는 검역전염병이 없다는 것

   ⑤ 전염병을 옮기는 쥐 또는 벌레가 없다는 것

해답   5. ② 6. ① 7. ③

내외국의 군용운송수단에 대하여는 해당 운송수단에 주재하는 군의가 다음의 각 호의 사실을 증명하면 검역소장은 검역조사를 면제할 수 있다(법 제4조).
1. 운송수단 내에 검역전염병환자와 의사환자가 없다는 사실
2. 운송수단이 출발하거나 머무른 지역에는 검역전염병이 없다는 사실
3. 전염병을 옮기는 쥐나 벌레가 없다는 사실

8. 입항한 선박과 항공기의 검역장소는 누가 정하는가?
　① 검역소장이 정한다.
　② 보건복지부장관이 정한다.
　③ 농림수산식품부장관이 정한다.
　④ 보건복지부장관이 농림수산식품부장관과 협의하여 정한다.
　⑤ 농림수산식품부장관이 보건복지부장관과 협의하여 정한다.

 다음과 같은 검역장소는 보건복지부장관이 농림수산식품부장관과 협의하여 정한다(법 제6조제5항).

	검역대상	검역장소
원 칙	선박	검역항에 들어가 검역을 받으려는 선박은 노란색기를 달고 검역장소에 닻을 내린 후 검역조사를 받아야 한다(법 제6조제1항).
	국내도착 운송수단	검역장소에 도착하여 검역을 받으려는 운송수단(선박을 제외한다)은 검역장소에 착륙하거나 도착한 후 검역조사를 받아야 한다(법 제6조제2항).
	국외출발 운송수단	국외로 나가는 운송수단은 검역구역 안에서 검역조사를 받아야 한다(법 제6조제6항).
예 외		제1항과 제2항의 경우에 날씨나 그 밖의 부득이한 사유로 인하여 검역소장이 검역장소 외의 장소에 닻을 내리거나 착륙 또는 도착하도록 지시하면 해당 운송수단의 장은 그 지시에 따라야 한다(법 제6조제3항).

9. 다음 중 검역장소와 관련하여 틀린 것으로만 조합된 것은?

> ㉮ 오염지역에서 온 선박 등 보건복지가족부령으로 정하는 선박이 아닌 경우에는 검역장소가 아닌 곳에서도 검역조사를 할 수 있다.
>
> ㉯ 검역항에 들어가 검역을 받으려는 선박은 녹색기를 게양하고 검역장소에 닻을 내린 후 검역조사를 받아야 한다.
>
> ㉰ 국내에 도착한 운송수단은 검역장소에 착륙하거나 도착한 후 검역조사를 받아야 한다.
>
> ㉱ 날씨나 그 밖의 부득이한 사유로 인하여 검역소장이 검역장소 외의 장소에 닻을 내리거나 착륙 또는 도착할 것을 지시하였을 때에는 해당 운송수단의 장은 그 지시에 따라야 한다.
>
> ㉲ 국내로 들어오는 운송수단은 검역구역 안에서 검역조사를 받아야 한다.
>
> ㉳ 검역장소는 보건복지가족부장관이 농림수산식품부장관과 협의하여 정한다.

① ㉮, ㉳   ② ㉯, ㉲   ③ ㉯, ㉱   ④ ㉰, ㉱   ⑤ ㉱, ㉳

 해설

문제 8 참조

10. 보건복지부장관이 농림수산식품부장관과 협의하여 정한 검역소에서만 검사실시하여야 하는 선박은?

> ㉮ 도착시간으로부터 전염병별 감시기간 이내에 해당 전염병의 오염지역 또는 전염병이 유행할 우려가 있는 지역에서 들어오는 선박
>
> ㉯ 도착시간으로부터 전염병별 감시기간 이내에 해당 전염병에 의한 환자 또는 사망자가 있는 선박
>
> ㉰ 도착시간으로부터 감시기간 이내에 페스트에 감염되거나 감염된 것으로 의심되는 쥐 또는 원인을 알 수 없이 죽은 쥐가 있는 선박
>
> ㉱ 전염병의 병원체에 오염된 것으로 의심되는 화물이 적재되어 있는 선박
>
> ㉲ 쥐잡이 소독증명서 또는 쥐잡이 소독면제증명서를 소지하지 아니한 선박

① ㉯, ㉱   ② ㉯, ㉲   ③ ㉮, ㉰, ㉱
④ ㉮, ㉯, ㉰, ㉱   ⑤ ㉮, ㉯, ㉰, ㉱, ㉲

해설 보건복지부장관이 농림수산식품부장관과 협의하여 정함에 의한 검역장소에서만 검역을 실시할 수 있는 선박은 다음 각호와 같다(규칙 제4조제2항).

1. 도착시간으로부터 전염병별 감시기간 이내에 해당 전염병의 오염지역 또는 전염병이 유행할 우려가

있는 지역에서 들어오는 선박

2. 제1호의 지역에서 도착시간으로부터 전염병별감시기간 이내에 들어오는 선박으로부터 사람 또는 물건을 옮겨 실은 사실이 있는 선박

3. 도착시간으로부터 전염병별 감시기간 이내에 그 전염병 환자나 전염병으로 인한 사망자가 있는 선박

4. 세계보건기구가 지정한 감염지역을 방문한 선박으로서 해당 전염병별 감시 기간 이내에 도착한 선박

5. 전염병의 병원체에 오염된 것으로 의심되는 화물이 쌓여 있는 선박

6. 세계보건기구의 「국제보건규칙」에서 정한 선박위생관리 증명서나 선박위생관리 면제증명서를 소지하지 아니하거나 그 유효기간이 지나 입항한 선박 또는 이전 출항지에서 감염된 것으로 판명되었으나 적절한 관리조치가 이루어지지 아니하여 재검사가 필요한 선박

7. 감염을 일으키거나 질병을 전파시킬 수 있는 쥐 또는 모기·바퀴벌레·파리 등의 해충(이하 "위생해충"이라 한다)이 서식하고 있거나 서식이 우려되는 선박

8. 병든 동물이 있는 선박

9. 밀항자가 있는 선박

11. 다음 중 검역시각에 대하여 틀린 것은?

① 검역소장은 날씨, 그 밖의 부득이한 경우가 아니면 해 뜰때부터 해 질때까지 검역장소에 들어온 선박으로서 선박 안에 응급환자가 있는 경우에는 즉시 검역조사를 실시하여야 한다.

② 항공기에 대하여는 들어오는 즉시로 검역조사를 하여야 한다.

③ 출발하는 운송수단에 대하여는 출발예정시간 전까지 검역조사를 완료하여야 한다.

④ 검역소장은 검역조사를 하기 위하여 운송수단의 장과 그 승무원 또는 승객에 대하여 필요한 서류의 제출 또는 제시를 요구하거나 또는 심문을 할 수 있다.

⑤ 검역조사를 받아야 할 운송수단에 검역증이 교부되기 전에는 검역관 등 검역소 공무원 및 도선사 외의 자는 승선 또는 탑승할 수 없다.

검역관은 검역조사를 하기 위하여 운송수단의 장·승무원 또는 승객에게 필요한 서류를 제출하거나 제시하도록 요구할 수 있으며, 필요한 사항을 질문할 수 있다(법 제8조제2항).

12. 해가 진 후 검역장소에 내항한 선박에 대하여 즉시 검역조사를 실시하여야 할 선박으로 볼 수 없는 것은?

① 선박 안에 응급환자가 있는 경우

② 선박의 화물을 긴급하게 하역할 필요가 있는 경우

③ 화물하역작업을 즉시 실시할 수 있는 경우

④ 쥐잡이 소독증명서가 없는 경우

⑤ 그 밖에 안전사고 등 긴급한 사유로 신속한 검역이 필요한 경우

검역소장은 날씨, 그 밖의 부득이한 경우가 아니면 해뜰 때부터 해질 때까지 검역장소에 들어온 선박과 해진 후 검역장소에 들어온 선박으로서 다음 각호의 어느 하나에 해당하는 선박에 대하여 즉시 검역조사를 하여야 한다(법 제7조제1항).

1. 선박 안에 응급환자가 있는 경우
2. 선박의 화물을 긴급하게 하역할 필요가 있는 경우
3. 화물하역작업을 즉시 실시할 수 있는 경우
4. 그 밖에 안전사고 등 긴급한 사유로 신속한 검역이 필요한 경우

13. 다음 중 검역조사의 항목으로 볼 수 없는 것은?

① 운송수단의 위생상태의 경과와 현황

② 운송수단의 승무원과 승객

③ 운송수단의 승무원 또는 승객의 소지품 · 하물 · 식료품 · 음료수 또는 선용품

④ 검역전염병의 매개물이 되는 쥐 · 벌레의 유무와 번식상태

⑤ 운송수단의 장비내력상태의 점검일지 및 현황

 검역조사는 다음 각호의 사항에 관하여 행한다(법 제8조제1항).

1. 운송수단의 위생상태의 경과와 현황
2. 운송수단의 승무원과 승객
3. 운송수단의 승무원 또는 승객의 소지품 · 하물 · 식료품 · 음료수 또는 선용품
4. 검역전염병의 매개물이 되는 쥐 · 벌레의 유무와 번식상태

14. 검역선에 승선할 수 없는 자는?

① 검역관   ② 도선사   ③ 세관원

④ 검역소 공무원   ⑤ 검역관의 허가를 받은 자

 검역조사를 받아야 할 운송수단에 검역증이 교부되기 전에는 검역관 등 검역소 공무원 및 도선사외의 자는 승선 또는 탑승할 수 없다. 다만, 검역관의 허가를 받은 사람은 승선하거나 탑승할 수 있다(법 제9조제1항).

15. 다음 중 「검역법」 규정에 의한 검역소장의 검역조치의 명령과 다른 것은?

① 필요한 검역조치가 끝날 때까지 운송수단을 감시

② 검역전염병환자 또는 검역전염병의 병원체에 전염되었다고 인정되는 자를 격리

③ 검역전염병의 병원체에 전염된 것으로 의심이 있는 자를 격리 및 감시

해답   13. ⑤   14. ③   15. ③

④ 검역전염병에 전염되었거나 또는 전염된 것으로 의심되는 시체를 검사하기 위하여 해부하거나 관계법령에 따라 화장

⑤ 병원체를 검사할 필요가 있다고 인정되는 자에게 필요한 조치

 해설

검역소장은 검역전염병에 전염되었거나 전염된 것으로 의심되는 운송수단과 그 승무원·승객·화물 및 검역구역에 대하여 다음 각호의 전부 또는 일부의 조치를 취할 수 있다(법 제10조제1항).
1. 필요한 검역조치가 끝날 때까지 운송수단을 감시하는 것
2. 검역전염병환자 또는 검역전염병의 병원체에 전염되었다고 인정되는 자를 격리시키는 것
3. 검역전염병의 병원체에 전염된 것으로 의심되는 사람을 감시하는 것
4. 검역전염병의 병원체에 전염되었거나 전염된 것으로 의심되는 물건을 소독 또는 폐기하거나 옮기지 못하게 하는 것
5. 검역전염병의 병원체에 전염되었거나 또는 전염된 것으로 의심이 되는 곳을 소독하거나 사용을 금지 또는 제한하는 것
6. 검역전염병에 전염되었거나 전염된 것으로 의심되는 시체(죽은 태아를 포함한다. 이하 같다)를 검사하기 위하여 해부하거나 관계법령에 따라 화장을 하는 것
7. 운송수단 및 이에 실린 물품, 검역구역 안의 시설·건물·물품 그 밖의 장소를 소독하고 쥐·벌레 등을 없애거나 운송수단의 장이나 시설·건물·물품 등의 소유자 또는 관리자에게 그렇게 하도록 명하는 것
8. 병원체를 검사할 필요가 있다고 인정되는 자에게 필요한 조치를 하는 것
9. 필요하다고 인정되는 사람에게 예방접종을 하는 것

16. 외국에서 검역전염병이 아닌 전염병이 발생되어 그 병원체가 국내에 들어올 우려가 있으면 전염병의 종류를 지정하여 1년 이내의 기간 중 이 법의 전부 또는 일부를 준용할 수 있는 전염병은?
① 중증급성호흡기증후군　　② 장티푸스　　　③ 콜레라
④ 말라리아　　　　　　　　⑤ 결핵

 해설

외국에서 검역전염병이 아닌 전염병이 발생되어 그 병원체가 국내에 들어올 우려가 있으면 보건복지부령[외국에서 발생되어 그 병원체가 국내에 전입될 우려가 있는 검역전염병 외의 전염병은 중증급성호흡기증후군으로 한다(규칙 제28조 제1항).]으로 전염병의 종류를 지정하여 1년 이내의 기간 중 이 법의 전부 또는 일부를 준용할 수 있다(법 제35조제1항).

17. 중증급성호흡기증후군 병원체에 전염된 의심이 있는 자에 대한 감시기간은?
① 48시간　　　　　　②96시간　　　　　③120시간
④ 240시간　　　　　⑤360시간

해답　16. ①　17. ④

감시기간은 중증급성호흡기증후군 병원체에 전염된 의심이 있는 자에 대하여 240시간 이내로 하고, 격리기간은 중증급성호흡기증후군환자에 대하여는 완치될 때까지로, 중증급성호흡기증후군의 병원체에 전염되었다고 인정되는 자에 대하여는 그 병원체를 배출하지 아니할 때까지로 한다(규칙 제28조 제2항).

18. 「검역법」 규정에 의한 격리 또는 감시와 관련하여 틀린 것으로 묶인 것은?

> ㉮ 검역소장은 격리가 필요한 자를 검역소, 「전염병예방법」 제23조의 규정에 의한 전염병예방시설 또는 자가에 격리한다.
> ㉯ 격리기간은 검역전염병환자에 있어서는 환자가 완치될 때까지이다.
> ㉰ 격리기간 중에는 피격리자는 시장·군수·구청장의 허가 없이 타인과 접촉할 수 없다.
> ㉱ 검역소장은 감시를 요하는 자가 있는 때에는 입국 후 체류할 장소를 관할하는 경찰서장에게 피감시자의 인적사항과 감시사유를 통보하여야 한다.
> ㉲ 검역소장은 검역전염병에 오염된 운송수단이 건전한 상태로 된 때에는 그 감시를 해제하여야 한다.
> ㉳ 검역전염병 병원체에 전염된 것으로 인정되는 사람의 격리기간은 그 병원체를 배출하지 아니할 때까지로 한다.

① ㉮   ② ㉰   ③ ㉰, ㉱   ④ ㉯, ㉲, ㉳   ⑤ ㉰, ㉱, ㉲

 ㉰ 격리기간 동안 격리된 사람은 검역소장의 허가 없이 다른 사람과 접촉할 수 없고(법 제12조제4항),
㉱ 검역소장은 감시를 요하는 자가 있는 때에는 보건복지부령이 정하는 바에 따라 입국후 체류할 장소를 관할하는 보건소장에게 피감시자의 인적사항과 감시사유를 통보하여야 하며, 그 통보를 받은 보건소장은 당해 피감시자의 건강상태를 감시하여야 한다(영 제4조제2항).

19. 「검역법」 규정에 의한 검역소장이 격리 또는 감시를 해야 하는 감시기간으로 그 연결이 틀린 것은?
① 콜레라 - 120시간   ② 페스트 - 100시간
③ 황열 - 144시간   ④ 제4군전염병 - 그 질환의 최대 잠복기
⑤ 생물테러전염병 - 그 질환의 최대 잠복기

 감시기간은 각각 다음 각 호의 시간을 초과할 수 없다(법 제12조 제5항).
1. 콜레라 : 120시간
2. 페스트 : 144시간

 18. ③   19. ②

3. 황열 : 144시간

4. 제2조제2호의 질환(전염병예방법의 규정에 의한 제4군전염병 및 생물테러전염병으로서 보건복지부
   장관이 긴급검역조치가 필요하다고 인정하는 전염병)은 그 질환의 최대 잠복기

20. 다음 설명 중 타당하지 아니한 것은?

① 검역소장은 재검진 또는 재심문을 조건으로 검역을 해제할 수 있다.

② 감시기간은 법정기간을 초과할 수 없다.

③ 누구든지 검역소장의 허가 없이 수용장소에서 물건을 반출입할 수 없다.

④ 검역소장은 운송수단의 적하목록에 기재된 물건 중 검역전염병의 병원체에 전염된 물건이 있
   는 때에는 별도 보관할 것을 당해 세관장에게 요구할 수 있다.

⑤ 격리 또는 감시하는 경우에 그 기간동안 소요되는 경비는 국가가 부담한다.

검역소장은 운송수단의 화물선적 목록에 기재된 물건 중 소독할 필요가 있다고 인정되는 물건은 다른 물
건과 접촉되지 아니하게 따로 보관할 것을 해당 세관장에게 요구할 수 있다(법 제17조).

21. 「검역법」 규정에 의한 검역증과 관련된 설명으로 옳은 것은?

> ㉮ 검역조사의 결과 운송수단, 그 승무원, 승객 또는 하물에 이상이 없는 때에는 검역소장은 운송
>   수단의 장에게 검역증을 내주어야 한다.
>
> ㉯ 검역조사의 결과 조건부로 도착을 허가한 운송수단에 대하여는 검역소장은 운송수단의 장에게
>   그 조건을 구체적으로 적은 조건부검역증을 내줄 수 있다.
>
> ㉰ 임시검역증을 내준 운송수단에 대하여 검역소장이 필요하다고 인정할 때에는 다른 검역장소에
>   회항(이동을 포함한다)시킬 수 있다.
>
> ㉱ 검역소장은 쥐잡이 소독을 한 경우에는 6개월 동안 유효한 쥐잡이 소독증명서를 내줄 수 있다.
>
> ㉲ 임시검역증이 교부된 운송수단이 해당 조건을 이행한 때에는 검역소장은 운송수단의 장에게 임
>   시검역증을 거두고 검역증을 내주어야 한다.

① ㉮, ㉯, ㉰   ② ㉯, ㉰, ㉱   ③ ㉮, ㉯, ㉰, ㉱

④ ㉮, ㉰, ㉱, ㉲   ⑤ ㉮, ㉯, ㉰, ㉱, ㉲

㉯ 검역조사 결과 조건부로 도착을 허가한 운송수단에 대하여는 검역소장은 운송수단의 장에게 그 조건
을 구체적으로 적은 임시검역증을 내줄 수 있다(법 제19조제1항).

22. 임시검역증의 교부조건으로 볼 수 없는 것은?

① 쥐가 발견되지는 아니하였으나 쥐가 있는 흔적이 있는 경우

② 위생검사 성적이 60점 미만이나 검역전염병의 병원체가 국내에 전염될 우려가 거의 없다고 인정되는 경우

③ 검역소장이 필요하다고 인정하여 다른 검역항에 회항시키는 경우

④ 세계보건기구의 「국제보건규칙」에서 정한 선박위생관리 증명서를 소지하지 아니한 경우

⑤ 세계보건기구의 「국제보건규칙」에서 정한 선박위생관리 면제증의 유효기간이 지나 검역장소에 도착한 경우

해설

검역소장이 임시검역증을 교부할 수 있는 경우는 다음 각호의 1과 같다(규칙 제11조).

1. 쥐가 발견되지는 아니하였으나 쥐가 있는 흔적이 있는 경우

2. 제6조제1항의 규정에 의한 위생검사 성적이 60점 미만이나 검역전염병의 병원체가 국내에 전염될 우려가 거의 없다고 인정되는 경우

3. 세계보건기구의 「국제보건규칙」에서 정한 선박위생관리 증명서나 선박위생관리 면제증명서를 소지하지 아니하거나 그 유효기간이 지나 검역장소에 도착한 경우 또는 제4조제2항제6호에 따른 재검사가 필요한 경우

23. 무전검역과 관련하여 타당하지 아니한 것은?

① 무전검역은 검역전염병이 국내에 번질 우려가 없다고 인정될 경우에 가능하다.

② 무전검역을 받고자 하는 선박의 장은 입항하고 하는 항에 도착하기전 24시간 이내에 전문으로 검역소장에게 통보하여 무전검역을 신청하여야 한다.

③ 무전검역신청은 등록된 해운대리점을 거쳐 이를 할 수 있다.

④ 검역소장은 입항 전에 검역절차가 끝났음을 알리고, 입항 후에 검역증을 내줄 수 있다.

⑤ 검역소장은 무전으로 접수한 정보가 사실과 다른 것으로 확인되면 재검역 등 필요한 조치를 할 수 있다.

해설

무전검역을 받고자 하는 선박의 장은 입항하고 하는 항에 도착하기 전 36시간 이내에 전문으로 검역소장에게 통보하여 무전검역을 신청하여야 한다(규칙 제14조제1항).

해답   22. ③   23. ②

24. 다음 중 물품을 수입할 수 있는 것은?

① 닭의 동물로서 입항 전 6개월 이내에 발행된 광견병예방접종증명서와 출항 전 10일 이내에 발행된 수의사의 건강진단서가 없는 것

② 개의 동물로서 입항 전 6개월 이내에 발행된 광견병예방접종증명서와 출항 전 10일 이내에 발행된 수의사의 건강진단서가 없는 것

③ 보건복지부장관의 허가가 없는 병원균·곤충 기타 검역전염병을 옮길 우려가 있는 동물·식물·과일·야채 그 밖의 식품으로서 보건복지부령으로 정하는 것

④ 원숭이과의 동물로서 입항 전 6개월 이내에 발행된 광견병예방접종증명서와 출항 전 10일 이내에 발행된 수의사의 건강진단서가 없는 것

⑤ 검역전염병으로 사망한 자의 시체 또는 유골 그밖의 사망자의 유물로서 방부처리를 하고 불침투성인 관에 밀봉되어 있지 아니하거나 또는 화장의 조치가 되어 있지 아니한 것

다음 각호의 물품은 수입을 허가할 수 없다(법 제22조).
1. 개·고양이·원숭이 등의 동물로서 입항하기 전 6개월 이내에 발행된 광견병예방접종증명서와 출항하기 전 10일 이내에 발행된 수의사의 건강진단서가 없는 것
2. 보건복지부장관의 허가가 없는 병원균·곤충
3. 검역전염병을 옮길 우려가 있는 동물·식물·과일·야채 그 밖의 식품으로서 보건복지부령으로 정하는 것
4. 검역전염병으로 죽은 사람의 시체 또는 유골 그 밖의 사망자의 유물로서 방부처리를 하고 불침투성인 관에 밀봉되어 있지 아니하거나 또는 화장의 조치가 되어 있지 아니한 것

25. 다음 중 검역소장이 취할 수 있는 조치사항으로 옳은 것은?

㉮ 검역전염병 외의 전염병에 대한 예방조치	㉯ 검역증의 교부
㉰ 요구에 따른 예방조치	㉱ 검역구역 안의 보건위생 관리

① ㉮   ② ㉮, ㉯   ③ ㉮, ㉰

④ ㉮, ㉰, ㉱   ⑤ ㉮, ㉯, ㉰, ㉱

㉮ 법 제28조, ㉯ 법 제18조, ㉰ 법 제25조, ㉱ 법 제27조

26. 쥐잡이소독증명서에 관하여 틀린 것은?

① 검역소장은 쥐잡이 소독을 한 경우에는 3개월간 유효한 쥐잡이 소독증명서를 교부한다.

② 위생검사의 결과 쥐가 없다고 인정된 때에는 검역소장은 6개월간 유효한 쥐잡이소독면제증명서를 내줄 수 있다.

③ 선박이 그 선적지로 돌아가는 경우에는 쥐잡이 소독면제증명서의 유효기간을 1월의 범위 안에서 기간을 정하여 연장할 수 있다.

④ 선박이 특별한 사유가 있을 때에는 쥐잡이 소독면제증명서의 유효기간을 1월의 범위 안에서 기간을 정하여 연장할 수 있다.

⑤ 쥐잡이 소독면제증명서 발급을 위한 위생검사의 합격기준은 100점 만점 중 60점 이상으로 하며, 쥐가 있는 경우에는 불합격으로 한다.

 해설

검역소장은 쥐잡이 소독을 한 경우에는 6개월 동안 유효한 쥐잡이 소독증명서를 내줄 수 있다(법 제24조 제1항).

27. 「검역법」 규정에 의한 검역소장의 예방조치와 다른 것은?

① 운송수단의 장의 요구가 있는 때에는 검역전염병 검사·소독과 쥐와 벌레를 없애는 조치를 하여야 한다.

② 운송수단의 장이나 그 소유자로부터 요구가 있는 때에는 승무원 또는 승객에 대한 진찰과 예방접종 등을 실시하여야 한다.

③ 물품을 수출하고자 하는 자로부터 요구가 있을 때에는 해당 물품에 대하여 검역전염병 검사와 소독을 하고 벌레를 없애야 한다.

④ 외국에 여행하고자 하는 자로부터 요구가 있는 때에는 검역전염병에 관한 진찰, 병원체의 유무에 관한 검사 또는 예방접종 등을 실시하여야 한다.

⑤ 운송수단의 장의 요구가 있는 때에는 승무원 또는 승객 중 보균자의 색출조사를 하여야 한다.

 해설

검역소장은 운송수단의 장이나 그 소유자가 요구하면 검역전염병 검사·소독과 쥐와 벌레를 없애는 일을 하고, 승무원 또는 승객을 진찰하고 예방접종 등을 하여야 하며, 검사·소독 등을 한 사실에 대한 증명서의 신청이 있으면 증명서를 내주어야 한다.

해답 26. ① 27. ⑤

28. 검역구역 안의 운송수단·시설·건물·물품 기타 장소와 그 관계인에 대하여 검역소장이 조치할 사항으로 볼 수 없는 것은?

① 전염병에 관한 역학조사　　　　　　② 승무원 또는 승객에 대한 격리와 감시
③ 보균자 색출검사 및 예방접종　　　　④ 운송수단에 실리는 식품 및 식수의 검사
⑤ 어패류와 식품을 다루는 자에 대한 위생지도와 계몽

해설　검역소장은 검역전염병이나 검역전염병 외의 전염병이 유행하거나 유행할 우려가 있다고 인정되면 검역구역 안의 운송수단·시설·건물·물품, 그 밖의 장소와 그 관계인에게 다음 각 호의 조치와 필요한 지시를 할 수 있다(법 제27조제1항).
1. 전염병에 관한 역학조사
2. 살충·살균을 위한 소독을 하고 쥐를 없애는 일
3. 보균자 색출검사 및 예방접종
4. 운송수단에 실리는 식품 및 식수 검사
5. 어패류와 식품을 다루는 사람에 대한 위생지도와 계몽
6. 그 밖에 보건복지부장관이 전염병예방을 위하여 필요하다고 인정하는 사항

29. 검역소장과 검역관이 될 수 있는 자로 묶인 것은?

㉮ 행정직 공무원	㉯ 의무직공무원	㉰ 보건직공무원
㉱ 의사면허를 가진 자	㉲ 위생사	

① ㉮, ㉯　　　　② ㉯, ㉰　　　　③ ㉰, ㉱　　　　④ ㉱, ㉲　　　　⑤ ㉮, ㉯, ㉰

해설　검역소장과 검역관은 의무직이나 보건직 공무원 중에서 임명한다. 다만, 검역소장과 검역관 중 적어도 1인은 의사면허를 받은 사람이어야 한다(법 제28조제2항).

30. 다음 중 옳지 않은 것은?

① 육로로 걸어서 입국하려는 사람은 입국하기 전에 국경에 설치된 검역소나 보건복지부장관이 정하는 장소에서 검역조사를 받아야 한다.

② 보건복지부장관의 권한은 보건복지부령으로 정하는 바에 따라 그 일부를 질병관리조직의 장 또는 검역소장에게 위임할 수 있다.

③ 검역소장은 운송수단의 화물선적 목록에 적힌 물건 중 소독할 필요가 있다고 인정되는 물건은 다른 물건과 접촉되지 아니하게 따로 보관할 것을 해당 세관장에게 요구할 수 있다.

④ 보건복지부장관은 검역사무와 다른 법률에서 정하는 사무를 맡기기 위하여 대통령령으로 정하는 바에 따라 질병관리조직을 설치·운영할 수 있다.

⑤ 검역관이 검역사무를 하기 위하여 타는 검역선이나 검역차량에는 보건복지부령으로 정하는 검역기를 달아야 한다.

> 보건복지부장관의 권한은 대통령령으로 정하는 바에 따라 그 일부를 질병관리조직의 장 또는 검역소장에게 위임할 수 있다.

6편

국민건강보험법

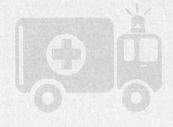
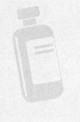

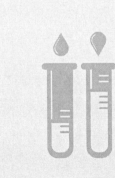
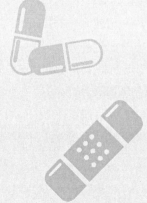
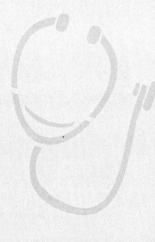

MEDICAL REGULATION

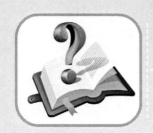

적중 **예상문제**

1. 「국민건강보험법」의 제정목적과 관련이 없는 것은?

> ㉮ 이 법은 국민의 질병·부상에 대한 예방·진단·치료·재활과 출산·사망에 대하여 보험급여
> 를 실시함에 있다.
> ㉯ 이 법은 의료의 적정을 기하여 국민의 건강을 보호증진함을 목적으로 한다.
> ㉰ 이 법은 국민의 건강증진에 대하여 보험급여를 실시함에 있다.
> ㉱ 이 법은 국내 또는 국외로 전염병이 전염되는 것을 방지하기 위함이다.
> ㉲ 이 법은 국민보건을 향상시키고 사회보장을 증진함을 목적으로 한다.

① ㉮   ② ㉮, ㉰   ③ ㉯, ㉱   ④ ㉰, ㉲   ⑤ ㉰, ㉱, ㉲

이 법은 국민의 질병·부상에 대한 예방·진단·치료·재활과 출산·사망 및 건강증진에 대하여 보험급
여를 실시함으로써 국민보건을 향상시키고 사회보장을 증진함을 목적으로 한다(법 제1조).

2. 다음 중 용어의 정의로 틀린 것은?

① 근로자라 함은 직업의 종별에 불구하고 근로의 대가로서 보수를 받아 생활하는 자로서 공무
원과 교직원을 제외한 자를 말한다.
② 사업장이라 함은 사업소 또는 사무소를 말한다.
③ 법인의 이사 기타 임원은 사용자이다.
④ 당해 교직원이 소속되어 있는 사립학교를 설립·운영하는 자는 사용자이다.
⑤ 당해 근로자가 소속되어 있는 사업장의 사업주는 사업자이다.

해설
"근로자"라 함은 직업의 종별에 불구하고 근로의 대가로서 보수를 받아 생활하는 자(법인의 이사 기타 임
원을 포함한다)로서 공무원과 교직원을 제외한 자를 말한다(법 제3조 제1호).

해답   1. ③   2. ③

3. 이 법에 의한 건강보험사업을 관장하는 기관의 장은?

    ① 시·도지사   ② 보건복지부장관   ③ 보건소장

    ④ 시장·군수·구청장   ⑤ 질병본부장

이 법에 의한 건강보험사업은 보건복지부장관이 관장한다(법 제2조).

4. 건강보험정책심의위원회에 대한 설명으로 틀린 것은?

    ① 공단의 업무 기타 건강보험에 관한 주요사항을 심의하기 위하여 보건복지부장관 소속하에둔다.

    ② 위원장은 심의위원회의 회의를 소집하며 그 의장이 된다.

    ③ 심의위원회는 필요한 경우에는 분야별로 소위원회를 구성할 수 있다.

    ④ 심의위원회 위원의 임기는 3년으로 한다.

    ⑤ 심의위원회의 회의는 재적의원 과반수의 출석으로 개의하고 출석위원 과반수의 찬성으로 의결한다.

요양급여의 기준과 요양급여비용 그 밖에 건강보험에 관한 주요사항을 심의·의결하기 위하여 보건복지부장관 소속하에 건강보험정책심의위원회(이하 "심의위원회"라 한다)를 둔다(법 제4조제1항).

5. 다음 중 건강보험정책심의위원회의 심의·의결 사항이 아닌 것은?

    ① 요양급여의 기준   ② 요양급여비용에 관한 사항

    ③ 직장가입자의 보험료율   ④ 지역가입자의 보험료부과점수당 금액

    ⑤ 그 밖에 건강보험에 관한 주요 사항으로서 보건복지부령이 정하는 사항

①②③④ 외에 건강보험에 관한 주요 사항으로서 대통령령이 정하는 사항을 심의·의결한다(법 제4조).

6. 건강보험정책심의위원회의 심의·의결사항 중 건강보험에 관한 주요 사항으로서 대통령령으로 정하는 사항이 아닌 것은?

    ① 직장가입자의 보험료율

    ② 요양급여의 상대가치점수

    ③ 약제·치료재료에 대한 비용의 상한금액

    ④ 한약제에 대한 비용

해답   3. ② 4. ① 5. ⑤ 6. ①

⑤ 건강보험에 관한 주요사항으로서 건강보험정책심의위원회의 위원장이 회의에 부치는 사항

직장가입자의 보험료율은 국민건강보험법에 규정되어 있는 건강보험정책심의위원회의 심의·의결사항이다.

7. 다음 중 건강보험정책심의위원회에 관한 사항으로 옳지 않은 것은?

① 심의위원회는 위원장 1인과 부위원장 1인을 포함한 25인의 위원으로 구성한다.

② 심의위원회의 위원장은 보건복지부차관이 된다.

③ 심의위원회에 간사 2인을 두되, 보건복지부 소속 4급 이상 공무원 또는 고위공무원단에 속하는 일반직공무원 중에서 위원장이 지명한다.

④ 심의위원회의 회의는 재적위원 3분의 1 이상의 요구가 있는 때 또는 위원장이 필요하다고 인정하는 때에 이를 소집한다.

⑤ 심의위원회의 회의에 출석한 위원에 대하여는 예산의 범위 안에서 수당·여비 기타 필요한 경비를 지급할 수 있다.

심의위원회에 간사 1인을 두되, 보건복지부 소속 4급 이상 공무원 또는 고위공무원단에 속하는 일반직공무원 중에서 위원장이 지명하며, 위원장의 명을 받아 심의위원회의 사무를 처리한다.

8. 건강보험의 적용대상자가 되는 경우는?

> ㉮ 의료급여법에 따른 의료급여를 받지 않는 자
> ㉯ 「병역법」의 규정에 의한 현역병
> ㉰ 「병역법」의 규정에 의한 전환복무된 사람 및 무관후보생
> ㉱ 선거에 의하여 취임하는 공무원으로서 매월 보수 또는 이에 준하는 급료를 받지 아니하는 자
> ㉲ 1월 미만의 기간동안 고용되는 일용근로자

① ㉮   ② ㉮, ㉲   ③ ㉯, ㉰   ④ ㉱, ㉲   ⑤ ㉲

모든 사업장의 근로자 및 사용자와 공무원 및 교직원은 직장가입자가 된다. 다만, 다음 각호의 1에 해당하는 자를 제외한다(법 제6조제2항).

1. 1월 미만의 기간동안 고용되는 일용근로자

2. 「병역법」의 규정에 의한 현역병(지원에 의하지 아니하고 임용된 하사를 포함한다), 전환복무된 사람

---

 7. ③ 8. ①

및 무관후보생

3. 선거에 의하여 취임하는 공무원으로서 매월 보수 또는 이에 준하는 급료를 받지 아니하는 자

9. 직장가입자의 피부양자가 될 수 없는 자는?

① 손녀　　　　② 조부모　　　　③ 며느리　　　　④ 삼촌　　　　⑤ 형제·자매

 해설

피부양자는 다음 각호의 1에 해당하는 자 중 직장가입자에 의하여 주로 생계를 유지하는 자로서 보수 또는 소득이 없는 자를 말한다(법 제5조제2항).

1. 직장가입자의 배우자
2. 직장가입자의 직계존속(배우자의 직계존속을 포함한다)
3. 직장가입자의 직계비속(배우자의 직계비속을 포함한다) 및 그 배우자
4. 직장가입자의 형제·자매

10. 직장가입자의 피부양자 자격취득과 상실에 관한 내용으로 틀린 것은?

① 신생아의 경우에는 출생한 날 그 자격을 취득한다.
② 직장가입자의 자격취득일 또는 가입자의 자격변동일부터 30일 이내에 피부양자의 자격취득 신고를 한 경우에는 직장가입자의 자격취득일 또는 가입자의 자격변동일부터 취득한다.
③ 의료수급권자가 된 날 자격을 상실한다.
④ 유공자등의료보호대상자가 공단에 건강보험의 적용배제 신청을 한 날의 다음 날 자격을 상실한다.
⑤ 대한민국의 국적을 잃은 날 자격을 상실한다.

 해설

피부양자는 다음 각 호의 어느 하나에 해당하는 날에 그 자격을 상실한다(규칙 제2조제3항).

1. 사망한 날의 다음 날
2. 법 제5조제1항 제1호의 규정에 의한 수급권자가 된 날
3. 법 제5조제1항 제2호의 규정에 의한 유공자등의료보호대상자가 공단에 건강보험의 적용배제 신청을 한 날의 다음 날
4. 직장가입자 또는 다른 직장가입자의 피부양자 자격을 취득한 경우에는 그 자격을 취득한 날
5. 대한민국의 국적을 잃은 날의 다음 날
6. 외국인 또는 재외국민으로서 국내에 거주하지 아니하게 된 날의 다음 날
7. 피부양자 자격을 취득한 자가 본인의 신고에 따라 피부양자 자격상실신고를 한 경우에는 신고한 날의 다음날
8. 제1항의 규정에 의한 피부양자 자격의 인정기준에 해당되지 아니하는 경우에는 공단이 그 인정기준에 해당되지 아니함을 확인한 날의 다음 날

해답　9. ④　10. ⑤

11. 국민건강보험 가입자로 타당한 것은?

   ① 직장가입자 및 지역가입자로 구분한다.

   ② 직장가입자는 3월 미만의 기간동안 고용되는 일용근로자를 제외한 자를 말한다.

   ③ 직장가입자에는 공무원이 포함되지 아니한다.

   ④ 의료급여수급권자는 지역가입자에서 제외된다.

   ⑤ 근로자 및 사용자는 직장가입자가 되거나 탈퇴할 수 없다.

   ① 가입자는 직장가입자 및 지역가입자로 구분하며(법 제6조제1항), ② 직장가입자는 1월 미만의 기간동안 고용되는 일용근로자를 제외한다. 근로자 및 사용자는 대통령령이 정하는 절차에 따라 직장가입자가 되거나 탈퇴할 수 있다(법 제6조제4항).

12. 다음 중 직장가입자에 가입할 수 없는 자는?

   ① 사용자   ② 공무원

   ③ 교직원   ④ 1월 이상의 기간동안 고용되는 일용근로자

   ⑤ 병역법의 규정에 의해 지원에 의하지 아니하고 임용된 하사

모든 사업장의 근로자 및 사용자와 공무원 및 교직원은 직장가입자가 된다. 다만, 다음 각호의 1에 해당하는 자는 직장가입자에서 이를 제외한다(법 제6조제2항 단서).

1. 1월 미만의 기간동안 고용되는 일용근로자

2. 병역법의 규정에 의한 현역병(지원에 의하지 아니하고 임용된 하사를 포함한다), 전환복무된 사람 및 무관후보생

3. 선거에 의하여 취임하는 공무원으로서 매월 보수 또는 이에 준하는 급료를 받지 아니하는 자

4. 기타 사업장의 특성, 고용형태 및 사업의 종류 등을 고려하여 대통령령으로 정하는 사업장의 근로자 및 사용자와 공무원 및 교직원

13. 「국민건강보험법」에 의하여 직장가입자에 가입할 수 있는 자는?

   ① 선거에 의하여 취임하는 공무원으로서 매월 보수 또는 이에 준하는 급료를 받지 아니하는 자

   ② 소재지가 일정하지 아니한 사업장의 근로자 및 사용자

   ③ 1월간의 근로시간이 120시간 미만인 시간제교직원

   ④ 1월간의 근로시간이 80시간 미만인 시간제근로자

   ⑤ 병역법의 규정에 의한 무관후보생

12번 참조

해답   11. ①   12. ⑤   13. ③

14. 다음 중 직장가입자에서 제외되는 자가 아닌 것은?

　① 타 사업장의 특성, 고용형태 및 사업의 종류 등을 고려하여 보건복지부장관이 정하는 사업장
　　의 근로자

　② 비상근 근로자 또는 1월간의 근로시간이 80시간 미만인 시간제근로자 등 사업장에서 상시 근
　　로에 종사할 목적으로 고용되지 아니한 근로자

　③ 비상근 교직원 또는 1월간의 근로시간이 80시간 미만인 시간제공무원 및 교직원

　④ 소재지가 일정하지 아니한 사업장의 근로자 및 사용자

　⑤ 근로자가 없는 사업장의 사업주

　직장가입자에서 제외되는 자 : 타 사업장의 특성, 고용형태 및 사업의 종류 등을 고려하여 대통령령으로
　정하는 다음의 사업장의 근로자 및 사용자와 공무원 및 교직원은 직장가입자에서 제외된다.

　　1. 비상근 근로자 또는 1월간의 근로시간이 80시간 미만인 시간제근로자 등 사업장에서 상시 근로에 종
　　　사할 목적으로 고용되지 아니한 근로자

　　2. 비상근 교직원 또는 1월간의 근로시간이 80시간 미만인 시간제공무원 및 교직원

　　3. 소재지가 일정하지 아니한 사업장의 근로자 및 사용자

　　4. 근로자가 없거나 제1호의 규정에 의한 자만을 고용하고 있는 사업장의 사업주

15. 가입자의 자격취득과 상실에 관한 내용으로 옳은 것으로만 조합된 것은?

> ㉮ 가입자는 국내에 거주하게 된 날에 직장가입자 또는 지역가입자의 자격을 얻는다.
> ㉯ 직장가입자가 지역가입자로 변경된 경우에는 당해 지역가입자의 세대주가 그 내역을 보건복지
> 　가족부령이 정하는 바에 의하여 자격취득일부터 14일 이내에 보험자에게 신고하여야 한다.
> ㉰ 수급권자이었던 자는 그 대상자에서 제외된 날에 자격을 얻는다.
> ㉱ 지역가입자가 직장가입자로 자격이 변동된 경우에는 당해 직장가입자의 사용자가 자격변동일
> 　부터 14일 이내에 보험자에게 신고하여야 한다.
> ㉲ 법무부장관은 교도소 기타 이에 준하는 시설에 수용된 우에는 그 변동일부터 14일 이내에 보험
> 　자에게 통지하여야 한다.

　① ㉮, ㉯　　　　　　② ㉰, ㉲　　　　　　③ ㉮, ㉯, ㉰
　④ ㉮, ㉯, ㉰, ㉱　　⑤ ㉮, ㉯, ㉰, ㉱, ㉲

　국방부장관 및 법무부장관은 직장가입자 또는 지역가입자가 제49조제3호[병역법의 규정에 의한 현역병
　(지원에 의하지 아니하고 임용된 하사를 포함한다), 전환복무된 사람 및 무관후보생] 및 제4호(교도소 기

타 이에 준하는 시설에 수용되어 있는 때)의 규정에 해당하는 경우에는 그 변동일부터 1월 이내에 보건복지부령이 정하는 바에 따라 보험자에게 통지하여야 한다(법 제8조제3항).

16. 가입자의 자격취득시기로 타당하지 아니한 것은?

① 수급권자이었던 자는 그 대상자에서 제외된 날에 자격을 얻는다.

② 국내에 거주하게 된 다음날에 직장가입자 또는 지역가입자의 자격을 얻는다.

③ 직장가입자의 피부양자이었던 자가 그 자격을 잃은 날에 자격을 얻는다.

④ 유공자 등 의료보호대상자이었던 자는 그 대상자에서 제외된 날에 자격을 얻는다.

⑤ 유공자 등 의료보호대상자로서 건강보험의 적용을 보험자에 신청한 자는 그 신청한 날에 자격을 얻는다.

가입자는 국내에 거주하게 된 날에 직장가입자 또는 지역가입자의 자격을 얻는다. 다만, 다음 각호의 1에 해당하는 자는 그 해당되는 날에 각각 자격을 얻는다(법 제7조제1항).

1. 수급권자이었던 자는 그 대상자에서 제외된 날

2. 직장가입자의 피부양자이었던 자가 그 자격을 잃은 날

3. 유공자 등 의료보호대상자이었던 자는 그 대상자에서 제외된 날

4. 유공자 등 의료보호대상자로서 건강보험의 적용을 보험자에 신청한 자는 그 신청한 날

17. 가입자의 자격상실시기로 타당한 것은?

① 가입자는 사망한 날에 그 자격을 잃는다.

② 가입자는 국적을 잃은 날에 그 자격을 잃는다.

③ 가입자는 직장가입자의 피부양자가 된 날에 그 자격을 잃는다.

④ 가입자는 국내에 거주하지 아니하게 된 날에 그 자격을 잃는다.

⑤ 가입자는 수급권자가 된 다음날에 그 자격을 잃는다.

가입자는 다음 각호의 1에 해당하게 된 날에 그 자격을 잃는다(법 제9조제1항).

1. 사망한 날의 다음 날

2. 국적을 잃은 날의 다음 날

3. 국내에 거주하지 아니하게 된 날의 다음 날

4. 직장가입자의 피부양자가 된 날

5. 수급권자가 된 날

6. 건강보험의 적용을 받고 있던 자로서 유공자 등 의료보호대상자가 된 자가 건강보험의 적용배제신청을 한 날

해답   16. ②   17. ③

18. 가입자의 자격취득과 상실에 관한 내용으로 틀린 것은?

　① 자격상실신고의무자는 15일 이내 시장 · 군수 · 구청장에게 신고하여야 한다.

　② 가입자의 자격의 취득 · 변동 및 상실은 자격의 취득 · 변동 및 상실의 시기에 소급하여 효력을 발생한다.

　③ 직장가입자의 자격취득 및 상실시 신고의무자는 사용자이다.

　④ 지역가입자의 자격취득 및 상실시 신고의무자는 세대주이다.

　⑤ 가입자 또는 가입자이었던 자는 자격의 취득 · 변동 및 상실의 효력발생의 확인을 청구할수 있다.

　　자격을 잃은 경우 당해 직장가입자의 사용자 및 지역가입자의 세대주는 그 내역을 보건복지부령이 정하는 바에 의하여 자격을 잃은 날부터 14일 이내에 보험자에게 신고하여야 한다(법 제9조제2항).

19. 건강보험증에 대한 설명으로 틀린 것은?

　① 국민건강보험공단은 가입자에 대하여 건강보험증을 발급하여야 한다.

　② 가입자 및 피부양자가 요양급여를 받을 때에는 건강보험증을 요양기관에 제출하여야 한다.

　③ 가입자가 자격취득 · 변동신고를 하지 아니하는 경우에는 건강보험증을 발급받을 수 없다.

　④ 공단은 건강보험증의 보험급여에 관한 기록 등을 할 수 없게 된 경우에도 건강보험증을 재발급하여야 한다.

　⑤ 가입자 또는 피부양자는 건강보험증 기재사항의 변경사유가 있는 때에는 그 사유가 발생한 날부터 14일 이내에 건강보험증(기재사항변경 · 추가발급)신청서를 공단에 제출하여야 한다.

　　공단은 가입자가 자격취득 · 변동신고를 하지 아니하는 경우에는 법 제83조의 규정에 의하여 국가 등으로부터 제공받은 건강보험사업관련자료를 이용하여 건강보험증을 발급하여 교부할 수 있다(규칙 제5조제3항).

20. 국민건강보험자는 누구인가?

　① 시장 · 군수 · 구청장　　　　　　　② 보건복지부장관

　③ 국민건강보험공단　　　　　　　　④ 건강보험평가원

　⑤ 건강보험심의조정위원회

　　건강보험의 보험자는 국민건강보험공단(이하 "공단"이라 한다)으로 한다(법 제12조).

해답　　18. ① 　19. ③ 　20. ③

21. 국민건강공단에 대한 설명으로 틀린 것은?

　① 공단은 「공공기관의 정보공개에 관한 법률」에 의하여 건강보험과 관련하여 보유·관리하고 있는 정보를 공개한다.

　② 공단은 정관을 변경하고자 하는 때와 공단의 해산은 보건복지부장관의 인가를 받아야 한다.

　③ 공단의 이익과 이사장의 이익이 상반되는 사항에 대하여는 이사장이 공단을 대표하지 못한다.

　④ 공단의 조직·인사·보수 및 회계에 관한 규정은 이사회의 의결을 거쳐 보건복지부장관의 승인을 얻어 정한다.

　⑤ 공단에 관하여 「국민건강보험법」에 규정된 것을 제외하고는 「민법」 중 재단법인에 관한 규정을 준용한다.

　　공단은 정관을 변경하고자 하는 때에는 보건복지부장관의 인가를 받아야 하며(법 제16조제2항), 공단의 해산에 관하여는 법률로 정한다(법 제18조).

22. 국민건강보험공단의 재정운영위원회에 대한 설명으로 틀린 것은?

　① 보험재정과 관련된 사항을 심의·의결하기 위하여 공단에 재정운영위원회를 둔다.

　② 위원은 보건복지부장관이 임명 또는 위촉한다.

　③ 재정운영위원회의 위원장은 위원 중에서 위원회가 호선한다.

　④ 직장가입자를 대표하는 위원 10인으로 재정운영위원회를 구성한다.

　⑤ 재정운영위원회의 위원의 임기는 2년으로 한다.

　　재정운영위원회는 다음 각호의 위원으로 구성한다(법 제32조제1항).

　　1. 직장가입자를 대표하는 위원 10인

　　2. 지역가입자를 대표하는 위원 10인

　　3. 공익을 대표하는 위원 10인

23. 다음 중 국민건강보험공단의 업무로 볼 수 없는 것은?

　① 가입자 및 피부양자의 자격관리

　② 요양급여비용의 심사

　③ 보험료 기타 「국민건강보험법」에 의한 징수금의 부과·징수

　④ 의료시설의 운영

　⑤ 가입자 및 피부양자의 건강의 유지·증진을 위하여 필요한 예방사업

공단은 다음 각호의 업무를 관장한다(법 제13조제1항).

1. 가입자 및 피부양자의 자격관리
2. 보험료 기타 이 법에 의한 징수금의 부과 · 징수
3. 보험급여의 관리
4. 가입자 및 피부양자의 건강의 유지 · 증진을 위하여 필요한 예방사업
5. 보험급여비용의 지급
6. 자산의 관리 · 운영 및 증식사업
7. 의료시설의 운영
8. 건강보험에 관한 교육훈련 및 홍보
9. 건강보험에 관한 조사연구 및 국제협력
10. 이 법 또는 다른 법령에 의하여 위탁받은 업무
11. 기타 건강보험과 관련하여 보건복지부장관이 필요하다고 인정한 업무

24. 다음 중 「국민건강보험법」의 규정에 의한 요양급여의 대상으로 전부 조합된 것은?

| ㉮ 진찰 · 검사 | ㉯ 약제 · 치료재료의 지급 | ㉰ 입원, 간호, 이송 |
| ㉱ 예방 · 재활 | ㉲ 처치 · 수술 기타의 치료 | |

① ㉮
② ㉯, ㉰
③ ㉰, ㉱, ㉲
④ ㉮, ㉯, ㉰, ㉱
⑤ ㉮, ㉯, ㉰, ㉱, ㉲

 가입자 및 피부양자의 질병 · 부상 · 출산 등에 대하여 다음 각호의 요양급여를 실시한다(법 제39조제1항).

1. 진찰 · 검사   2. 약제 · 치료재료의 지급   3. 처치 · 수술 기타의 치료
4. 예방 · 재활   5. 입원   6. 간호
7. 이송

25. 다음 중 요양기관으로만 이루어진 것은?

| ㉮ 「의료법」에 의하여 개설된 의료기관 |
| ㉯ 「약사법」에 의하여 등록된 약국 |
| ㉰ 「약사법」에 의하여 설립된 한국희귀의약품센터 |
| ㉱ 「지역보건법」에 의한 보건소 · 보건의료원 및 보건지소 |
| ㉲ 「농어촌 등 보건의료를 위한 특별조치법」에 의하여 설치된 보건진료소 |

① ㉮   ② ㉯, ㉰   ③ ㉰, ㉱, ㉲

④ ㉮, ㉯, ㉰, ㉱   ⑤ ㉮, ㉯, ㉰, ㉱, ㉲

요양급여(간호 및 이송을 제외한다)는 다음 각호의 요양기관에서 행한다(법 제40조제1항 전단).
1. 「의료법」에 의하여 개설된 의료기관
2. 「약사법」에 의하여 등록된 약국
3. 「약사법」 제72조의 12의 규정에 의하여 설립된 한국희귀의약품센터
4. 「지역보건법」에 의한 보건소·보건의료원 및 보건지소
5. 「농어촌 등 보건의료를 위한 특별조치법」에 의하여 설치된 보건진료소

26. 다음 중 요양기관에서 제외되는 기관으로 묶인 것은?

> ㉮ 「의료법」 규정에 의하여 설립된 부속의료기관
> ㉯ 「사회복지사업법」 규정에 의한 사회복지시설에 수용된 자의 진료를 주된 목적으로 개설한 의료기관
> ㉰ 업무정지 또는 과징금처분을 5년 동안에 2회 이상 받은 의료기관
> ㉱ 「의료법」 규정에 의한 면허정지처분을 5년 동안에 2회 이상 받은 의료인이 개설·운영하는 의료기관
> ㉲ 업무정지처분의 절차가 진행 중이거나 업무정지처분을 받은 요양기관의 개설자가 개설한 의료기관 또는 약국

① ㉮   ② ㉯, ㉰   ③ ㉰, ㉱, ㉲

④ ㉮, ㉯, ㉰, ㉱   ⑤ ㉮, ㉯, ㉰, ㉱, ㉲

보건복지부장관은 공익 또는 국가시책상 요양기관으로 적합하지 아니하다고 인정되는 설문에 해당하는 의료기관 등은 요양기관에서 제외할 수 있다(법 제40조제1항 후단, 영 제21조제1항).

27. 다음은 요양기관에 대하여 설명한 것이다. 틀린 것은?
① 보건복지부장관은 요양급여를 효율적으로 하기 위하여 필요한 경우에는 요양기관을 종합전문요양기관 또는 전문요양기관으로 인정할 수 있다.
② 종합전문요양기관 또는 전문요양기관으로 인정된 요양기관에 대하여는 요양급여절차 및 요양급여비용을 다른 요양기관과 달리 할 수 있다.
③ 요양기관은 정당한 이유 없이 요양급여를 거부하지 못한다.

④ 부속의료기관은 요양기관에서 제외된다.

⑤ 요양기관은 가입자 또는 피부양자에게 요양급여를 한 때 처방전을 당해 급여가 종료된 날부터 5년간 보존하여야 한다.

해설

서류의 보존

요양기관	요양기관은 가입자 또는 피부양자에게 요양급여를 한 때에는 다음 각호의 서류를 당해 급여가 종료된 날부터 5년간 보존하여야 한다. 다만, 제3호의 서류 중 처방전은 요양급여비용을 청구한 날부터 3년간 보존하여야 한다(규칙 제46조제1항). 　1. 요양급여비용심사청구서 및 요양급여비용명세서 　2. 약제 및 치료재료 기타 요양급여의 구성요소의 구입에 관한 서류 　3. 개인별 투약기록 및 처방전(약국 및 한국희귀의약품센터의 경우에 한한다) 　3의2. 그밖에 간호관리등급료의 산정자료 등 요양급여비용의 산정에 필요한 서류 및 이를 증명하는 서류 　4. 제1호 내지 제3호 및 제3호의2의 서류 등을 디스켓·마그네틱테이프 등 전산기록장치에 의한 자기매체에 의하여 저장하고 있는 경우에는 동자료
사용자	사용자는 건강보험에 관한 서류를 3년간 보존하여야 한다. 다만, 가입자의 건강검진에 관한 서류는 「산업안전보건법 시행규칙」 제107조의 규정에 의한 기간동안 보존하여야 한다(규칙 제46조제2항).

28. 입원진료환자의 퇴원시 요양급여비총액이 총 100만원이었다면 본인부담액이 얼마인가?

① 10만원　　　　② 20만원　　　　③ 30만원　　　　④ 40만원　　　　⑤ 50만원

해설

입원진료 및 만성신부전증환자 등 보건복지부장관이 정하는 요양급여를 받은 경우(약국 또는 한국희귀의약품센터인 요양기관에서 처방전에 의하여 의약품을 조제받는 경우를 포함한다)는 요양급여비용총액의 100분의 20이다(영 제22조제1항, 시행령 별표 2).

29. 모든 지역 종합전문요양기관의 외래진료시 본인부담액으로 타당한 것은?

① 요양급여비용총액×50/100　　　　　　② 요양급여비용총액×45/100

③ 요양급여비용총액×40/100　　　　　　④ 요양급여비용총액×30/100

⑤ 진찰료총액+(요양급여비용총액−진찰료총액)×50/100

해설

① 동지역의 종합병원의 본인부담액이고, ② 읍·면지역의 종합병원 본인부담액이며, ③ 동지역의 병원·치과병원·한방병원·요양병원의 본인부담액이다. ④ 모든 지역의 의원·치과의원·한의원·보건의료원·보건소·보건지소·보건진료소의 본인부담액이다(영 제22조제1항, 시행령 별표 2).

해답　28. ②　29. ⑤

30. 요양급여비용의 산정 등에 대한 설명으로 틀린 것은?

① 요양급여비용은 공단의 이사장과 의약계를 대표하는 자와의 계약으로 정하며, 그 계약기간은 당사자의 약정에 따른다.

② 공단의 이사장은 계약을 체결하는 때에는 재정운영위원회의 심의 · 의결을 거쳐야 한다.

③ 계약은 각 요양급여의 상대가치점수의 점수당 단가를 정하는 것으로 체결한다.

④ 갱신계약은 계약기간 만료일의 75일 전까지 체결하여야 하며, 그 기한 내에 계약이 체결되지 아니하는 경우 보건복지부장관이 심의조정위원회의 심의를 거쳐 정하는 금액을 요양급여비용으로 한다.

⑤ 요양급여비용이 정하여지는 경우에 보건복지부장관은 그 요양급여비용의 내역을 지체없이 고시하여야 한다.

요양급여비용은 공단의 이사장과 의약계를 대표하는 자와의 계약으로 정하며, 그 계약기간은 1년으로 한다(법 제42조제1항).

31. 요양급여비용 청구시 심사청구를 하는 곳은?
① 보건복지부   ② 국민건강보험공단   ③ 국민의료보험공단
④ 건강보험심사평가원   ⑤ 건강보험심의조정위원회

요양급여비용의 청구를 하고자 하는 요양기관은 제55조의 규정에 의한 건강보험심사평가원에 요양급여비용의 심사청구를 하여야 하며, 심사청구를 받은 건강보험심사평가원은 이를 심사한 후 지체없이 그 내용을 공단 및 요양기관에 통보하여야 한다(법 제43조제2항).

32. 요양급여비용의 청구와 지급 등과 관련된 설명으로 틀린 것은?

① 요양기관은 요양급여비용의 지급을 공단에 청구할 수 있다.

② 요양급여비용의 청구를 하고자 하는 요양기관은 건강보험심사평가원에 요양급여비용의 심사청구를 하여야 한다.

③ 공단은 가입자에게 지급하여야 하는 금액을 당해 가입자가 납부하여야 하는 보험료 기타「국민건강보험법」에 의한 징수금과 상계처리 할 수 없다.

④ 공단은 이미 납부한 본인일부부담금이 통보된 금액보다 과다한 경우에는 요양기관에 지급할 금액에서 그 과다하게 납부된 금액을 공제하여 당해 가입자에게 지급하여야 한 다.

⑤ 요양급여비용의 청구 · 심사 · 지급 등의 방법 및 절차에 관하여 필요한 사항은 보건복지부령으로 정한다.

해답   30. ①   31. ④   32. ③

공단은 가입자에게 지급하여야 하는 금액을 당해 가입자가 납부하여야 하는 보험료 기타 「국민건강보험법」에 의한 징수금(이하 "보험료등"이라 한다)과 상계처리할 수 있다(법 제43조제4항).

33. 다음은 요양비에 대하여 설명한 것이다. 이에 타당하지 아니한 것은?

> ㉮ 요양기관 외의 장소에서 출산을 한 때에 그 가입자 또는 피부양자는 요양비 지급청구를 할 수 없다.
> ㉯ 요양을 실시한 기관은 보건복지가족부장관이 정하는 요양비명세서 또는 요양의 내역을 기재한 영수증을 요양을 받은 자에게 교부하여야 한다.
> ㉰ 요양기관을 이용할 수 없거나 요양기관이 없는 경우도 요양비 청구가 가능하다.
> ㉱ 요양기관에서 제외된 의료기관에서 질병으로 요양하는 경우에도 요양비 청구가 가능하다.
> ㉲ 요양비의 지급금액은 보건복지가족부장관이 정하여 고시하는 금액으로 한다.
> ㉳ 공단은 「국민건강보험법」에 규정한 요양급여 외에 대통령령이 정하는 바에 의하여 장제비 · 상병수당 기타의 급여를 실시할 수 있다.

① ㉮   ② ㉯, ㉰   ③ ㉯, ㉰, ㉱   ④ ㉱, ㉲   ⑤ ㉲

 ㉮ 공단은 가입자 또는 피부양자가 보건복지부령이 정하는 긴급 기타 부득이한 사유로 인하여 요양기관과 유사한 기능을 수행하는 기관으로서 보건복지부령이 정하는 기관(제85조제1항의 규정에 의하여 업무정지처분기간 중인 요양기관을 포함한다)에서 질병 · 부상 · 출산 등에 대하여 요양을 받거나 요양기관 외의 장소에서 출산을 한 때에는 그 요양급여에 상당하는 금액을 보건복지부령이 정하는 바에 의하여 그 가입자 또는 피부양자에게 요양비로 지급한다(법 제44조제1항).

34. 다음 설명 중 타당하지 아니한 것은?

① 공단은 장애인복지법에 의하여 등록한 장애인인 가입자 및 피부양자에게는 보장구에 대하여 보험급여를 실시할 수 있다.
② 공단은 가입자 및 피부양자에 대하여 질병의 조기발견과 그에 따른 요양급여를 하기 위하여 건강검진을 실시한다.
③ 건강검진을 받을 수 있는 자는 가입자 또는 피부양자이다.
④ 건강검진은 2년마다 1회 이상 실시하되, 사무직에 종사하지 아니하는 직장가입자에 대하여는 1년에 1회 실시한다.
⑤ 건강검진은 의료관련 인력 · 시설 및 장비 등을 갖춘 요양기관에서 행하여야 한다.

해답   33. ① 34. ③

건강검진을 받을 수 있는 자는 직장가입자, 세대주인 지역가입자, 40세 이상인 지역가입자 및 40세 이상 인 피부양자로 한다(영 제26조제1항).

35. 다음 중 급여제한의 사유에 해당하지 아니한 것은?

① 국외로 여행 중일 때

② 고의로 사고발생시

③ 고의로 공단의 요양에 관한 지시에 따르지 아니한 때

④ 중대한 과실로 인한 범죄행위에 기인한 때

⑤ 공무상 질병 · 부상 · 재해로 인하여 다른 법령에 의한 보험급여를 받게 되는 때

 공단은 보험급여를 받을 수 있는 자가 다음 각호의 1에 해당하는 때에는 보험급여를 하지 아니한다(법 제 48조제1항).

1. 고의 또는 중대한 과실로 인한 범죄행위에 기인하거나 고의로 사고를 발생시킨 때

2. 고의 또는 중대한 과실로 공단이나 요양기관의 요양에 관한 지시에 따르지 아니한 때

3. 고의 또는 중대한 과실로 제50조의 규정에 의한 문서 기타 물건의 제출을 거부하거나 질문 또는 진단 을 기피한 때

4. 업무상 또는 공무상 질병 · 부상 · 재해로 인하여 다른 법령에 의한 보험급여나 보상 또는 보상을 받게 되는 때

36. 「국민건강보험법」 규정에 의한 급여정지의 사유에 해당하지 아니한 것은?

① 보험료를 체납하였을 때

② 국외에 여행 중인 때

③ 국외에서 업무에 종사하고 있는 때

④ 교도소 기타 이에 준하는 시설에 수용되어 있는 때

⑤ 현역병 및 무관후보생에 해당하게 된 때

 보험급여를 받을 수 있는 자가 다음 각호의 1에 해당하게 된 때에는 그 기간 중 보험급여를 하지 아니한 다. 다만, 제3호 및 제4호의 경우 제54조의 2의 규정에 의한 요양급여를 실시한다(법 제49조).

1. 국외에 여행 중인 때

2. 국외에서 업무에 종사하고 있는 때

3. 병역법의 규정에 의한 현역병(지원에 의하지 아니하고 임용된 하사를 포함한다), 전환복무된 사람 및 무관후보생(제6조제2항 제2호)에 해당하게 된 때

4. 교도소 기타 이에 준하는 시설에 수용되어 있는 때

 35. ① 36. ①

37. 「국민건강보험법」 규정의 내용과 다른 것은?

   ① 공단은 보험급여를 실시함에 있어서 필요하다고 인정되는 때에는 관계인으로 하여금 질문 또는 진단을 하게 할 수 있다.

   ② 공단은 「국민건강보험법」에 의하여 지급의무가 있는 요양비 또는 부가급여의 청구가 있는 때에는 지체없이 이를 지급하여야 한다.

   ③ 공단은 사위 기타 부당한 방법으로 보험급여를 받은 자 또는 보험급여비용을 받은 요양기관에 대하여 그 급여 또는 급여비용에 상당하는 금액의 전부 또는 일부를 징수한다.

   ④ 공단은 제3자의 행위로 인한 보험급여사유가 발생하여 가입자에게 보험급여를 한 때에는 그 급여에 소요된 비용의 한도 내에서 그 제3자에 대한 손해배상청구의 권리를 얻는다.

   ⑤ 보험급여를 받을 권리를 공단의 승인을 얻어 양도 또는 압류할 수 있다.

   보험급여를 받을 권리는 양도 또는 압류할 수 없다(법 제54조).

38. 건강보험심사평가원에 대한 설명으로 틀린 것은?

   ① 요양급여비용을 심사하고 요양급여의 적정성을 평가하기 위하여 건강보험심사평가원을 설립한다.

   ② 심사평가원은 요양급여 등의 적정성에 대한 평가를 하는 경우에는 그 평가결과를 공개하여야 한다.

   ③ 심사평가원은 법인으로 하며, 심사평가원은 주된 사무소의 소재지에서 설립등기를 함으로써 성립한다.

   ④ 심사평가원의 업무를 효율적으로 수행하기 위하여 심사평가원에 진료심사평가위원회를 둔다.

   ⑤ 건강보험심사평가원은 요양기관의 요양급여비용에 대한 심사권한과 이의신청에 대한 결정권한을 공단에게 위임한다.

   건강보험심사평가원(이하 "심사평가원"이라 한다)의 원장은 다음 각호의 요양기관을 제외한 요양기관의 법 제43조제2항의 규정에 의한 요양급여비용에 대한 심사권한과 법 제76조제2항의 규정에 의한 이의신청에 대한 결정권한을 분사무소의 장에게 위임한다(영 제30조).
   1. 법 제40조제2항의 규정에 의한 종합전문요양기관
   2. 심사평가원의 정관으로 정하는 요양기관

39. 건강보험심사평가원의 업무내용으로 가장 타당한 것은?

> ㉮ 요양급여비용의 결정
> ㉯ 요양급여의 적정성에 대한 평가
> ㉰ 심사 및 평가 기준의 개발
> ㉱ 건강보험과 관련하여 보건복지가족부장관이 필요하다고 인정한 업무
> ㉲ 다른 법률의 규정에 의하여 지급되는 급여비용의 심사 또는 의료의 적정성 평가에 관하여 위탁
>   받은 업무

① ㉮, ㉯, ㉰   ② ㉰, ㉱   ③ ㉮, ㉯, ㉰, ㉱
④ ㉯, ㉰, ㉱   ⑤ ㉮, ㉯, ㉰, ㉱, ㉲

심사평가원은 다음 각호의 업무를 관장한다(법 제56조제1항).
1. 요양급여비용의 심사
2. 요양급여의 적정성에 대한 평가
3. 심사 및 평가 기준의 개발
4. 제1호 내지 제3호의 업무와 관련된 조사연구 및 국제협력
5. 다른 법률의 규정에 의하여 지급되는 급여비용의 심사 또는 의료의 적정성 평가에 관하여 위탁받은 업무
6. 건강보험과 관련하여 보건복지부장관이 필요하다고 인정한 업무
7. 기타 보험급여비용의 심사와 보험급여의 적정성 평가와 관련하여 대통령령(영 제28조제1항)이 정하는 업무
   ㉠ 법 제43조의 규정에 의한 요양급여비용 심사청구와 관련된 소프트웨어의 개발·공급·검사 등 전산관리
   ㉡ 법 제44조제1항의 규정에 의하여 지급되는 요양비 중 제85조제1항의 규정에 의하여 업무정지처분 기간 중인 요양기관과 영 제21조제1항의 규정에 의하여 요양기관에서 제외된 의료기관에서 요양을 받은 요양비에 대한 심사(규칙 제22조)
   ㉢ 법 제56조제1항 제1호 내지 제6호의 업무와 관련된 교육·홍보

40. 다음은 보험료에 대하여 설명한 것이다. 이에 타당하지 아니한 것은?

① 공단은 보험료의 납부의무자로부터 보험료를 징수한다.
② 보험료는 가입자의 자격을 취득한 날이 속하는 달의 다음 달부터 가입자의 자격을 상실한 날의 전날이 속하는 달까지 징수한다.
③ 직장가입자의 월별 보험료액은 보수월액에 보험료율을 곱하여 얻은 금액으로 한다.
④ 지역가입자가 속한 세대의 월별 보험료액은 보험료부과점수에 보험료부과 점수당 금액을 곱

한 금액으로 한다.

⑤ 가입자의 보험료율은 1,000분의 70의 범위 안에서 정해진다.

 직장가입자의 보험료율은 1천분의 80의 범위 안에서 심의위원회의 의결을 거쳐 대통령령으로 정한다(법 제65조제1항). 즉, 직장가입자의 보험료율은 1만분의 508로 한다(영 제43조의 2).

41. 「국민보건보험법」 규정에 의한 보험료의 경감대상이 아닌 경우?

① 도서·벽지 등 대통령령이 정하는 지역에 거주하는 자

② 60세 이상인 자

③ 장애인복지법에 의하여 등록한 장애인

④ 국가유공자등예우및지원에관한법률에 규정된 일정한 국가유공자

⑤ 농어촌 등 대통령령이 정하는 지역에 거주하는 자

 다음 각호의 어느 하나에 해당하는 가입자 중 보건복지부령이 정하는 가입자에 대하여는 그 가입자 또는 그 가입자가 속한 세대의 보험료의 일부를 경감할 수 있다(법 제66조의 2).

1. 도서·벽지·농어촌 등 대통령령이 정하는 지역에 거주하는 자
2. 65세 이상인 자
3. 「장애인복지법」에 의하여 등록한 장애인
4. 「국가유공자 등 예우 및 지원에 관한 법률」 제4조제1항 제4호·제6호·제11호·제14호 또는 제16호의 규정에 따른 국가유공자

42. 보험료산정시 보수에 해당되지 아니한 것은?

① 임금   ② 현상금   ③ 세비   ④ 수당   ⑤ 상여

 보수는 근로자 등이 근로의 제공으로 인하여 사용자·국가 또는 지방자치단체로부터 지급받는 금품(실비변상적인 성격의 것을 제외한다)으로서 대통령령이 정하는 것을 말한다. 여기서 "대통령령이 정하는 것"이라 함은 근로의 제공으로 인하여 받은 봉급·급료·보수·세비·임금·상여·수당과 이와 유사한 성질의 금품 중 다음 각호의 것을 제외한 것을 말한다(영 제33조제1항).

1. 퇴직금
2. 현상금·번역료 및 원고료
3. 「소득세법」의 규정에 의한 비과세 근로소득. 다만, 다음 각목의 1에 해당하는 경우를 제외한다.
    가. 「소득세법」 제12조제4호 자목·카목 및 파목의 규정에 의하여 비과세되는 소득
    나. 직급보조비 또는 이와 유사한 성질의 금품

해답   41. ② 42. ②

43. 보수월액에 대한 설명으로 틀린 것은?

① 보수월액은 직장가입자가 지급받는 보수를 기준으로 하여 산정한다.

② 휴직 기타의 사유로 보수의 전부 또는 일부가 지급되지 아니하는 가입자의 보험료는 당해 사유가 발생하기 전월의 보수월액을 기준으로 보험료를 산정한다.

③ 보수관련 자료가 없거나 불명확한 경우 등 대통령령이 정하는 사유에 해당하는 경우에는 보건복지부장관이 정하여 고시하는 금액을 보수로 본다.

④ 공단은 사용자로부터 통보받은 보수의 총액을 전년도중 직장가입자가 당해 사업장 등에 종사한 기간의 월수로 나누어서 얻은 금액을 매년 보수월액을 결정한다.

⑤ 직장가입자의 보수월액을 산정하기 곤란하거나 보수를 확인할 수 있는 자료가 없는 경우 보건복지부장관이 정하여 고시하는 금액으로 한다.

해설

직장가입자의 보수월액을 영 제33조 내지 제38조의 규정에 의하여 산정하기 곤란하거나 보수를 확인할 수 있는 자료가 없는 경우 보수월액의 산정방법과 보수의 인상·인하시 보수월액의 변경신청 등 필요한 사항은 재정운영위원회의 의결을 거쳐 공단의 정관으로 정한다(영 제36조제6항).

44. 지역가입자의 보험료부과점수의 산정기준으로 볼 수 없는 것은?

① 소득   ② 재산   ③ 학력

④ 직업   ⑤ 경제활동참가율

해설

보험료부과점수는 지역가입자의 소득·재산·생활수준·직업·경제활동참가율 등을 참작하여 정하되, 대통령령이 정하는 기준에 따라 상·하한을 정할 수 있다(법 제64조제1항, 영 제40조의 2).

45. 직장가입자의 보험료율은?

① 1만분의 14로 한다.   ② 1만분의 477로 한다.

③ 1만분의 508로 한다.   ④ 1만분의 80으로 한다.

⑤ 1만분의 54로 한다.

해설

직장가입자의 보험료율은 1천분의 80의 범위 안에서 심의위원회의 의결을 거쳐 정하며, 대통령령에 따라 1만분의 508로 한다(법 제65조제1항, 영 제43조의 2).

해답   43. ⑤   44. ③   45 ③

46. 국외에서 업무에 종사하고 있는 직장가입자에 대한 보험료율은 국내에서 업무에 종사하고 있는 직장가입자에 대한 보험료율의 (   )으로 한다.

① 100분의 10   ② 100분의 20   ③ 100분의 30
④ 100분의 50   ⑤ 100분의 60

국외에서 업무에 종사하고 있는 직장가입자에 대한 보험료율은 법 제65조제1항의 규정에 의하여 정하여 진 보험료율의 100분의 50으로 한다(법 제65조제2항).

47. 직장가입자 중 보험료가 면제되는 경우로 조립된 것은?

㉮ 국외에서 업무에 종사하고 있는 때	㉯ 현역병 및 전환복무된 사람
㉰ 무관후보생에 해당하게 된 때	㉱ 교도소 기타 이에 준하는 시설에 수용되어 있는 때
㉲ 국가유공자	

① ㉮, ㉯, ㉰   ② ㉰, ㉱   ③ ㉮, ㉯, ㉰, ㉱
④ ㉯, ㉰, ㉱, ㉲   ⑤ ㉮, ㉯, ㉰, ㉱, ㉲

공단은 직장가입자가 제49조제2호 내지 제4호의 1[국외에서 업무에 종사하고 있는 때, 병역법의 규정에 의한 현역병(지원에 의하지 아니하고 임용된 하사를 포함한다), 전환복무된 사람 및 무관후보생에 해당하게 된 때, 교도소 기타 이에 준하는 시설에 수용되어 있는 때]에 해당되는 때에는 당해 가입자의 보험료를 면제한다. 다만, 제49조제2호(국외에서 업무에 종사하고 있는 때)에 해당하는 직장가입자의 경우에는 국내에 거주하는 피부양자가 없는 경우에 이를 적용한다(법 제66조제1항).

48. 지역가입자가 속한 세대의 보험료를 산정함에 있어서 그 가입자의 보험료부과점수를 제외하는 경우로 조립된 것은?

| ㉮ 국외에서 업무에 종사하고 있는 때 |
| ㉯ 전환복무된 사람 및 무관후보생에 해당하게 된 때 |
| ㉰ 교도소 기타 이에 준하는 시설에 수용되어 있는 때 |
| ㉱ 대학 이하의 각급 학교에의 재학 등 소득활동에 종사하지 아니하는 것이 명백하다고 인정되는 때 |

① ㉮, ㉯, ㉱   ② ㉯, ㉱   ③ ㉮, ㉯   ④ ㉰, ㉱   ⑤ ㉮, ㉯, ㉰

지역가입자가 법 제49조제2호부터 제4호까지의 규정 중 어느 하나에 해당되는 때에는 그 가입자가 속한 세대의 보험료를 산정함에 있어서 그 가입자의 법 제64조에 따른 보험료부과점수를 제외한다(법 제66조 제2항).

49. 보험료부담에 대한 내용으로 틀린 것으로만 조합된 것은?

> ㉮ 직장가입자의 보험료는 근로자와 사용자가 각각 보험료액의 100분의 50씩 부담한다.
> ㉯ 당해 교직원이 소속되어 있는 사립학교를 설립·운영하는 자가 보험료액의 100분의 50을 부담한다.
> ㉰ 지역가입자의 보험료는 그 가입자가 속한 세대의 지역가입자 전원이 연대하여 부담한다.
> ㉱ 직장가입자가 교직원인 경우의 보험료액은 국가가 100분의 30을 각각 부담한다.
> ㉲ 국가는 매년 예산의 범위 안에서 당해 연도 보험료 예상수입액의 100분의 14에 상당하는 금액을 국고에서 공단에 지원한다.

① ㉮, ㉰   ② ㉯, ㉱   ③ ㉯, ㉰   ④ ㉱, ㉲   ⑤ ㉰, ㉲

 직장가입자의 보험료는 직장가입자와 각호의 구분에 의한 자가 각각 보험료액의 100분의 50씩 부담한다. 다만, 직장가입자가 교직원인 경우의 보험료액은 그 직장가입자가 100분의 50을, 제3조제2호 다목에 규정된 자(당해 교직원이 소속되어 있는 사립학교를 설립·운영하는 자)가 100분의 30을, 국가가 100분의 20을 각각 부담하되, 제3조제2호 다목에 규정된 자가 그 부담액의 전액을 부담할 수 없을 때에는 그 부족액을 학교에 속하는 회계에서 부담하게 할 수 있다(법 제67조제1항).
1. 직장가입자가 근로자인 경우에는 제3조제2호 가목(당해 근로자가 소속되어 있는 사업장의 사업주)에 규정된 자
2. 직장가입자가 공무원인 경우에는 그 공무원이 소속되어 있는 국가 또는 지방자치단체

50. 보험료의 납부와 관련하여 틀린 것은?

① 사용자는 직장가입자가 부담하여야 하는 그 달의 보험료액을 그 보수에서 공제하여 납부하여야 한다.
② 공무원인 직장가입자가 다른 기관으로 전출한 경우 전출한 날이 속하는 달의 보험료는 전출 전의 기관장이 이를 공제하여 납부한다.
③ 지역가입자의 보험료는 그 가입자가 속한 세대의 지역가입자 전원이 연대하여 납부한다.
④ 보험료의 납부의무가 있는 자는 가입자에 대한 해당월의 보험료를 그 다음달 10일까지 납부하여야 한다.

⑤ 보험료 등은 국세 및 지방세를 포함한 기타의 채권에 우선하여 징수한다.

보험료 등은 국세 및 지방세를 제외한 기타의 채권에 우선하여 징수한다. 다만, 보험료 등의 납부기한 전에 전세권·질권 또는 저당권의 설정을 등기 또는 등록한 사실이 증명되는 재산의 매각에 있어서 그 매각대금 중에서 보험료 등을 징수하는 경우의 그 전세권·질권 또는 저당권에 의하여 담보된 채권에 대하여는 그러하지 아니하다(법 제73조).

51. 이의신청에 대한 설명으로 틀린 것은?
  ① 보험급여비용에 관한 공단의 처분에 이의가 있는 자는 공단에 이의신청을 할 수 있다.
  ② 보험급여의 적정성에 대한 평가 등에 관한 심사평가원의 처분에 이의가 있는 공단·요양기관 기타의 자는 심사평가원에 이의신청을 할 수 있다.
  ③ 이의신청은 처분이 있음을 안 날로부터 90일 이내에 문서로 하여야 한다.
  ④ 공단 또는 심사평가원은 이의신청을 받은 날부터 60일 이내에 결정을 하여야 한다.
  ⑤ 이의신청에 대한 처분업무를 효율적으로 수행하기 위하여 공단 및 심사평가원에 각각 이의신청위원회를 설치한다.

요양급여비용 및 요양급여의 적정성에 대한 평가 등에 관한 심사평가원의 처분에 이의가 있는 공단·요양기관 기타의 자는 심사평가원에 이의신청을 할 수 있다(법 제76조제2항).

52. 심사청구 등에 대한 설명으로 틀린 것은?
  ① 이의신청에 대한 결정에 불복이 있는 자는 보건복지부장관에게 심사청구를 할 수 있다.
  ② 심사청구를 하고자 하는 자는 이의신청에 대한 결정통지를 받은 날부터 90일 이내에 심사청구서를 제출하여야 한다.
  ③ 심사청구서를 받은 때에는 지체없이 그 사본 또는 부본을 원처분을 행한 자 및 이해관계인에게 송부하여야 한다.
  ④ 원처분을 행한 자는 그 사본 또는 부본을 받은 날부터 10일 이내에 답변서 및 이의신청결정서 사본을 분쟁조정위원회에 제출하여야 한다.
  ⑤ 이의신청 또는 심사청구에 대한 결정에 불복이 있는 자는 행정소송법이 정하는 바에 의하여 행정소송을 제기할 수 있다.

해답   51. ②   52. ①

법 제76조의 규정에 의한 이의신청에 대한 결정에 불복이 있는 자는 건강보험분쟁조정위원회에 심사청구를 할 수 있다. 이 경우 법 제76조제3항의 규정은 심사청구에 관하여 이를 준용한다(법 제77조제1항).

53. 「국민건강보험법」 규정에 의해 3년간 행사하지 아니하면 소멸시효가 완성되는 권리로 조합된 것은?

㉮ 보험료의 징수	㉯ 보험료 환급
㉰ 보험급여	㉱ 과다납부된 본인 일부부담금의 반환

① ㉮, ㉯, ㉰   ② ㉰, ㉱   ③ ㉮, ㉯
④ ㉯, ㉰, ㉱   ⑤ ㉮, ㉯, ㉰, ㉱

 다음 각호의 권리는 3년간 행사하지 아니하면 소멸시효가 완성된다(법 제79조제1항).
1. 보험료 · 가산금을 징수할 권리
1의2. 보험료 · 가산금으로 과오납부한 금액을 환급받을 권리
2. 보험급여를 받을 권리
3. 보험급여비용을 받을 권리
4. 제43조제3항의 규정에 의하여 과다납부된 본인일부부담금을 반환받을 권리

해답   53. ⑤

7편

후천성면역결핍증 예방법

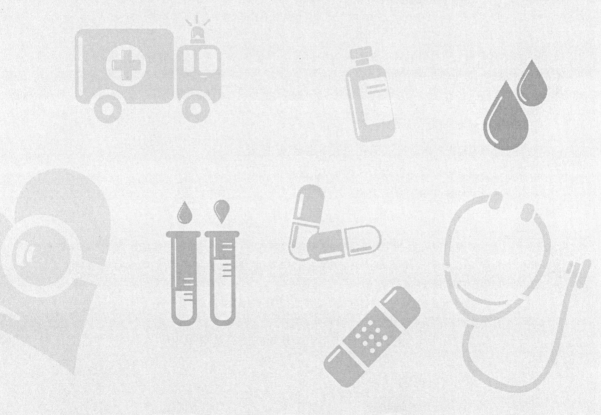

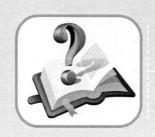

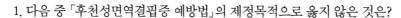

적중 **예상문제**

1. 다음 중 「후천성면역결핍증 예방법」의 제정목적으로 옳지 않은 것은?

　① 후천성면역결핍증의 예방　　　　　② 후천성면역결핍증의 관리

　③ 국민건강의 증진　　　　　　　　　④ 감염인의 보호

　⑤ 감염인의 지원

　　　후천성면역결핍증의 예방·관리와 그 감염인의 보호·지원에 관하여 필요한 사항을 정함으로써 국민건
　　　강의 보호에 기여함을 목적으로 한다.

2. 후천성면역결핍증대책위원회는 보건복지부장관의 자문에 응하여 다음 사항을 심의한다. 이에 해
　당되지 아니한 것은?

　① 후천성면역결핍증의 예방

　② 후천성면역결핍증의 검진

　③ 인간면역결핍바이러스에 감염된 사람의 보호 및 관리

　④ 후천성면역결핍증에 관한 홍보·계몽 및 교육

　⑤ 보건복지부장관이 부의하는 사항

　　　보건복지부장관의 자문에 응하여 후천성면역결핍증의 예방·관리와 그 감염인의 보호·지원 등에 관한 중
　　　요사항을 심의하기 위하여 보건복지부에 후천성면역결핍증대책위원회를 둔다(법 제4조제1항, 영 제3조).
　　　1. 후천성면역결핍증의 예방
　　　2. 인간면역결핍바이러스에 감염된 사람(이하 "감염자"라 한다)의 보호 및 관리
　　　3. 후천성면역결핍증에 관한 홍보·계몽 및 교육
　　　4. 제1호 내지 제3호에 관련되는 사항으로서 보건복지부장관이 부의하는 사항

해답　　1. ③　2. ②

3. 후천성면역결핍증환자를 진단했을 때 의사 또는 의료기관이 취하여야 할 적절한 조치는?

    ① 보호시설에 지체없이 격리수용하여야 한다.

    ② 감염인과 그 배우자 및 성접촉자에게 후천성면역결핍증의 전파방지에 관하여 필요한 사항을 준수하도록 지도한다.

    ③ 시장 · 군수 · 구청장에게 신고한다.

    ④ 감염자에 대한 명부를 작성 · 비치한다.

    ⑤ 보건복지부장관에게 보고를 하여야 한다.

    감염인을 진단하거나 감염인의 사체를 검안한 의사 또는 의료기관은 감염인과 그 배우자(사실혼 포함) 및 성 접촉자에게 후천성면역결핍증의 전파방지에 관하여 필요한 사항을 준수하도록 지도하고, 보건복지부령이 정하는 바에 의하여 즉시 관할보건소장에게 신고하여야 한다(법 제5조제1항).

4. 감염인을 진단하거나 감염인의 사체를 검안한 의사 또는 의료기관 등의 신고사항이 아닌 것은?

    ① 감염자 또는 사망자의 성명 · 주민등록번호 · 주소 및 직업

    ② 감염자에 대한 진단 및 초진연월일

    ③ 입원 · 퇴원한 경우 감염자의 입원 또는 퇴원연월일

    ④ 시체를 검안한 경우 감염자의 사망 및 검안연월일과 검안내용

    ⑤ 진단한 의사의 성명과 그가 종사하는 의료기관의 주소 및 명칭

    의사 또는 의료기관등의 신고 : 「후천성면역결핍증 예방법」제5조제1항 및 제3항의 규정에 의한 신고(제5조제3항의 규정에 의한 주소이전신고 및 사망신고를 제외한다) 사항은 다음과 같다(규칙 제2조).

    1. 삭제〈1999.8.10〉

    2. 감염자에 대한 진단방법, 주요 증상 및 주요 감염경로

    3. 감염자에 대한 진단 및 초진연월일

    4. 감염자의 입원 또는 퇴원연월일(입원 · 퇴원한 경우에 한한다)

    5. 감염자의 사망 및 검안연월일과 검안내용(시체를 검안한 경우에 한한다)

    6. 진단한 의사의 성명과 그가 종사하는 의료기관의 주소 및 명칭

5. 감염인의 주소이전시 신고사항에 해당하지 않는 것은?

    ① 감염자의 성명 · 주민등록번호 및 직업

    ② 신고인의 성명 · 주민등록번호 · 감염자와의 관계 및 직업

    ③ 현 거주지와 변경거주지의 주소

해답   3. ② 4. ① 5. ⑤

④ 이전 연월일

⑤ 감염자를 진단한 의료기관의 명칭 및 소재지와 진단한 의사의 성명

⑤는 사망신고사항에 해당한다. 감염인의 사망시 사망 전 감염자를 진단한 의료기관의 명칭 및 소재지와 진단한 의사의 성명을 신고하여야 한다.

6. 감염인이 사망한 경우 이를 처리한 의가가 취할 조치는?

① 관할 보건소장에게 즉시 신고한다.　　② 보건복지부장관에게 보고한다.

③ 경찰서장에게 신고한다.　　④ 의료기관에 알린다.

⑤ 즉시 시장 · 군수 · 구청장에게 신고하여야 한다.

감염인이 사망한 경우에는 이를 처리한 의사 또는 의료기관은 보건복지부령이 정하는 바에 의하여 즉시 관할보건소장에게 신고하여야 한다(법 제5조제3항).

7. 인간면역결핍바이러스 감염자의 신고의무가 있는 자로 조합된 것은?

> ㉮ 감염인을 진단한 의사
> ㉯ 감염인의 사체를 검안한 의료기관
> ㉰ 감염인이 사망한 경우 이를 처리한 의사
> ㉱ 학술연구에 의하여 감염인을 발견한 당해 연구기관의 장
> ㉲ 혈액 및 혈액제제에 대한 검사에 의하여 감염자를 발견한 자

① ㉮, ㉯　　　　　② ㉰, ㉱　　　　　③ ㉮, ㉯, ㉰

④ ㉯, ㉰, ㉱, ㉲　　　⑤ ㉮, ㉯, ㉰, ㉱, ㉲

8. 후천성면역결핍증에 관한 정기 또는 수시검진을 실시하는 자로 조합된 것은?

㉮ 보건소장	㉯ 보건복지가족부장관	㉰ 시 · 도지사	㉱ 시장 · 군수 · 구청장

① ㉯, ㉰　　　　　② ㉰, ㉱　　　　　③ ㉮, ㉯, ㉰

④ ㉯, ㉰, ㉱　　　⑤ ㉮, ㉯, ㉰, ㉱

보건복지부장관, 시·도지사, 시장·군수 또는 구청장은 공중과 접촉이 많은 업소에 종사하는 자로 제2항에 따른 검진대상이 되는 자에 대하여 후천성면역결핍증에 관한 정기 또는 수시검진을 실시하여야 한다(법 제8조제1항, 영 제10조제1항).

9. 후천성면역결핍증에 관한 정기 또는 수시검진의 대상자로 조합된 것은?

> ㉮ 공중과 접촉이 많은 업소에 종사하는 자로 성병에 관한 건강진단을 받아야 할 사람
> ㉯ 후천성면역결핍증에 감염되기 쉬운 환경에 있는 자
> ㉰ 해외에서 입국하는 외국인 중 대통령령이 정하는 장기체류자
> ㉱ 그밖에 후천성면역결핍증의 예방을 위하여 보건복지가족부장관이 특히 필요하다고 인정하는 사람

① ㉮

② ㉮, ㉯

③ ㉮, ㉯, ㉰

④ ㉯, ㉰, ㉱

⑤ ㉮, ㉯, ㉰, ㉱

 검진(법 제8조)

1. 보건복지부장관, 특별시장·광역시장·도지사 또는 특별자치도지사(이하 "시·도지사"라 한다), 시장·군수·구청장은 공중과 접촉이 많은 업소에 종사하는 자로서 제2항에 따른 검진대상이 되는 자에 대하여 후천성면역결핍증에 관한 정기 또는 수시검진을 실시하여야 한다.
2. 보건복지부장관, 시·도지사, 시장·군수·구청장은 후천성면역결핍증에 감염되었다고 판단되는 충분한 사유가 있는 자 또는 후천성면역결핍증에 감염되기 쉬운 환경에 있는 자로서 다음 각 호의 어느 하나에 해당하는 자에 대하여 후천성면역결핍증에 관한 검진을 실시할 수 있다.
   ㉠ 감염인의 배우자(사실혼 포함) 및 성 접촉자
   ㉡ 그 밖에 후천성면역결핍증의 예방을 위하여 보건복지부장관이 필요하다고 인정하는 사람
3. 해외에서 입국하는 외국인중 대통령령이 정하는 장기체류자는 입국전 1월 이내에 발급받은 후천성면역결핍증 음성확인서를 보건복지부장관에게 제시하여야 한다. 이를 제시하지 못하는 경우에는 입국 후 72시간 이내에 검진을 받아야 한다.
4. 후천성면역결핍증에 관한 검진을 실시하는 자는 검진 전에 피검진자에게 이름·주민등록번호·주소 등을 밝히지 아니하거나 가명을 사용하여 검진(이하 "익명검진"이라 한다)할 수 있다는 사실을 고지하여야 하고, 익명검진을 신청하는 경우에도 검진을 실시하여야 한다.

해답   9. ①

10. 해외에서 입국하는 외국인 중 대통령령이 정하는 장기체류자는 입국 전 1월 이내에 발급받은 후천성면역결핍증 음성확인서를 보건복지부장관에게 제시하여야 한다. 이를 제시하지 못하는 경우에는 보건복지부장관이 지정하는 기관에서 검진을 받아야 하는데 몇 시간 이내 검진을 받아야 하는가?

① 입국 후 12시간 이내에 검진을 받아야 한다.
② 입국 후 24시간 이내에 검진을 받아야 한다.
③ 입국 후 36시간 이내에 검진을 받아야 한다.
④ 입국 후 48시간 이내에 검진을 받아야 한다.
⑤ 입국 후 72시간 이내에 검진을 받아야 한다.

 해외에서 입국하는 외국인 중 대통령령이 정하는 장기체류자는 입국 전 1월 이내에 발급받은 후천성면역결핍증 음성확인서를 보건복지부장관에게 제시하여야 한다. 이를 제시하지 못하는 경우에는 보건복지부장관이 지정하는 기관에서 입국 후 72시간 이내에 검진을 받아야 한다(법 제8조제3항).

11. 정기검진은 성병에 관한 건강진단과 동시에 실시하되, 그 실시횟수는?

① 분기마다 1회　　　　② 6월 간격으로 연 2회　　　③ 연 3회
④ 연 1회　　　　　　　⑤ 2년마다 1회

 「후천성면역결핍증 예방법 시행령」 제11조의 규정에 의한 정기검진은 위생분야 종사자 등의 건강진단규칙에 의한 혈청검사시에 6월 간격으로 연 2회 실시한다(규칙 제5조).

12. 해외에서 입국하는 외국인 중 대통령령이 정하는 장기체류자는 입국 전 1월 이내에 발급받은 후천성면역결핍증 음성확인서를 누구에게 제시하여야 하는가?

① 검역소장　　　　　　② 세관공무원　　　　　　③ 보건소장
④ 시장 · 군수 · 구청장　⑤ 보건복지부장관

 해외에서 입국하는 외국인 중 대통령령이 정하는 장기체류자는 입국 전 1월 이내에 발급받은 인간후천성면역결핍증 음성확인서를 보건복지부장관에게 제시하여야 한다. 이를 제시하지 못하는 경우에는 보건복지부장관이 지정하는 기관에서 입국 후 72시간 이내에 검진을 받아야 한다(법 제8조제3항).

해답　10. ⑤　11. ②　12. ⑤

13. 「후천성면역결핍증 예방법」 규정에 의한 검진에 대한 설명으로 틀린 것은?

> ㉮ 정기검진은 성병에 관한 건강진단과 동시에 실시한다.
>
> ㉯ 정기검진은 위생분야 종사자 등의 건강진단규칙에 의한 혈청검사시에 6월 간격으로 연2회 실시한다.
>
> ㉰ 공중과 접촉이 많은 업소에 종사하는 자로서 성병에 관한 건강진단을 받아야 할 사람에 대하여 후천성면역결핍증에 관한 정기 또는 수시검진을 실시하여야 한다.
>
> ㉱ 검진을 실시할 때에는 검진대상자에게 검진받을 것을 검진기일 7일 전까지 통지하여야 한다.
>
> ㉲ 해외에서 입국하는 외국인 중 대통령령이 정하는 장기체류자는 입국 전 1월 이내에 발급받은 후천성면역결핍증 음성확인서를 보건복지가족부장관에게 제시하여야 한다.

① ㉮   ② ㉯   ③ ㉰   ④ ㉱   ⑤ ㉲

> **해설**
>
> 보건복지부장관이나 특별시장·광역시장·도지사(이하 "시·도지사"라 한다) 또는 시장·군수·구청장(자치구의 구청장을 말한다. 이하 같다)이 법 제8조제1항의 규정에 의하여 수시검진을 실시할 때와 법 제8조제2항의 규정에 의하여 검진을 실시할 때에는 검진대상자에게 검진받을 것을 검진기일 5일 전까지 통지하여야 한다(영 제12조제1항).

14. 혈액·장기·조직 등의 검사에 대하여 틀린 것은?

① 혈액원 및 혈액제제를 수입하는 자는 당해 혈액원에서 채혈된 혈액이나 수입혈액제제에 대하여 인체면역결핍바이러스의 감염여부를 검사하여야 한다.

② 의사 또는 의료기관은 장기·조직의 이식 및 정액의 제공과 기타 인체면역결핍바이러스감염의 위험이 있는 매개체를 사용하기 전에 인체면역결핍바이러스의 감염여부를 검사하여야 한다.

③ 수입혈액제제 또는 원료혈액제제를 수입하는 자가 당해 제품을 수입한 때에는 통관 이전에 보건복지부장관의 검사를 받아야 한다.

④ 확인검사기관의 장은 후천성면역결핍증 감염사실을 발견한 때에는 즉시 보건복지부장관에게 보고하여야 한다.

⑤ 인체면역결핍바이러스에 감염된 것으로 나타난 혈액·수입혈액제제·장기·조직·정액·매개체는 이를 유통·판매하거나 사용하여서는 아니 된다.

> **해설**
>
> 수입혈액제제 또는 원료혈액제제를 수입하는 자가 법 제9조제1항 단서의 규정에 해당하는 서류를 첨부하지 아니하고 당해 제품을 수입한 때에는 통관 이전에 식품의약품안전청장의 검사를 받아야 한다(규칙 제8조제2항).

 해답   13. ④   14. ③

15. 후천성면역결핍증에 대한 역학조사권자로 옳은 것은?

　　① 보건복지부장관　　　　　　　　　② 시·도지사

　　③ 시장·군수·구청장　　　　　　　　④ 식품의약품안전청장

　　⑤ 보건복지부장관, 시·도지사, 시장·군수 또는 구청장

　　　보건복지부장관, 시·도지사, 시장·군수 또는 구청장은 감염자 및 감염이 의심되는 충분한 사유가 있는
　　자와 감염되기 쉬운 환경에 있는 자에 대하여 후천성면역결핍증에 관한 검진이나 전파경로의 파악 등을
　　위한 역학조사를 실시할 수 있다(법 제10조).

16. 후천성면역결핍증의 예방과 그 감염자의 보호 또는 치료를 위하여 필요한 연구기관 또는 전문
　　진료기관을 설치·운영할 수 있는 자는?

　　① 보건복지부장관　　　　　　　　　② 시·도지사

　　③ 시장·군수·구청장　　　　　　　　④ 보건소장

　　⑤ 보건복지부장관·시·도지사·시장·군수 또는 구청장

　　　보건복지부장관은 후천성면역결핍증의 예방·관리와 그 감염자의 보호·지원 또는 치료를 위하여 필요
　　한 연구기관 또는 전문진료기관을 설치·운영할 수 있다(법 제13조제1항).

17. 감염자의 치료조치에 대한 설명으로 틀린 것은?

　　① 보건소장은 타인에게 감염시킬 우려가 높은 감염자에 대하여 전문진료기관에서 치료를 받도
　　　록 할 수 있다.

　　② 시·도지사는 감염자에 대하여 정기적인 진료를 하는 등 감염자 관리를 위하여 필요한 조치
　　　를 취하여야 한다.

　　③ 보건복지부장관은 감염자에 대하여 정기적인 진료를 하는 등 감염자 관리를 위하여 필요한
　　　조치를 취하여야 한다.

　　④ 시장·군수·구청장은 치료권고에 응하지 아니하는 감염인 중 감염인의 주의능력과 주위환
　　　경 등으로 보아 타인에게 감염시킬 우려가 높은 자로 인정된 때에는 치료 및 보호조치를 강제
　　　할 수 있다.

　　⑤ 감염자는 그 종사자가 정기검진을 받아야 하는 업소에 종사할 수 없다.

보건복지부장관, 시·도지사 또는 시장·군수·구청장은 인체면역결핍바이러스의 전염을 방지하기 위하여 감염인 중 타인에게 감염시킬 우려가 있는 자 등에 대하여 제13조의 규정에 의한 전문진료기관에서 치료를 받도록 할 수 있다(법 제14조).

18. 감염자의 요양 및 치료 등을 위한 시설과 감염자에 대한 정보제공 및 상담 등을 위한 시설을 설치·운영할 수 있는 자는?

① 보건복지부장관　　　　　　　　　　② 시·도지사

③ 시장·군수·구청장　　　　　　　　　④ 보건소장

⑤ 보건복지부장관, 시·도지사

 보건복지부장관 또는 시·도지사는 감염자의 요양 및 치료 등을 위한 시설(이하 "요양시설"이라 한다)과 감염자에 대한 정보제공 및 상담 등을 위한 시설(이하 "쉼터"라 한다)을 설치·운영할 수 있다(법 제16조 제1항).

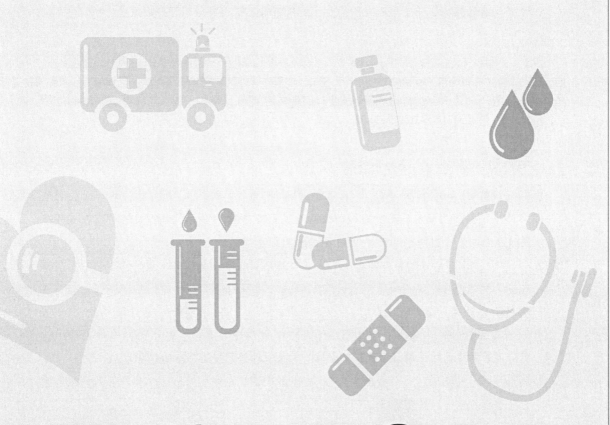

응급의료에 관한 법률

M E D I C A L R E G U L A T I O N

적중예상문제

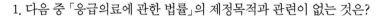

1. 다음 중 「응급의료에 관한 법률」의 제정목적과 관련이 없는 것은?

   ① 이 법은 국민들이 응급상황에서 신속하고 적절한 응급의료를 받을 수 있도록 한다.

   ② 이 법은 응급의료에 관한 국민의 권리와 의무, 국가 · 지방자치단체의 책임, 응급의료제공자의 책임과 권리를 정한다.

   ③ 이 법은 응급의료자원의 효율적인 관리를 위하여 필요한 사항을 규정한다.

   ④ 이 법은 국민의 건강을 보호하고 증진함을 그 목적으로 한다.

   ⑤ 이 법은 응급환자의 생명과 건강을 보호하고 국민의료의 적정을 기함을 목적으로 한다.

   해설

   이 법은 국민들이 응급상황에서 신속하고 적절한 응급의료를 받을 수 있도록 응급의료에 관한 국민의 권리와 의무, 국가 · 지방자치단체의 책임, 응급의료제공자의 책임과 권리를 정하고 응급의료자원의 효율적인 관리를 위하여 필요한 사항을 규정함으로써 응급환자의 생명과 건강을 보호하고 국민의료의 적정을 기함을 목적으로 한다(법 제1조).

2. 다음 중 용어의 설명과 관련하여 틀린 것은?

   ① "응급환자"라 함은 질병, 분만, 각종 사고 및 재해로 인한 부상이나 기타 위급한 상태로 인하여 즉시 필요한 응급처치를 받지 아니하면 생명을 보존할 수 없거나 심신상의 중대한 위해가 초래될 가능성이 있는 환자 또는 이에 준하는 자를 말한다.

   ② "응급처치"라 함은 응급환자의 발생부터 생명의 위험에서 회복되거나 심신상의 중대한 위해가 제거되기까지의 과정에서 응급환자를 위하여 행하여지는 상담 · 구조 · 이송 · 응급처치 및 진료 등의 조치를 말한다.

   ③ "응급의료종사자"라 함은 관계 법령이 정하는 바에 의하여 취득한 면허 또는 자격의 범위 안에서 응급환자에 대한 응급의료를 제공하는 의료인과 응급구조사를 말한다.

   ④ "구급차 등"이라 함은 응급환자의 이송 등 응급의료의 목적에 이용되는 자동차 · 선박 및 항공기 등의 이송수단을 말한다.

   ⑤ "응급의료기관 등"이라 함은 응급의료기관, 구급차 등의 운용자 및 응급의료정보센터를 말한다.

해답   1. ④ 2. ②

②는 응급의료를 설명한 것이고, 응급처치라 함은 응급의료행위의 하나로서 응급환자에게 행하여지는 기도의 확보, 심장박동의 회복 기타 생명의 위험이나 증상의 현저한 악화를 방지하기 위하여 긴급히 필요로 하는 처치를 말한다.

3. 「응급의료에 관한 법률」상 응급의료기관으로 볼 수 없는 것은?

① 중앙응급의료센터　　　　② 권역응급의료센터　　　　③ 응급의료정보센터
④ 전문응급의료센터　　　　⑤ 지역응급의료센터

"응급의료기관"이라 함은 의료법 제3조의 규정에 의한 의료기관 중에서 「응급의료에 관한 법률」에 의하여 지정된 중앙응급의료센터, 권역응급의료센터, 전문응급의료센터, 지역응급의료센터 및 지역응급의료기관을 말한다(법 제2조제5호).

4. 다음 중 응급의료에 관한 국민의 권리와 의무에 대한 설명으로 타당한 것은?

㉮ 응급의료에 관한 알권리	㉯ 응급의료를 받을 권리
㉰ 응급의료시책에 관한 알권리	㉱ 응급환자에 대한 신고 및 협조의무

① ㉮　　　　　　　　　② ㉯, ㉰　　　　　　　　　③ ㉮, ㉯, ㉰
④ ㉯, ㉰, ㉱　　　　　　⑤ ㉮, ㉯, ㉰, ㉱

㉮, ㉯, ㉰, ㉱ 모두 응급의료에 관한 국민의 권리와 의무에 해당된다.

5. 다음 중 응급의료에 관한 국민의 권리와 의무에 대한 설명으로 타당한 것은?

> ㉮ 모든 국민은 성별, 연령, 민족, 종교, 사회적 신분 또는 경제적 사정 등을 이유로 차별받지 아니하고 응급의료를 받을 권리를 가진다.
> ㉯ 모든 국민은 응급상황에서의 응급처치 요령, 응급의료기관 등의 안내 등 기본적인 대응방법을 알권리가 있다.
> ㉰ 모든 국민은 응급의료에 대한 국가나 지방자치단체의 시책에 대하여 알권리를 가진다.
> ㉱ 누구든지 응급환자를 발견한 때에는 즉시 이를 보건소에 신고하여야 한다.
> ㉲ 누구든지 응급의료종사자가 응급의료를 위하여 필요한 협조를 요청하는 경우에는 이에 적극 협조하여야 한다.

해답　3. ③　4. ⑤　5. ③

① ㉮, ㉯, ㉰, ㉱　　　　　② ㉯, ㉰, ㉱, ㉲　　　　　③ ㉮, ㉯, ㉰, ㉲

④ ㉯, ㉰, ㉱, ㉲　　　　　⑤ ㉮, ㉯, ㉰, ㉱, ㉲

 ㉲ 누구든지 응급환자를 발견한 때에는 즉시 이를 응급의료기관 등에 신고하여야 한다(법 제5조제1항).

6. 응급의료종사자의 권리와 의무에 관한 설명으로 바르게 조합된 것은?

> ㉮ 응급의료기관 등에서 근무하는 응급의료종사자는 응급환자를 상시 진료할 수 있도록 응급의료
> 업무에 성실히 종사하여야 한다.
> ㉯ 응급의료종사자는 업무 중에 응급의료를 요청 받거나 응급환자를 발견한 때에는 즉시 응급의료
> 를 행하여야 하며 정당한 사유 없이 이를 거부하거나 기피하지 못한다.
> ㉰ 응급의료종사자는 정당한 사유가 없는 한 응급환자에 대한 응급의료를 중단하여서는 아니 된다.
> ㉱ 의료인은 응급의료기관에 내원한 환자가 응급환자에 해당하지 아니하나 진료가 필요하다고 인
> 정되는 경우에는 본인의 동의 없이 응급실이 아닌 의료시설에 진료를 의뢰하거나 다른 의료기
> 관에 이송할 수 있다.
> ㉲ 응급의료종사자는 응급환자가 2인 이상인 경우에는 도착순서에 따라 응급의료를 실시하여야
> 한다.

① ㉮, ㉯　　　　　② ㉯, ㉰　　　　　③ ㉮, ㉯, ㉰

④ ㉰, ㉱, ㉲　　　　　⑤ ㉮, ㉯, ㉰, ㉱, ㉲

 ㉱ 의료인은 응급의료기관에 내원한 환자가 응급환자에 해당하지 아니하나 진료가 필요하다고 인정되는
경우에는 「응급의료에 관한 법률」 제7조의 규정에 따라 본인 또는 법정대리인의 동의를 얻어 응급실
이 아닌 의료시설에 진료를 의뢰하거나 다른 의료기관에 이송할 수 있다(영 제2조제1항).
㉲ 응급의료종사자는 응급환자가 2인 이상인 경우에는 의학적 판단에 기초한 위급의 정도에 따라 응급
의료를 실시하여야 한다(법 제8조제2항).

7. 응급환자가 2인 이상일 경우 응급처치 우선순위의 기준은?

① 연령　　　　　② 급만성 질환　　　　　③ 수술여부

④ 접수순서　　　　　⑤ 의학적 판단에 기초한 위급의 정도

 응급의료종사자는 응급환자가 2인 이상인 경우에는 의학적 판단에 기초한 위급의 정도에 따라 응급의료
를 실시하여야 한다(법 제8조제2항).

 해답　　6. ③　7. ⑤

8. 응급환자가 의사결정능력이 없는 경우 법정대리인이 동행한 때에는 응급의료종사자의 응급의료에 관한 설명으로 옳은 것은?

> ㉮ 법정대리인에게 응급의료에 관하여 설명하고 그 동의를 얻어야 한다.
> ㉯ 설명동의 없이 위험성 정도에 따라 의사가 재량적으로 판단하여 응급의료를 행할 수 있다.
> ㉰ 법정대리인이 동행하지 아니한 경우에는 동행한 자에게 설명한 후 응급처치를 하고, 의사의 의학적 판단에 따라 응급진료를 행할 수 있다.
> ㉱ 동의여부에 관계없이 의사는 지체없이 응급조치를 하여야 한다.

① ㉮, ㉯   ② ㉯, ㉰   ③ ㉮, ㉰
④ ㉰, ㉱   ⑤ ㉮, ㉯, ㉰, ㉱

> 응급의료종사자는 응급환자가 의사결정능력이 없는 경우 법정대리인이 동행한 때에는 그 법정대리인에게 응급의료에 관하여 설명하고 그 동의를 얻어야 하며, 법정대리인이 동행하지 아니한 경우에는 동행한 자에게 설명한 후 응급처치를 하고, 의사의 의학적 판단에 따라 응급진료를 행할 수 있다(법 제9조제2항).

9. 다음 응급의료종사자의 권리와 의무에 관한 설명 중 틀린 것은?

① 의료인은 응급환자가 아닌 자에 대하여 응급실이 아닌 의료시설에 진료를 의뢰하거나 다른 의료기관에 이송할 수 있다.
② 의료인은 ①의 경우에는 당해 환자가 응급환자에 해당하지 아니하는 이유를 설명하고, 그에 필요한 진료내용 및 진료과목 등을 추천하여야 한다.
③ 의료기관의 장은 응급환자에 해당하지 아니하는 환자를 다른 의료기관으로 이송한 경우 그 이송받은 의료기관, 환자 또는 그 법정대리인이 진료에 필요한 의무기록을 요구하는 경우에는 이를 즉시 제공하여야 한다.
④ 응급의료종사자는 응급환자에 대하여는 다른 환자에 우선하여 상담·구조 및 응급처치를 실시하고 진료를 위하여 필요한 최선의 조치를 하여야 한다.
⑤ 응급의료종사자는 반드시 응급환자에게 응급의료에 관하여 설명하고 그 동의를 얻어야 한다.

> 응급의료종사자는 다음 각호의 1에 해당하는 경우를 제외하고는 응급환자에게 응급의료에 관하여 설명하고 그 동의를 얻어야 한다(법 제9조제1항).
> 1. 응급환자가 의사결정능력이 없는 경우
> 2. 설명 및 동의절차로 인하여 응급의료가 지체되어 환자의 생명에 위험 또는 심신상의 중대한 장애를 초래하는 경우

해답   8. ③   9. ⑤

10. 응급의료의 설명·동의에 대해 틀린 것은?

① 응급의료종사자는 원칙적으로 응급환자에게 응급의료에 관하여 설명하고 그 동의를 얻어야 한다.

② 응급의료종사자는 설명 및 동의절차로 인하여 응급의료가 지체되어 환자의 생명에 위험 또는 심신상의 중대한 장애를 초래하는 경우에 동의 없이 응급의료를 시행할 수 있다.

③ 응급환자가 의사결정능력이 없는 경우 의료종사자는 동의여부에 관계없이 응급의료를 시행하여야 한다.

④ 응급의료종사자가 의사결정능력이 없는 응급환자의 법정대리인으로부터 동의를 얻지 못하였으나 응급환자에게 반드시 응급의료가 필요하다고 판단되는 때에는 의료인 2인 이상의 동의를 얻어 응급의료를 할 수 있다.

⑤ 응급의료종사자는 응급환자가 의사결정능력이 없는 경우 법정대리인이 동행하지 아니한 경우에는 동행한 자에게 설명한 후 응급처치를 하고, 의사의 의학적 판단에 따라 응급진료를 행할 수 있다.

응급의료종사자는 응급환자가 의사결정능력이 없는 경우 법정대리인이 동행한 때에는 그 법정대리인에게 응급의료에 관하여 설명하고 그 동의를 얻어야 하며, 법정대리인이 동행하지 아니한 경우에는 동행한 자에게 설명한 후 응급처치를 하고, 의사의 의학적 판단에 따라 응급진료를 행할 수 있다(법 제9조제2항).

11. 응급환자 또는 그 법정대리인에게 응급의료에 관하여 설명하고 동의를 얻어야 할 내용은?

> ㉮ 환자에게 발생하거나 발생가능한 증상의 진단명 ㉯ 응급검사의 내용
> ㉰ 응급환자가 설명을 요구하는 사항 ㉱ 응급처치의 내용
> ㉲ 의료를 받지 아니하는 경우의 예상결과 또는 예후

① ㉮, ㉯, ㉰, ㉱   ② ㉯, ㉰, ㉱, ㉲   ③ ㉮, ㉯, ㉰, ㉲
④ ㉯, ㉰, ㉱, ㉲   ⑤ ㉮, ㉯, ㉰, ㉱, ㉲

법 제9조의 규정에 따라 응급환자 또는 그 법정대리인에게 응급의료에 관하여 설명하고 동의를 얻어야 할 내용은 다음 각호와 같다(규칙 제3조제1항).
1. 환자에게 발생하거나 발생가능한 증상의 진단명
2. 응급검사의 내용
3. 응급처치의 내용
4. 응급의료를 받지 아니하는 경우의 예상결과 또는 예후
5. 그 밖에 응급환자가 설명을 요구하는 사항

해답   10. ③   11. ⑤

12. 응급환자의 이송 등에 대한 설명으로 틀린 것은?

    ① 의료기관의 장은 당해 의료기관의 능력으로는 그 응급환자에 대하여 응급의료를 행할 수 없다고 판단한 때에는 지체없이 응급의료가 가능한 다른 의료기관으로 이송하여야 한다.

    ② 의료기관의 장은 응급환자를 이송하는 경우에는 응급환자의 안전한 이송에 필요한 의료기구 및 인력을 제공하여야 한다.

    ③ 의료기관의 장은 응급환자를 이송하는 경우에는 응급환자를 이송받는 의료기관에 진료에 필요한 의무기록을 제공하여야 한다.

    ④ 의료기관의 장은 이송에 소요된 비용을 환자에게 청구할 수 있다.

    ⑤ 누구든지 응급의료종사자의 응급환자에 대한 구조·이송·응급처치 또는 진료를 방해하여서는 아니 된다.

> 의료인은 응급환자에 대하여 당해 의료기관의 능력으로는 그 환자에 대하여 적정한 응급의료를 행할 수 없다고 판단한 때에는 지체없이 그 환자를 적정한 응급의료가 가능한 다른 의료기관으로 이송하여야 한다(법 제11조제1항).

13. 응급의료에 관한 국가와 지방자치단체의 책임에 관한 사항으로 옳게 조합된 것은?

    ㉮ 국가 및 지방자치단체는 응급환자의 보호, 응급의료기관 등의 지원 및 설치·운영, 응급의료종사자의 양성과 응급이송수단의 확보 등 응급의료를 제공하기 위한 시책을 강구하고 시행하여야 한다.

    ㉯ 보건복지가족부장관은 응급의료기본계획을 3년마다 수립하여야 하고, 기본계획에 따라 매년 그 연차별 시행계획을 수립하여야 한다.

    ㉰ 시·도지사는 응급의료기본계획에 따라 지역응급의료시행계획을 수립하여 시행하여야 한다.

    ㉱ 보건복지가족부장관은 대통령령이 정하는 바에 의하여 지역응급의료시행계획 및 그 시행결과를 평가할 수 있다.

    ① ㉮, ㉯   ② ㉯, ㉰   ③ ㉮, ㉰, ㉱

    ④ ㉯, ㉰, ㉱   ⑤ ㉮, ㉯, ㉰, ㉱

> 보건복지부장관은 법 제13조의2 제1항의 규정에 의한 응급의료기본계획(이하 "기본계획"이라 한다)을 5년마다 수립하여야 하고(영 제3조제1항), 보건복지부장관은 기본계획에 따라 매년 그 연차별 시행계획을 수립하여야 한다(영 제3조제2항).

14. 응급의료에 관한 국가와 지방자치단체의 책임에 관한 사항으로 옳게 조합된 것은?

> ㉮ 보건복지가족부장관 또는 시·도지사는 응급의료종사자가 아닌 자로 하여금 구조 및 응급처치에 관한 교육을 받게 할 수 있다.
> ㉯ 국가 및 지방자치단체는 응급의료에 관한 정보를 원활하게 교류하기 위하여 응급의료통신망을 구축하여야 한다.
> ㉰ 보건복지가족부장관은 응급의료기관 등에 대하여 평가를 실시할 수 있다.
> ㉱ 다수의 환자가 발생하였을 경우 응급의료종사자에게 필요한 조치의 명령을 할 수 있는 자는 보건복지가족부장관 뿐이다.
> ㉲ 시장·군수·구청장은 다수의 환자발생에 대비하여 환자발생의 원인 및 규모에 따른 적정한 조치계획을 미리 수립하여야 한다.

① ㉮, ㉯, ㉲   ② ㉯, ㉰   ③ ㉮, ㉯, ㉰
④ ㉯, ㉰, ㉱, ㉲   ⑤ ㉮, ㉯, ㉰, ㉱, ㉲

보건복지부장관, 시·도지사 또는 시장·군수·구청장(자치구의 구청장을 말한다. 이하 같다)은 재해 등으로 인하여 다수의 환자가 발생하였을 경우 응급의료종사자에게 응급의료업무에 종사할 것을 명하거나 의료기관의 장 또는 구급차 등을 운용하는 자에게 의료시설을 제공하거나 응급환자이송 등의 업무에 종사할 것을 명할 수 있으며, 중앙행정기관의 장 또는 관계기관의 장에게 협조를 요청할 수 있다(법 제18조제1항).
㉲ 보건복지부장관 또는 시·도지사는 다수의 환자발생에 대비하여 환자발생의 원인 및 규모에 따른 적정한 조치계획을 미리 수립하여야 한다(영 제10조제1항).

15. 재해 등으로 인하여 다수의 환자가 발생하였을 경우 보건복지부장관, 시·도지사 또는 시장·군수·구청장이 응급의료종사자에게 조치할 수 있는 사항으로 올바른 것은?

> ㉮ 응급의료업무에 종사할 것
> ㉯ 의료시설의 제공
> ㉰ 응급환자이송 등의 업무에 종사
> ㉱ 중앙행정기관의 장 또는 관계기관의 장에게 협조를 요청

① ㉮, ㉯   ② ㉯, ㉰   ③ ㉮, ㉯, ㉰
④ ㉯, ㉰, ㉱   ⑤ ㉮, ㉯, ㉰, ㉱

14번 해설 참조

해답   14. ③   15. ⑤

16. 응급의료기금의 설치 및 관리 · 운용에 대한 설명으로 옳게 조합된 것은?

> ㉮ 보건복지가족부장관은 응급의료를 효율적으로 수행하기 위하여 응급의료기금을 설치한다.
> ㉯ 보건복지가족부장관은 기금의 관리 · 운용을 대통령령이 정하는 의료 관련 기관 또는 의료 관련 단체에 위탁할 수 있다.
> ㉰ 기금관리기관의 장은 위탁사업비의 관리 · 운용계획을 수립하여 다음 회계연도 개시 2월 전까지 보건복지가족부장관의 승인을 얻어야 한다.
> ㉱ 심사평가원장은 당해 연도의 위탁사업비의 결산보고서를 작성하여 당해 회계연도 종료 후 2월 이내에 보건복지가족부장관에게 보고하여야 한다.
> ㉲ 기금은 정부 출연금 등으로 조성한다.

① ㉮, ㉯   ② ㉯, ㉰   ③ ㉮, ㉯, ㉰, ㉲

④ ㉮, ㉯, ㉱, ㉲   ⑤ ㉮, ㉯, ㉰, ㉱, ㉲

 심사평가원의 원장은 위탁사업비의 관리 · 운용계획을 수립하여 다음 회계연도 개시 2월 전까지 보건복지부장관의 승인을 얻어야 한다. 이를 변경하고자 하는 때에는 그 변경하고자 하는 사항에 관하여 보건복지부장관의 승인을 얻어야 한다(영 제13조제1항).

17. 미수금의 대불에 대한 설명으로 틀린 것은?

① 의료기관과 구급차 등을 운용하는 자는 응급환자에게 응급의료를 제공하고 이에 대한 비용을 지불받지 못하였을 경우 의료기관의 장에게 청구할 수 있다.

② 미수금의 대불청구는 진료종료일 또는 이송종료일 부터 3년 이내에 하여야 한다.

③ 기금관리기관의 장은 의료기관 등으로부터 미수금에 대한 대불청구가 있는 때에는 보건복지부령이 정하는 기준에 따라 심사하여 기금에서 대불하여야 한다.

④ 기금관리기관의 장은 미수금을 대불한 경우에는 응급환자 본인, 부양의무자 또는 다른 법령에 의한 진료비부담 의무자에게 그 대불금을 구상할 수 있다.

⑤ 기금관리기관의 장은 대불금을 구상함에 있어 상환이 불가능한 대불금에 대하여 결손처분을 할 수 있다.

 의료기관과 구급차 등을 운용하는 자는 응급환자에게 응급의료를 제공하고 이에 대한 비용을 지불받지 못하였을 경우 그 중 응급환자 본인이 부담하여야 하는 금액(이하 "미수금"이라 한다)에 대하여는 제19조제2항의 규정에 의한 기금관리기관의 장(기금의 관리 · 운용에 관한 업무가 위탁되지 아니한 경우에는 보건복지부장관을 말한다. 이하 이 조 및 제22조의2에서 같다)에게 대불을 청구할 수 있다(법 제22조제1항).

──────────────────────────────

18. 응급의료수가의 기준을 정하는 자는?

① 보건복지부장관   ② 기금관리기관의 장

③ 심사평가원장   ④ 시 · 도지사

⑤ 시장 · 군수 · 구청장

해설   응급의료수가의 기준은 보건복지부장관이 정한다(법 제23조제1항). 보건복지부장관은 제1항의 규정에 의한 응급의료수가의 기준을 정함에 있어 법 제17조의 규정에 의한 응급의료기관에 대한 평가결과를 반영하여 응급의료수가에 차등을 둘 수 있다(법 제23조제2항).

19. 다음 중 응급의료센터의 지정권자가 다른 것은?

① 중앙응급의료센터 − 보건복지부장관   ② 권역응급의료센터 − 시 · 도지사

③ 전문응급의료센터 − 보건복지부장관   ④ 지역응급의료센터 − 시 · 도지사

⑤ 지역응급의료기관 − 시장 · 군수 · 구청장

해설   중앙응급의료센터 · 권역응급의료센터 · 전문응급의료센터는 보건복지부장관이 지정한다.

20. 중앙응급의료센터의 업무로 묶인 것은?

㉮ 응급의료기관 등에 대한 평가 및 질 향상 활동 지원	㉯ 응급의료종사자에 대한 교육훈련
㉰ 지역응급의료센터간의 업무조정 및 지원	㉱ 응급의료관련 연구
㉲ 대형재해 등의 발생시 응급의료 관련업무 조정 및 지원	

① ㉮, ㉯, ㉲   ② ㉯, ㉰, ㉱   ③ ㉮, ㉯, ㉰, ㉲

④ ㉮, ㉯, ㉱, ㉲   ⑤ ㉮, ㉯, ㉰, ㉱, ㉲

해설   보건복지부장관은 응급의료에 관한 다음 각호의 업무를 행하게 하기 위하여 의료법 제3조의 규정에 의한 종합병원(이하 "종합병원"이라 한다) 중에서 중앙응급의료센터를 지정할 수 있다(법 제25조제1항).

1. 응급의료기관 등에 대한 평가 및 질 향상 활동 지원
2. 응급의료종사자에 대한 교육훈련
3. 권역응급의료센터간의 업무조정 및 지원
4. 응급의료관련 연구
5. 대형재해 등의 발생시 응급의료 관련업무 조정 및 지원
6. 그 밖에 보건복지부장관이 정하는 응급의료관련 업무

해답   18. ①   19. ②   20. ④

21. 응급의료기관에 대한 설명으로 틀린 것은?

   ① 보건복지부장관은 응급의료에 관한 업무를 행하게 하기 위하여 의료법 규정에 의한 종합 병원 중에서 중앙응급의료센터를 지정할 수 있다.

   ② 보건복지부장관은 응급의료에 관한 업무를 행하게 하기 위하여 시·도지사와 협의하여 시·도에 소재하는 종합병원 중에서 권역응급의료센터를 지정할 수 있다.

   ③ 보건복지부장관은 시·도지사와의 협의를 거쳐 외상환자·화상환자 및 독극물중독환자 등에 대한 응급의료를 위하여 종합병원 중에서 분야별로 전문응급의료센터를 지정할 수 있다.

   ④ 시·도지사는 관할 지역안의 주민에게 적정한 응급의료를 제공하기 위하여 종합병원 중에서 지역응급의료센터를 지정할 수 있다.

   ⑤ 시장·군수·구청장은 관할 지역 안의 주민에게 적정한 응급의료를 제공하기 위하여 종합병원 중에서 지역응급의료센터를 지정할 수 있다.

   시장·군수·구청장은 관할 지역 안의 주민에게 적정한 응급의료를 제공하기 위하여 종합병원과 의료법 제3조의 규정에 의한 병원 및 의원 중에서 지역응급의료기관을 지정할 수 있다(법 제31조제1항).

22. 권역응급의료센터의 업무로 옳은 것은?

> ㉮ 응급환자의 진료
> ㉯ 대형재해 등의 발생시의 응급의료지원
> ㉰ 권역 안의 응급의료종사자에 대한 교육·훈련
> ㉱ 기타 보건복지가족부장관이 정하는 권역 안의 응급의료관련 업무

① ㉮, ㉯   ② ㉯, ㉰   ③ ㉯, ㉰, ㉱

④ ㉮, ㉯, ㉱   ⑤ ㉮, ㉯, ㉰, ㉱

   보건복지부장관은 응급의료에 관한 업무를 행하게 하기 위하여 시·도지사와 협의하여 시·도에 소재하는 종합병원 중에서 권역응급의료센터를 지정할 수 있다(법 제26조제1항).

   1. 응급환자의 진료
   2. 대형재해 등의 발생시의 응급의료지원
   3. 권역 안의 응급의료종사자에 대한 교육·훈련
   4. 기타 보건복지부장관이 정하는 권역 안의 응급의료관련 업무

23. 특별시 및 광역시에 인구 얼마당 1개소의 지역응급의료센터를 지정하여야 하는가?

① 10만명　　　　② 30만명　　　　③ 50만명　　　　④ 100만명　　　　⑤ 200만명

 시·도지사는 법 제30조의 규정에 따라 지역응급의료센터를 지정하고자 하는 경우에는 주민의 접근시간을 고려하여 적정한 분포가 이루어지도록 다음 각호의 기준에 따라 지정하여야 한다. 다만, 주민의 생활권, 의료자원의 분포 등 불가피한 사유로 인하여 기준을 초과하여 지역응급의료센터를 지정할 필요가 있는 경우에는 법 제3조의3제1항의 규정에 의한 지역응급의료위원회의 심의를 거쳐 이를 지정할 수 있다(규칙 제17조제1항).

1. 특별시 및 광역시 : 인구 100만명당 1개소
2. 도 : 인구 50만명당 1개소

24. 응급의료정보센터의 업무로 타당한 것은?

⑦ 응급환자의 안내·상담 및 지도
④ 응급의료에 관한 각종 정보의 관리 및 제공
⑤ 응급의료통신망 및 응급의료전산망의 관리·운영 및 그에 따른 업무
⑤ 응급환자를 이송 중인 자에 대한 응급처치의 지도 및 이송병원의 안내

① ⑦, ④　　　　　　② ④, ⑤　　　　　　③ ④, ⑤, ⑤
④ ⑦, ④, ⑤　　　　⑤ ⑦, ④, ⑤, ⑤

 보건복지부장관은 응급의료를 효율적으로 제공할 수 있도록 응급의료자원의 분포와 주민의 생활권을 감안하여 지역별로 응급의료정보센터를 설치·운영하여야 하며, 정보센터의 업무는 다음 각호와 같다(법 제27조제1·2항).

1. 응급환자의 안내·상담 및 지도
2. 응급환자를 이송 중인 자에 대한 응급처치의 지도 및 이송병원의 안내
3. 응급의료에 관한 각종 정보의 관리 및 제공
4. 응급의료통신망 및 응급의료전산망의 관리·운영 및 그에 따른 업무
5. 기타 보건복지부령이 정하는 응급의료관련 업무

해답　23.④　24.⑤

25. 다음 중 응급의료기관의 의무사항과 관련하여 그 설명이 타당하지 아니한 것은?

① 응급의료기관은 응급환자에 대하여 24시간 상시 진료할 수 있도록 응급의료기관의 지정 기준에 따라 시설, 인력 및 장비 등을 유지하여 운영하여야 한다.

② 응급의료기관은 공휴일과 야간에 당직응급의료종사자를 두고 응급환자에 대하여 상시 진료할 준비체계를 갖추어야 한다.

③ 응급의료기관의 장으로부터 비상진료체계의 유지를 위한 근무명령을 받은 응급의료종사자는 이를 성실히 이행하여야 한다.

④ 응급의료기관의 장은 비상진료체계의 유지를 위하여 응급의료를 담당하는 당직전문의를 두어야 한다.

⑤ 응급의료기관은 응급환자를 위한 예비병상을 확보하여야 하나, 필요에 따라 예비병상을 응급환자가 아닌 자가 사용할 수 있다.

 응급의료기관은 응급환자를 위한 예비병상을 확보하여야 하며 예비병상을 응급환자가 아닌 자가 사용하게 하여서는 아니 된다(법 제33조제1항).

26. 의료기관이 준수하여야 하는 당직전문인의 배치기준과 다른 것은?

① 권역응급의료센터 ― 내과·외과·흉부외과·정형외과·신경외과·소아과·산부인과 및 마취과의 전문의 각 1인 이상

② 지역응급의료센터 ― 내과·외과·소아과·산부인 및 마취과의 전문의 각 1인 이상

③ 지역응급의료기관 ― 외과계열 및 내과계열의 전문의 각 1인 이상

④ 전문응급의료센터는 지역응급의료센터의 기준에 준한다.

⑤ 응급의료기관이 수련병원인 경우에는 3년차 이상의 레지던트를 전문의에 갈음할 수 있다.

 응급의료기관의 장은 비상진료체계의 유지를 위하여 다음 각호의 기준에 따라 응급의료를 담당하는 당직전문의를 두어야 한다. 다만, 응급의료기관이 수련병원인 경우에는 3년차 이상의 레지던트를 전문의에 갈음할 수 있다(규칙 제19조).

의료기관	배치기준
권역응급의료센터 및 전문응급의료센터	내과·외과·흉부외과·정형외과·신경외과·소아과·산부인과 및 마취과의 전문의 각 1인 이상
지역응급의료센터	내과·외과·소아과·산부인 및 마취과의 전문의 각 1인 이상
지역응급의료기관	외과계열 및 내과계열의 전문의 각 1인 이상

27. 의료기관이 준수하여야 하는 예비병상 및 유지에 관한 내용으로 틀린 것은?

   ① 예비병상의 수는 의료법 제30조제4항의 규정에 따라 허가받은 병상 수의 100분의 1 이상으로 한다.

   ② ①의 경우 병·의원의 예비병상의 수는 2병상 이상으로 한다.

   ③ 응급의료기관은 응급실을 전담하는 의사가 입원을 의뢰한 응급환자에 한하여 예비병상을 사용하게 하여야 한다.

   ④ 최근의 응급환자발생상황과 다음 날의 예비병상 확보가능성 등을 감안하여 예비병상을 사용하도록 할 수 있다.

   ⑤ ④의 경우 매일 오후 10시 이후에는 응급실에 있는 응급환자 중 입원 등의 필요성이 더 많이 요구되는 환자의 순으로 예비병상을 사용하도록 할 수 있다.

> 응급의료기관이 법 제33조의 규정에 따라 확보하여야 하는 예비병상의 수는 의료법 제30조제4항의 규정에 따라 허가받은 병상 수의 100분의 1 이상(병·의원의 경우에는 1병상 이상)으로 한다(규칙 제20조제1항).

28. 당직의료기관의 지정권자는?

   ① 보건복지부장관   ② 보건소장   ③ 시·도지사

   ④ 시장·군수·구청장   ⑤ 보건복지부장관, 시·도지사 또는 시장·군수·구청장

> 보건복지부장관, 시·도지사 또는 시장·군수·구청장은 공휴일 또는 야간 그 밖에 응급환자 진료에 지장이 발생할 우려가 있다고 인정할만한 이유가 있는 때에는 응급환자의 응급의료를 위하여 보건복지부령이 정하는 바에 의하여 의료기관의 종별·진료과목별 및 진료기간별로 당직의료기관을 지정하고 이들로 하여금 응급의료를 하게 할 수 있다(법 제34조).

29. 응급의료기관의 지정 취소사유에 해당하는 것은?

> ㉮ 「응급의료에 관한 법률」에 의하여 규정된 업무를 수행하지 아니한 때
> ㉯ 지정기준에 미달한 때
> ㉰ 「응급의료에 관한 법률」 또는 「응급의료에 관한 법률」에 의한 처분이나 명령에 위반한 때
> ㉱ 거짓 기타 부정한 방법으로 지정받은 때

   ① ㉮, ㉱   ② ㉯, ㉰   ③ ㉯, ㉰, ㉱

   ④ ㉮, ㉯, ㉱   ⑤ ㉮, ㉯, ㉰

해답   27. ② 28. ⑤ 29. ⑤

보건복지부장관, 시·도지사 및 시장·군수·구청장은 중앙응급의료센터, 권역응급의료센터, 전문응급
의료센터, 지역응급의료센터, 지역응급의료기관이 다음 각호의 1에 해당하는 때에는 그 지정권자가 지정
을 취소할 수 있다(법 제35조).
1. 지정기준에 미달한 때
2. 이 법에 의하여 규정된 업무를 수행하지 아니한 때
3. 이 법 또는 이 법에 의한 처분이나 명령에 위반한 때

30. 「응급의료에 관한 법률」에 의한 응급의료기관으로 지정 받지 아니한 의료기관이 응급의료시설
을 설치·운영하고자 하는 때에는 보건복지부령이 정하는 시설·인력 등을 갖추어 누구에게 신
고하여야 하는가?

① 보건복지부장관 　　　　② 보건소장 　　　　③ 시·도지사
④ 시장·군수·구청장 　　　　⑤ 보건복지부장관, 시·도지사 또는 시장·군수·구청장

 이 법에 의한 응급의료기관으로 지정 받지 아니한 의료기관이 응급의료시설을 설치·운영하고자 하는
때에는 보건복지부령이 정하는 시설·인력 등을 갖추어 시장·군수·구청장에게 신고하여야 한다. 다
만, 종합병원의 경우에는 그러하지 아니하다(법 제35조의 2).

31. 1급 응급구조사의 자격요건으로 옳은 것은?

> ㉮ 대학 또는 전문대학에서 응급구조학을 전공하고 졸업한 자
> ㉯ 보건복지가족부장관이 인정하는 외국의 응급구조사 자격인정을 받은 자
> ㉰ 2급 응급구조사로서 응급구조사의 업무에 3년 이상 종사한 자
> ㉱ 보건복지가족부장관이 지정하는 응급구조사 양성기관에서 양성과정을 이수한 자

① ㉮, ㉱ 　　　　② ㉯, ㉰ 　　　　③ ㉮, ㉯, ㉰
④ ㉮, ㉯, ㉱ 　　　　⑤ ㉮, ㉯, ㉰, ㉱

 응급구조사의 자격요건

1급응급구조사	1급응급구조사가 되고자 하는 자는 다음 각호의 1에 해당하는 자로서 보건복지가족부장관이 실시하는 시험에 합격한 후 보건복지가족부장관의 자격인정을 받아야 한다(법 제36조제2항). 1. 대학 또는 전문대학에서 응급구조학을 전공하고 졸업한 자

	2. 보건복지가족부장관이 인정하는 외국의 응급구조사 자격인정을 받은 자 3. 2급 응급구조사로서 응급구조사의 업무에 3년 이상 종사한 자
2급응급구조사	2급응급구조사가 되고자 하는 자는 다음 각호의 1에 해당하는 자로서 보건복지가족부장관이 실시하는 시험에 합격한 후 보건복지가족부장관의 자격인정을 받아야 한다(법 제36조제3항). 1. 보건복지가족부장관이 지정하는 응급구조사 양성기관에서 대통령령이 정하는 양성과정을 이수한 자 2. 보건복지가족부장관이 인정하는 외국의 응급구조사 자격인정을 받은 자

32. 응급구조사의 결격사유로 타당한 것은?

> ㉮ 「정신보건법」에 따른 정신질환자
> ㉯ 마약ㆍ대마 또는 향정신성의약품의 중독자
> ㉰ 금치산자, 한정치산자
> ㉱ 「국민건강보험법」 등에 위반하여 금고 이상의 실형의 선고를 받고 그 집행이 종료되지 아니하거나 면제되지 아니한 자

① ㉮, ㉱   ② ㉯, ㉰   ③ ㉮, ㉯, ㉰
④ ㉮, ㉯, ㉱   ⑤ ㉮, ㉯, ㉰, ㉱

 해설

다음 각호의 1에 해당하는 자는 응급구조사가 될 수 없다(법 제37조).
1. 「정신보건법」 제3조제1호에 따른 정신질환자
2. 마약ㆍ대마 또는 향정신성의약품의 중독자
3. 금치산자, 한정치산자
4. 이 법 또는 형법 중 제233조ㆍ제234조ㆍ제268조(의료과실에 한한다)ㆍ제269조ㆍ제270조제1항 내지 제3항ㆍ제317조제1항, 보건범죄단속에관한특별조치법, 지역보건법, 국민건강증진법, 후천성면역결핍증예방법, 의료법, 의료기사법, 시체해부및보존에관한법률, 혈액관리법, 마약류관리에관한법률, 모자보건법, 국민건강보험법에 위반하여 금고 이상의 실형의 선고를 받고 그 집행이 종료되지 아니하거나 면제되지 아니한 자

33. 1급응급구조사의 업무범위로 볼 수 없는 것은?
  ① 심폐소생술의 시행을 위한 기도유지   ② 정맥로의 확보
  ③ 약물투여   ④ 인공호흡기를 이용한 호흡의 유지
  ⑤ 응급의료

응급구조사는 응급환자가 발생한 현장에서 응급환자에 대하여 상담·구조 및 이송업무를 행하며, 「의료법」 제27조의 규정에 불구하고 보건복지부령이 정하는 범위 안에서 현장, 이송 중 또는 의료기관 안에서 응급처치의 업무에 종사할 수 있다(법 제41조, 규칙 제33조).

34. 구급차를 운용할 수 있는 자는?

> ㉮ 의료법 제3조의 규정에 의한 의료기관
> ㉯ 다른 법령에 의하여 구급차 등을 둘 수 있는 자
> ㉰ 「응급의료에 관한 법률」에 의하여 응급환자이송업의 허가를 받은 자
> ㉱ 응급환자의 이송을 목적사업으로 하여 보건복지가족부장관의 설립허가를 받은 비영리법인

① ㉮, ㉱   ② ㉯, ㉰   ③ ㉮, ㉯, ㉰
④ ㉮, ㉯, ㉱   ⑤ ㉮, ㉯, ㉰, ㉱

 다음 각호의 1에 해당하는 자 외에는 구급차 등을 운용할 수 없다(법 제44조제1항).
1. 국가 또는 지방자치단체
2. 의료법 제3조의 규정에 의한 의료기관
3. 다른 법령에 의하여 구급차 등을 둘 수 있는 자
4. 이 법에 의하여 응급환자이송업(이하 "이송업"이라 한다)의 허가를 받은 자
5. 응급환자의 이송을 목적사업으로 하여 보건복지부장관의 설립허가를 받은 비영리법인

35. 구급차의 사용용도로 옳은 것은?

> ㉮ 응급환자 이송
> ㉯ 응급의료를 위한 혈액, 진단용 검체 및 진료용 장비 등의 운반
> ㉰ 응급의료를 위한 응급의료종사자의 운송
> ㉱ 지역보건법에 의한 보건소 등 지역보건의료기관에서 행하는 보건사업의 수행에 필요한 업무

① ㉮, ㉱   ② ㉯, ㉰   ③ ㉮, ㉯, ㉰
④ ㉮, ㉯, ㉱   ⑤ ㉮, ㉯, ㉰, ㉱

 구급차 등은 다음 각호의 용도 외의 다른 용도에는 사용할 수 없다(법 제45조제1항).
1. 응급환자 이송

해답   34. ⑤   35. ⑤

2. 응급의료를 위한 혈액, 진단용 검체 및 진료용 장비 등의 운반
3. 응급의료를 위한 응급의료종사자의 운송
4. 사고 등에 의하여 현장에서 사망하거나 진료를 받다가 사망한 자의 의료기관 등으로의 이송
5. 기타 보건복지부령이 정하는 용도
    ㉠ 지역보건법에 의한 보건소 등 지역보건의료기관에서 행하는 보건사업의 수행에 필요한 업무
    ㉡ 구급차 등의 이용이 불가피한 척추장애환자 또는 거동이 불편한 환자의 이송

36. 구급차 등이 출동할 때 2인 이상의 인원이 항상 탑승하도록 하여야 하는데 반드시 포함되어야 하는 자로 타당하지 않은 것은?

① 간호사   ② 응급구조사   ③ 간호조무사   ④ 의사

 구급차 등의 운용자는 구급차 등이 출동하는 때에는 보건복지부령이 정하는 바에 의하여 응급구조사를 탑승시켜야 한다. 다만, 의사나 간호사가 탑승한 경우에는 그러하지 아니하다(법 제48조).

37. 구급차 등의 운용자와 의료기관의 장은 응급구조사 등이 작성하여 제출한 출동사항과 처치내용에 관한 기록을 몇 년간 보존하여야 하나?

① 1년   ② 2년   ③ 3년   ④ 4년   ⑤ 5년

 구급차 등의 운용자와 의료기관의 장은 응급구조사 등이 작성하여 제출한 출동사항과 처치내용에 관한 기록을 3년간 보존하여야 한다(법 제49조제3항, 규칙 제40조제3항).

38. 이송업의 허가관청은?

① 보건복지부장관   ② 보건소장   ③ 시 · 도지사
④ 시장 · 군수 · 구청장   ⑤ 국토해양부장관

 이송업을 하고자 하는 자는 보건복지부와 국토해양부의 공동부령이 정하는 시설 등을 갖추어 관할 시 · 도지사의 허가를 받아야 한다. 이 경우 2 이상의 시 · 도에서 영업을 하고자 하는 경우에는 해당 시 · 도별로 시 · 도지사의 허가를 받아야 한다(법 제51조제1항).

39. 다음은 이송업자에 대한 설명으로 틀린 것은?

　① 시·도지사는 허가를 하는 경우에는 시설의 규모 등을 고려하여 영업지역을 제한하여 허가할 수 있다.

　② 이송업자는 상담·구조·이송 및 응급처치를 지도받기 위하여 영업지역별로 지도의사를 두거나 응급의료기관의 의사를 지도의사로 위촉하여야 한다.

　③ 이송업자는 관할 시·군에 소재하는 응급의료기관에 근무하는 전문의 중에서 1인 이상을 지도의사로 선임 또는 위촉하여야 한다.

　④ 이송업자는 이송업의 전부 또는 일부를 휴업·폐업 또는 재개업하고자 하는 때에는 관할 시·도지사에게 신고하여야 한다.

　⑤ 이송업자의 지위를 승계한 자는 60일 이내에 보건복지부령이 정하는 바에 의하여 관할 시·도지사에게 신고하여야 한다.

　　이송업자는 관할 시·도에 소재하는 응급의료기관에 근무하는 전문의 중에서 1인 이상을 지도의사로 선임 또는 위촉하여야 한다(규칙 제42조제1항).

40. 응급의료종사자의 면허 또는 자격취소나 면허 또는 자격정지의 사유로 볼 수 없는 것은?

　① 미수금의 대불을 부정하게 청구한 때

　② 응급환자에게 중대한 불이익을 초래하게 한 때

　③ 보수교육을 받지 아니한 때

　④ 의사의 지시를 받지 아니하고 응급처치를 한 때

　⑤ 이송처치료를 과다하게 징수한 때

　　보건복지부장관은 응급의료종사자가 다음 각호의 1에 해당하는 때에는 그 면허 또는 자격을 취소하거나 6월 이내의 기간을 정하여 그 면허 또는 자격을 정지시킬 수 있다(법 제55조제1항).

　　1. 제6조제2항·제8조·제18조제2항·제39조·제40조 또는 제49조제1항·제2항의 규정에 위반한 때

　　2. 제24조의 규정에 위반하여 이송처치료를 과다하게 징수한 때

　　3. 제32조제2항의 규정에 위반하여 응급환자에게 중대한 불이익을 초래하게 한 때

　　4. 제37조의 규정에 해당하게 된 때

　　5. 제42조의 규정에 위반하여 응급처치를 한 때

　　6. 제43조제1항의 규정에 위반하여 보수교육을 받지 아니한 때

　　7. 기타 이 법 또는 이 법에 의한 명령에 위반한 때

41. 의료기관 등의 개설 또는 영업허가취소, 영업정지의 사유로 볼 수 없는 것은?

① 이송처치료를 과다하게 징수한 때

② 비밀준수의 의무를 이행하지 아니한 때

③ 당직의료기관으로 지정받고 응급의료를 하지 아니한 때

④ 시정명령 등을 따르지 아니한 때

⑤ 미수금의 대불을 부정하게 청구한 때

 보건복지부장관, 시·도지사 또는 시장·군수·구청장은 의료기관이나 이송업자 또는 구급차 등을 운용하는 자가 다음 각호의 1에 해당하는 때에는 의료기관 등의 개설 또는 영업에 관한 허가를 취소(신고대상인 경우에는 폐쇄)하거나 6월 이내의 기간을 정하여 그 업무의 정지를 명할 수 있다(법 제55조제2항).

1. 제18조제2항, 제28조제3항, 제32조제1항, 제33조제1항, 제35조의2, 제44조제3항, 제45조제1항, 제47조제1항, 제48조, 제49조제3항, 제51조제3항 내지 제5항, 제52조제1항, 제53조, 세54조세3항, 세54조의2 또는 제59조의 규정에 위반한 때

2. 제22조제1항의 규정에 위반하여 미수금의 대불을 부정하게 청구한 때

3. 제24조의 규정에 위반하여 이송처치료를 과다하게 징수한 때

4. 제34조의 규정에 의한 당직의료기관으로 지정받고 응급의료를 하지 아니한 때

5. 제50조의 규정에 의한 시정명령 등을 따르지 아니한 때

6. 기타 이 법 또는 이 법에 의한 명령에 위반한 때

해답   41. ②

보건의료기본법

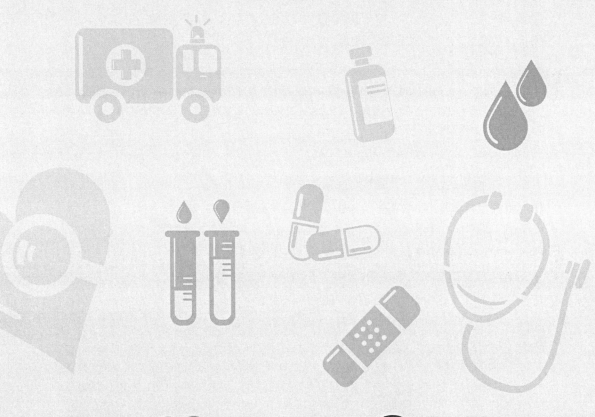

M E D I C A L R E G U L A T I O N

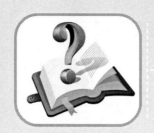

1. 「보건의료기본법」의 제정목적으로 타당한 것은?

> ㉮ 이 법은 보건의료에 관한 국민의 권리 · 의무를 정한다.
> ㉯ 이 법은 보건의료에 관한 국가 및 지방자치단체의 책임을 정한다.
> ㉰ 이 법은 보건의료의 수요 및 공급에 관한 기본적인 사항을 규정한다.
> ㉱ 이 법은 보건의료의 발전과 국민의 보건 및 복지의 증진에 이바지함을 목적으로 한다.

① ㉮, ㉯   ② ㉯, ㉰   ③ ㉯, ㉰, ㉱
④ ㉮, ㉯, ㉱   ⑤ ㉮, ㉯, ㉰, ㉱

 해설

이 법은 보건의료에 관한 국민의 권리 · 의무와 국가 및 지방자치단체의 책임을 정하고 보건의료의 수요 및 공급에 관한 기본적인 사항을 규정함으로써 보건의료의 발전과 국민의 보건 및 복지의 증진에 이바지함을 목적으로 한다(법 제1조).

2. 「보건의료기본법」의 기본이념과 관련이 없는 것은?

① 국민이 인간으로서의 존엄과 가치를 가지며 행복을 추구할 수 있도록 한다.
② 국민 개개인이 건강한 삶을 영위할 수 있도록 제도와 여건을 조성한다.
③ 보건의료의 형평과 효율의 조화를 기할 수 있도록 한다.
④ 국민의 보건 및 복지의 증진에 이바지함을 기본이념으로 한다.
⑤ 국민의 삶의 질을 향상시키는 것을 기본이념으로 한다

 해설

이 법은 보건의료를 통하여 모든 국민이 인간으로서의 존엄과 가치를 가지며 행복을 추구할 수 있도록 하고 국민 개개인이 건강한 삶을 영위할 수 있도록 제도와 여건을 조성하며, 보건의료의 형평과 효율의 조화를 기할 수 있도록 함으로써 국민의 삶의 질을 향상시키는 것을 기본이념으로 한다(법 제2조).

해답   1. ⑤   2. ④

3. 국민의 건강을 보호 · 증진하기 위하여 국가 · 지방자치단체 · 보건의료기관 또는 보건의료인 등이 행하는 모든 활동은?

　　① 보건의료　　　　　　② 보건의료서비스　　　　　　③ 공중보건
　　④ 공중보건의료　　　　⑤ 의료서비스

　　"보건의료"라 함은 국민의 건강을 보호 · 증진하기 위하여 국가 · 지방자치단체 · 보건의료기관 또는 보건의료인 등이 행하는 모든 활동을 말한다(법 제3조제1호).

4. 「보건의료기본법」상 정의가 틀린 용어로 조합된 것은?

> ㉮ 보건의료라 함은 국민의 건강을 보호 · 증진하기 위하여 보건의료인이 행하는 모든 활동을 말한다.
> ㉯ 보건의료인이라 함은 보건의료 관계 법령이 정하는 바에 의하여 자격 · 면허 등을 취득하거나 보건의료서비스에 종사하는 것이 허용된 자를 말한다.
> ㉰ 보건의료기관이라 함은 보건의료인이 공중 또는 특정 다수인을 위하여 보건의료서비스를 행하는 보건기관 · 의료기관 · 약국 기타 대통령령이 정하는 기관을 말한다.
> ㉱ 공공보건의료기관이라 함은 국가 · 지방자치단체 기타 공공단체가 설립 · 운영하는 보건의료기관을 말한다.
> ㉲ 보건의료정보라 함은 보건의료와 관련한 지식 또는 부호 · 숫자 · 문자 · 음성 · 음향 및 영상 등으로 표현된 모든 종류의 자료를 말한다.

　　① ㉮, ㉯　　　② ㉰　　　③ ㉮　　　④ ㉲, ㉲　　　⑤ ㉱

　　㉮ 보건의료서비스라 함은 국민의 건강을 보호 증진하기 위하여 보건의료인이 행하는 모든 활동을 말한다(법 제3조제2호).

5. 「보건의료기본법」상 국가 및 지방자치단체의 책임에 대한 설명으로 타당한 것은?

> ㉮ 국민건강의 보호·증진을 위하여 필요한 법적·제도적 장치를 마련하고 이에 필요한 재원을 확보하도록 노력하여야 한다.
> ㉯ 각종 국민건강위해요인으로부터 국민의 건강을 보호하기 위한 시책을 강구하도록 노력하여야 한다.
> ㉰ 보건의료정책과 관련되는 사회보장정책간에 연계성이 확보되도록 하여야 한다.
> ㉱ 국민의 권리·의무 등 국민생활에 중대한 영향을 미치는 보건의료정책을 수립·시행하는 때에는 이해관계인 등 국민의 의견을 수렴하여야 한다.

① ㉮, ㉯　　　　　　　　② ㉯, ㉰　　　　　　　　③ ㉯, ㉰, ㉱
④ ㉮, ㉯, ㉱　　　　　　　⑤ ㉮, ㉯, ㉰, ㉱

6. 「보건의료기본법」상 보건의료인의 책임과 권리에 대한 설명으로 옳은 것은?

> ㉮ 보건의료인은 양질의 적정한 보건의료서비스를 제공하도록 노력하여야 한다.
> ㉯ 보건의료인은 적절한 보건의료서비스를 제공하기 위하여 보건의료서비스를 받는 자를 다른 보건의료기관에 소개하여서는 아니 된다.
> ㉰ 보건의료인은 국가 또는 지방자치단체가 관리하여야 할 질병에 걸렸거나 걸린 것으로 의심되는 대상자를 발견한 때에는 그 사실을 관계 기관에 신고·보고 또는 통지하는 등 필요한 조치를 하여야 한다.
> ㉱ 보건의료인은 보건의료서비스를 제공함에 있어서 양심에 따라 적절한 보건의료기술과 치료재료 등을 선택할 권리를 가진다.

① ㉮, ㉯　　　　　　　　② ㉯, ㉰　　　　　　　　③ ㉯, ㉰, ㉱
④ ㉮, ㉰, ㉱　　　　　　　⑤ ㉮, ㉯, ㉰, ㉱

 ㉯ 보건의료인은 적절한 보건의료서비스를 제공하기 위하여 필요한 경우에는 보건의료서비스를 받는 자를 다른 보건의료기관에 소개하고 그에 관한 보건의료자료를 다른 보건의료기관에 제공하도록 노력하여야 한다(법 제5조제3항).

해답　5. ⑤　6. ④

7. 「보건의료기본법」상 국민의 권리와 의무에 대하여 옳게 설명한 것으로 조합된 것은?

> ㉮ 모든 국민은 보건의료와 관련하여 자신의 신체·건강 및 사생활의 비밀을 침해받지 아니한다.
>
> ㉯ 모든 국민은 성별·연령·종교·사회적 신분 또는 경제적 사정 등을 이유로 자신과 가족의 건강에 관한 권리를 침해받지 아니한다.
>
> ㉰ 모든 국민은 관계 법령이 정하는 바에 의하여 국가 및 지방자치단체의 보건의료시책에 관한 내용의 공개를 청구할 권리를 가진다.
>
> ㉱ 모든 국민은 관계 법령이 정하는 바에 의하여 자신의 보건의료와 관련한 기록들의 열람이나 사본의 교부를 요청할 수 있다.

① ㉮, ㉯   ② ㉯, ㉰   ③ ㉯, ㉰, ㉱
④ ㉮, ㉯, ㉰   ⑤ ㉮, ㉯, ㉰, ㉱

8. 자신의 보건의료와 관련한 기록 등을 본인이 열람이나 사본의 교부를 요청할 수 없는 경우에 요청할 수 있는 자가 아닌 자는?

① 배우자   ② 배우자의 직계존속
③ 본인이 지정하는 대리인   ④ 본인의 직계존비속
⑤ 본인이 고용한 고용인

> 모든 국민은 관계 법령이 정하는 바에 의하여 보건의료인 또는 보건의료기관에 대하여 자신의 보건의료와 관련한 기록 등의 열람이나 사본의 교부를 요청할 수 있다. 다만, 본인이 요청할 수 없는 경우에는 그 배우자·직계존비속 또는 배우자의 직계존속이, 그 배우자·직계존비속 및 배우자의 직계존속이 없거나 질병 기타 요청을 할 수 없는 부득이한 사유가 있는 경우에는 본인이 지정하는 대리인이 기록의 열람 등을 요청할 수 있다(법 제11조제2항).

9. 보건의료서비스에 관한 자기결정권의 내용만으로 연결된 것은?

㉮ 질병에 대한 치료방법	㉯ 전염병의 격리방법
㉰ 의학적 연구대상 여부	㉱ 장기이식 여부

① ㉮, ㉯   ② ㉯, ㉰   ③ ㉮, ㉯, ㉰
④ ㉮, ㉰, ㉱   ⑤ ㉮, ㉯, ㉰, ㉱

모든 국민은 보건의료인으로부터 자신의 질병에 대한 치료방법, 의학적 연구대상 여부, 장기이식 여부 등에 관하여 충분한 설명을 들은 후 이에 관한 동의 여부를 결정할 권리를 가진다(법 제12조).

10. 보건의료에 대한 국민의무로 볼 수 없는 것은?

① 보건의료서비스에 대하여 홍보하여야 한다.

② 관계 법령이 정하는 바에 의하여 건강의 보호 · 증진에 필요한 비용을 부담하여야 한다.

③ 타인의 건강을 저해하거나 저해할 우려가 있는 행위를 하여서는 아니 된다.

④ 보건의료인의 정당한 보건의료서비스와 지도에 대하여 협조한다.

⑤ 누구든지 건강에 위해한 정보를 유포 · 광고하여서는 아니 된다.

보건의료서비스에 대한 홍보의무는 없다.

11. 보건의료발전계획 등과 관련된 설명으로 타당한 것은?

> ㉮ 보건복지가족부장관은 관계 중앙행정기관의장과의 협의와 보건의료정책심의위원회의 심의를 거쳐 보건의료발전계획을 3년마다 수립하여야 한다
>
> ㉯ 보건의료발전계획은 국무회의의 심의를 거쳐 확정한다.
>
> ㉰ 보건복지가족부장관 및 관계 중앙행정기관의 장은 보건의료발전계획이 확정된 때에는 이를 기초로 하여 보건의료와 관련된 소관주요시책의 추진방안을 매년 수립 · 시행하여야 한다.
>
> ㉱ 보건소장은 보건의료발전계획이 확정된 때에는 관계 법령이 정하는 바에 의하여 지방자치단체의 실정을 감안하여 지역보건의료계획을 수립 · 시행하여야 한다.
>
> ㉲ 국가는 예산의 범위 안에서 지역보건의료계획의 시행에 필요한 비용의 전부 또는 일부를 지방자치단체에 보조할 수 있다.

① ㉮, ㉯, ㉲ 　　　② ㉯, ㉰, ㉲ 　　　③ ㉮, ㉯, ㉰

④ ㉯, ㉰, ㉱ 　　　⑤ ㉮, ㉯, ㉰, ㉱

㉮ 보건복지부장관은 관계 중앙행정기관의 장과의 협의와 보건의료정책심의위원회의 심의를 거쳐 보건의료발전계획을 5년마다 수립하여야 한다(법 제15조제1항). ㉱ 특별시장 · 광역시장 · 도지사 및 시장 · 군수 · 구청장은 보건의료발전계획이 확정된 때에는 관계 법령이 정하는 바에 의하여 지방자치단체의 실정을 감안하여 지역보건의료계획을 수립 · 시행하여야 한다(법 제17조).

해답　　10. ①　11. ②

12. 보건의료발전계획에 포함되어야 할 사항으로 타당한 것은?

> ㉮ 보건의료발전의 기본목표 및 그 추진방향
>
> ㉯ 주요 보건의료사업계획 및 그 추진방법
>
> ㉰ 보건의료의 제공 및 이용체계 등 보건의료의 효율화에 관한 시책
>
> ㉱ 보건의료통계 및 그 정보의 관리방안

① ㉮, ㉯   ② ㉯, ㉰   ③ ㉮, ㉯, ㉰

④ ㉯, ㉰, ㉱   ⑤ ㉮, ㉯, ㉰, ㉱

 보건의료발전계획에 포함되어야 할 사항은 다음 각호와 같다(법 제15조제2항).
1. 보건의료발전의 기본목표 및 그 추진방향
2. 주요 보건의료사업계획 및 그 추진방법
3. 보건의료자원의 조달 및 관리방안
4. 보건의료의 제공 및 이용체계 등 보건의료의 효율화에 관한 시책
5. 중앙행정기관간의 보건의료 관련 업무의 종합·조정
6. 노인·장애인 등 보건의료 취약계층에 대한 보건의료사업계획
7. 보건의료통계 및 그 정보의 관리방안
8. 기타 보건의료발전을 위하여 특히 필요하다고 인정되는 사항

13. 보건의료정책심의위원회의 심의사항으로 타당한 것은?

> ㉮ 보건의료발전계획
>
> ㉯ 주요 보건의료제도의 개선
>
> ㉰ 2 이상의 중앙행정기관과 관련되는 주요 보건의료정책
>
> ㉱ 보건의료와 관련되는 국가 및 지방자치단체의 역할

① ㉮, ㉯   ② ㉯, ㉰   ③ ㉮, ㉯, ㉰

④ ㉯, ㉰, ㉱   ⑤ ㉮, ㉯, ㉰, ㉱

 위원회는 다음 각호의 사항을 심의한다(법 제22조).
1. 보건의료발전계획
2. 주요 보건의료제도의 개선
3. 2 이상의 중앙행정기관과 관련되는 주요 보건의료정책
4. 보건의료와 관련되는 국가 및 지방자치단체의 역할
5. 기타 위원장이 심의에 부치는 사항

해답   12. ⑤   13. ⑤

14. 「보건의료기본법」 규정에 의한 보건의료자원의 관리에 대한 설명으로 틀린 것은?

   ① 국가 및 지방자치단체는 보건의료에 관한 인력·시설·물자·지식 및 기술 등 보건의료자원을 개발·확보하기 위하여 종합적·체계적인 시책을 강구하여야 한다.

   ② 국가 및 지방자치단체는 보건의료자원의 장·단기 수요를 예측하여 공급이 적정화되도록 보건의료자원을 관리하여야 한다.

   ③ 국가 및 지방자치단체는 보건의료인력의 부족을 해소하기 위해 보건의료 인력의 양성 및 자질향상을 위하여 교육 등 필요한 시책을 강구하여야 한다.

   ④ 국가 및 지방자치단체는 공공보건의료기관과 민간보건의료기관간의 역할분담 및 상호협력 체계를 마련하여야 한다.

   ⑤ 국가 및 지방자치단체는 기본적인 보건의료 수요를 충족하기 위하여 필요한 경우에는 공공보건의료기관을 설립·운영할 수 있다.

 국가 및 지방자치단체는 우수한 보건의료 인력의 양성 및 자질향상을 위하여 교육 등 필요한 시책을 강구하여야 한다(법 제25조).

15. 다음은 국가 및 지방자치단체가 보건의료의 제공 및 이용체계를 수립하기 위하여 하는 활동으로 가장 먼 것은?

   ① 양질의 보건의료서비스를 효율적으로 제공하기 위한 보건의료의 제공 및 이용체계를 마련하도록 노력하여야 한다.

   ② 보건의료의 제공 및 이용체계를 구축하기 위하여 필요한 행정상·재정상의 조치 기타 필요한 지원을 할 수 있다.

   ③ 모든 국민이 응급상황에서 신속하고 적절한 응급의료서비스를 제공받을 수 있도록 응급의료 체계를 마련하여야 한다.

   ④ 보건의료에 관한 인력·시설 및 물자 등 보건의료자원이 지역적으로 고루 분포되어 보건의료 서비스의 공급에 관한 균형이 이루어지도록 노력하여야 한다.

   ⑤ 보건의료지식 및 기술의 발전을 위하여 필요한 시책을 수립·시행하여야 한다.

 ⑤ 보건의료의 제공 및 이용체계를 수립하기 위하여 하는 활동과는 무관하다.

16. 「보건의료기본법」상 평생국민건강관리체계를 마련하기 위한 활동으로 타당한 것은?

> ㉮ 국가 및 지방자치단체는 생애 주기별 건강상 특성과 주요 건강위험요인을 고려한 평생국민건강관리를 위한 사업을 시행하여야 한다.
> ㉯ 국가 및 지방자치단체는 건강한 자녀의 출산·양육의 지원 등 여성과 어린이의 건강을 보호·증진하기 위하여 필요한 시책을 강구하여야 한다.
> ㉰ 국가 및 지방자치단체는 선천적·후천적 장애 발생의 예방과 장애인의 치료 및 재활 등 장애인의 건강을 보호·증진하기 위하여 필요한 시책을 강구하여야 한다.
> ㉱ 국가는 근로자의 건강을 보호·증진하기 위하여 필요한 시책을 강구하여야 한다.
> ㉲ 국가 및 지방자치단체는 국민의 건강을 보호·증진하기 위하여 식품으로 인한 건강상의 위해방지와 국민의 영양상태의 향상 등에 필요한 시책을 강구하여야 한다.

① ㉮, ㉯   ② ㉯, ㉰   ③ ㉯, ㉰, ㉱
④ ㉮, ㉯, ㉰, ㉱   ⑤ ㉮, ㉯, ㉰, ㉱, ㉲

17. 평생국민강관리사업의 내용으로 올바르게 조합된 것은?

> ㉮ 여성과 어린이의 건강증진   ㉯ 노인의 건강증진
> ㉰ 학교보건의료   ㉱ 공장보건의료

① ㉮, ㉯   ② ㉯, ㉰   ③ ㉮, ㉯, ㉰
④ ㉯, ㉰, ㉱   ⑤ ㉮, ㉯, ㉰, ㉱

> 국가 및 지방자치단체는 여성과 어린이의 건강증진, 노인의 건강증진, 학교보건의료, 산업보건의료, 장애인의 건강증진, 환경보건의료, 식품위생·영양 등에 필요한 시책을 강구하여야 한다.

18. 보건복지부장관은 국민건강에 위해가 큰 질병 중에서 국가가 특별히 관리하여야 할 필요가 있다고 인정되는 질병을 선정하고, 관리하기 위하여 필요한 시책을 수립·시행하여야 하는데, 이에 해당하는 것은?

> ㉮ 전염병의 예방 및 관리   ㉯ 만성질환의 예방 및 관리
> ㉰ 정신보건의료   ㉱ 구강보건의료

해답   16. ⑤   17. ③   18. ⑤

① ㉮, ㉯   ② ㉯, ㉰   ③ ㉮, ㉯, ㉰

④ ㉯, ㉰, ㉱   ⑤ ㉮, ㉯, ㉰, ㉱

19. 「보건의료기본법」 규정에 의한 보건의료실태조사와 관련한 내용으로 타당한 것은?

> ㉮ 실시권자는 시장·군수·구청장이다.
> ㉯ 보건의료 실태조사는 3년마다 실시한다.
> ㉰ 필요한 경우에는 임시 보건의료실태조사를 실시할 수 있다
> ㉱ 조사를 실시함에 있어 관계중앙행정기관의 장, 시·도지사 및 시장·군수·구청장에게 협조를
> 요청할 수 있다.

① ㉰, ㉱   ② ㉯, ㉰   ③ ㉮, ㉯, ㉰

④ ㉯, ㉰, ㉱   ⑤ ㉮, ㉯, ㉰, ㉱

보건복지부장관은 국민의 보건의료수요 및 이용 행태, 보건의료에 관한 인력·시설 및 물자 등 보건의료 실태에 대한 전국적인 조사를 실시하여야 하며(법 제55조), 보건의료실태조사를 5년마다 실시하되, 관계 중앙행정기관의 장과 협의를 거쳐 조사의 범위·내용·일시 등을 포함한 보건의료실태조사계획을 수립 하여야 한다(영 제14조제1항).

20. 보건의료실태조사에 대한 항목으로 옳은 것은?

㉮ 보건의료 수요행태	㉯ 보건의료 이용행태
㉰ 보건의료에 관한 인력	㉱ 보건의료에 관한 시설

① ㉮, ㉰   ② ㉯, ㉰   ③ ㉮, ㉯, ㉰

④ ㉯, ㉰, ㉱   ⑤ ㉮, ㉯, ㉰, ㉱

보건복지부장관은 국민의 보건의료수요 및 이용 행태, 보건의료에 관한 인력·시설 및 물자 등 보건의료 실태에 대한 전국적인 조사를 실시하여야 한다(법 제55조).

21. 보건의료의 육성 · 발전을 위하여 국가 · 지방자치단체가 할 수 있는 것은?

> ㉮ 노인 · 장애인 등 보건의료 취약계층에 대하여 적정한 보건의료서비스를 제공하기 위하여 필요한 시책을 수립 · 시행하여야 한다.
>
> ㉯ 농 · 어업인 등의 건강을 보호 · 증진하기 위하여 필요한 시책을 수립 · 시행하여야 한다.
>
> ㉰ 보건의료서비스로 인한 피해를 원활히 구제하기 위하여 필요한 시책을 강구하여야 한다.
>
> ㉱ 보건의료기술의 연구개발 및 지원 등 보건의료관련 산업의 진흥을 위하여 필요한 시책을 강구하여야 한다.
>
> ㉲ 한방의료를 육성 · 발전시키도록 노력하여야 한다.

① ㉮, ㉯   ② ㉯, ㉰   ③ ㉯, ㉰, ㉱
④ ㉮, ㉯, ㉰, ㉱   ⑤ ㉮, ㉯, ㉰, ㉱, ㉲

 해설

설문 이외에 보건의료사업 및 서비스의 평가 또한 보건의료의 육성 · 발전을 위한 활동이다.

국민건강증진법

10편

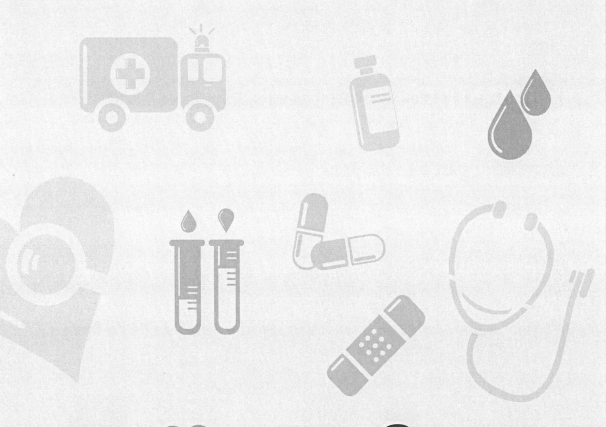

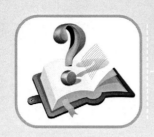

1. 「국민건강증진법」의 제정목적으로 설명한 것은?

> ㉮ 이 법은 국민에게 건강에 대한 가치와 책임의식을 함양하도록 한다.
> ㉯ 이 법은 건강에 관한 바른 지식을 보급한다.
> ㉰ 이 법은 국민 스스로 건강생활을 실천할 수 있는 여건을 조성한다.
> ㉱ 이 법은 국민의 건강을 증신함을 복석으로 한다.

① ㉮, ㉯, ㉰   ② ㉯, ㉰, ㉱   ③ ㉮, ㉰
④ ㉰, ㉱   ⑤ ㉮, ㉯, ㉰, ㉱

이 법은 국민에게 건강에 대한 가치와 책임의식을 함양하도록 건강에 관한 바른 지식을 보급하고 스스로 건강생활을 실천할 수 있는 여건을 조성함으로써 국민의 건강을 증진함을 목적으로 한다(법 제1조).

2. 국민건강증진사업으로 옳게 조합된 것은?

㉮ 의료교육	㉯ 질병예방	㉰ 영양개선	㉱ 건강생활의 실천

① ㉮, ㉯, ㉰   ② ㉯, ㉰, ㉱   ③ ㉮, ㉰
④ ㉰, ㉱   ⑤ ㉮, ㉯, ㉰, ㉱

"국민건강증진사업"이라 함은 보건교육, 질병예방, 영양개선 및 건강생활의 실천 등을 통하여 국민의 건강을 증진시키는 사업을 말한다(법 제2조제1호).

해답   1. ⑤   2. ②

3. 다음 중 그 설명이 「국민건강증진법」의 내용과 다른 것은?

   ① 국가 및 지방자치단체는 건강에 관한 국민의 관심을 높이고 국민건강을 증진할 책임을 진다.

   ② 모든 국민은 자신 및 가족의 건강을 증진하도록 노력하여야 하며, 타인의 건강에 해를 끼치는 행위를 하여서는 아니 된다.

   ③ 보건복지부장관은 국민건강증진종합계획을 수립하여야 한다.

   ④ 보건복지부장관은 종합계획을 기초로 하여 소관 주요시책의 실행계획을 매년 수립 · 시행하여야 한다.

   ⑤ 국가는 샐행계획의 실행에 필요한 비용의 일부를 지방자치단체에 보조해야 한다.

 국가는 실행계획의 실행에 필요한 비용의 전부 또는 일부를 지방자치단체에 보조할 수 있다(법 제4조의 2).

4. 다음 설명 중 틀린 것은?

   ① 국가 및 지방자치단체는 국민이 건강생활을 실천할 수 있도록 지원하여야 한다.

   ② 지자체는 혼인과 가정생활을 보호하기 위하여 혼인 전에 혼인당사자의 건강을 확인하도록 권장하여야 한다.

   ③ 자녀에게 건강상 현저한 장애를 줄 수 있는 유전성질환으로서 보건복지부장관이 정하는 질환은 확인하여야 한다.

   ④ 혼인당사자 또는 그 가족에게 건강상 현저한 장애를 줄 수 있는 전염성질환으로서 보건복지부장관이 정하는 질환은 확인하여야 한다.

   ⑤ 시장 군수 구청장은 혼인하고자 하는 자가 건강내용을 확인하고자 할 때에는 보건소 또는 시장 · 군수 · 구청장이 지정한 의료기관에서 그 내용을 확인받을 수 있도록 하여야 한다.

 국가는 혼인과 가정생활을 보호하기 위하여 혼인 전에 혼인 당사자의 건강을 확인하도록 권장하여야 한다(법 제6조제2항).

5. 국민건강의식을 잘못 이끄는 광고를 한 자에 대하여 그 내용의 변경 또는 금지를 명할 수 있는 자는?

   ① 보건복지부장관   ② 시 · 도지사   ③ 시장 · 군수 · 구청장

   ④ 보건소장   ⑤ 방송위원회

 보건복지부장관은 국민건강의식을 잘못 이끄는 광고를 한 자에 대하여 그 내용의 변경 또는 금지를 명할 수 있다(법 제7조제1항).

해답   3. ⑤   4. ②   5. ①

6. 다음 설명 중 틀린 것은?

　① 국가 및 지방자치단체는 국민에게 담배의 직접흡연 또는 간접흡연과 과다한 음주가 국민건강
　　에 해롭다는 것을 교육 · 홍보하여야 한다.

　② 담배사업법에 의한 담배의 제조자 등은 담배갑포장지 앞 · 뒷면에 흡연이 폐암 등 질병의 원
　　인이 될 수 있다는 내용의 경고문구를 표기하여야 한다.

　③ 주세법에 의하여 주류제조의 면허를 받은 자 또는 주류를 수입하여 판매하는 자는 주류의 판
　　매용 용기에 과다한 음주는 건강에 해롭다는 내용의 경고문구를 표기하여야 한다.

　④ 경고문구의 표시내용, 방법 등에 관하여 필요한 사항은 보건복지부령으로 정한다.

　⑤ 지자체는 제조자 등에 대하여 담배에 관한 광고를 금지 또는 제한할 수 있다.

　　보건복지부장관은 제조자 등에 대하여 대통령령이 정하는 바에 의하여 담배에 관한 광고를 금지 또는 제
　　한할 수 있다(법 제9조제1항).

7. 금연구역의 지정권자는?

　① 보건복지부장관　　　　　　　　　② 시 · 도지사
　③ 시장 · 군수 · 구청장　　　　　　　④ 보건소장
　⑤ 공중이 이용하는 시설의 소유자 · 점유자 또는 관리자

　　보건복지부령이 정하는 공중이 이용하는 시설의 소유자 · 점유자 또는 관리자는 당해 시설의 전체를 금
　　연구역으로 지정하거나 당해 시설을 금연구역과 흡연구역으로 구분하여 지정하여야 한다. 이 경우 흡연
　　구역을 지정하는 시설의 소유자 · 점유자 또는 관리자는 당해 흡연구역에 환기시설 및 칸막이를 설치하
　　는 등 보건복지부령이 정하는 시설기준을 준수하여야 한다(법 제9조제4항).

8. 보건교육에 관한 설명으로 타당한 것은?

> ㉮ 보건복지가족부장관은 국민의 보건교육에 관하여 관계중앙행정기관의 장과 협의하여 이를
> 　총괄한다.
> ㉯ 국가 및 지방자치단체는 개인 또는 집단의 특성 · 건강상태 · 건강의식 수준 등에 따라 적절한
> 　보건교육을 실시한다.
> ㉰ 국가 또는 지방자치단체는 국민건강증진사업관련 법인 또는 단체 등이 보건교육을 실시할 경우
> 　이에 필요한 지원을 할 수 있다.

㉣ 보건복지가족부장관, 시·도지사 및 시장·군수·구청장은 보건교육을 실시하는 국민건강증진 사업관련 법인 또는 단체 등에 대하여 보건교육의 계획 및 그 결과에 관한 자료를 요청할 수 있다.

① ㉮, ㉯, ㉰   ② ㉯, ㉰, ㉣   ③ ㉮, ㉰

④ ㉰, ㉣   ⑤ ㉮, ㉯, ㉰, ㉣

9. 다음 중 보건교육의 내용으로 옳게 조합된 것은?

㉮ 영양 및 식생활에 관한 사항   ㉯ 공중위생에 관한 사항
㉰ 건강증진을 위한 체육활동에 관한 사항   ㉣ 전염병질환 등 질병의 예방에 관한 사항

① ㉮, ㉯, ㉰   ② ㉯, ㉰, ㉣   ③ ㉮, ㉰

④ ㉰, ㉣   ⑤ ㉮, ㉯, ㉰, ㉣

보건교육의 내용은 대통령령으로 정한다(법 제12조제4항, 영 제17조).
1. 금연·절주 등 건강생활의 실천에 관한 사항   2. 만성퇴행성질환 등 질병의 예방에 관한 사항
3. 영양 및 식생활에 관한 사항   4. 구강건강에 관한 사항
5. 공중위생에 관한 사항   6. 건강증진을 위한 체육활동에 관한 사항
7. 기타 건강증진사업에 관한 사항

10. 보건교육사의 결격사유에 해당되지 아니한 자는?

① 미성년자
② 금치산자 또는 한정치산자
③ 파산선고를 받은 자로서 복권되지 아니한 자
④ 법률 또는 법원의 판결에 의하여 자격이 상실 또는 정지된 자
⑤ 금고 이상의 실형의 선고를 받고 그 집행이 종료되지 아니하거나 그 집행을 받지 아니하기로 확정되지 아니한 자

다음 각호의 1에 해당하는 자는 보건교육사가 될 수 없다(법 제12조의 2 제2항).
1. 금치산자 또는 한정치산자
2. 파산선고를 받은 자로서 복권되지 아니한 자

해답   9. ①   10. ①

3. 금고 이상의 실형의 선고를 받고 그 집행이 종료되지 아니하거나 그 집행을 받지 아니하기로 확정되지 아니한 자

4. 법률 또는 법원의 판결에 의하여 자격이 상실 또는 정지된 자

11. 보건교육의 평가기관은?

① 보건복지부장관   ② 시·도지사   ③ 시장·군수·구청장

④ 보건소장   ⑤ 보건대학 학장

 해설 보건복지부장관은 정기적으로 국민의 보건교육의 성과에 관하여 평가를 하여야 한다(법 제13조제1항).

12. 영양개선 및 국민영양조사에 관한 설명이다. 틀린 것은?

① 국가 및 지방자치단체는 국민의 영양상태를 조사하여 국민의 영양개선방안을 강구하고 영양에 관한 지도를 실시하여야 한다.

② 보건소장은 국민의 영양개선을 위한 사업을 행한다.

③ 보건복지부장관은 국민의 건강상태·식품섭취·식생활조사 등 국민의 영양에 관한 조사를 정기적으로 실시한다.

④ 국민영양조사의 시기는 조사연도의 11월에 실시한다.

⑤ 영양조사는 보건복지부장관이 3년마다 구역과 기준을 정하여 선정한 가구 및 그 가구원에 대하여 이를 행한다.

 해설 국가 및 지방자치단체는 국민의 영양개선을 위하여 다음 각호의 사업을 행한다(법 제15조제2항, 규칙 제9조).

1. 영양교육사업
2. 영양개선에 관한 조사·연구사업
3. 기타 영양개선에 관하여 보건복지부령이 정하는 사업
   ㉠ 국민의 영양상태에 관한 평가사업
   ㉡ 지역사회의 영양개선사업

13. 영양조사는 보건복지부장관이 (   )마다 구역과 기준을 정하여 선정한 가구 및 그 가구원에 대하여 이를 행한다. (   ) 안에 알맞은 것은?

① 1년   ② 2년   ③ 3년   ④ 4년   ⑤ 5년

해답   11. ①   12. ②   13. ③

영양조사는 보건복지부장관이 3년마다 구역과 기준을 정하여 선정한 가구 및 그 가구원에 대하여 이를 행한다(영 제20조제1항).

14. 영양조사와 관련하여 옳게 조합된 것은?

> ㉮ 보건복지가족부장관은 노인·임산부등 특히 영양개선이 필요하다고 판단되는 자에 대하여는 따로 조사기간을 정하여 영양조사를 실시할 수 있다.
> ㉯ 영양조사는 건강상태조사·식품섭취조사 및 식습관조사로 구분하여 행한다.
> ㉰ 보건복지가족부장관은 조사지역의 특성이 변경된 때에는 조사지역을 달리하여 조사할 수 있다.
> ㉱ 영양조사원은 시장·군수·구청장이 임명하며, 영양지도원 시·도지사가 임명 또는 위촉한다.

① ㉮, ㉯, ㉰ 　　　② ㉯, ㉰, ㉱ 　　　③ ㉮, ㉰
④ ㉰, ㉱ 　　　⑤ ㉮, ㉯, ㉰, ㉱

 ㉯ 영양조사는 건강상태조사·식품섭취조사 및 식생활조사로 구분하여 행한다(영 제21조제1항).
　　㉱ 시장·군수·구청장은 법 제15조 및 법 제16조의 영양개선사업을 수행하기 위한 국민영양지도를 담당하는 자(이하 "영양지도원"이라 한다)를 두어야 하며 그 영양지도원은 영양사의 자격을 가진 자로 임명하고, 영양조사원은 시·도지사가 임명 또는 위촉한다(영 제22조).

15. 시·도의 영양지도원의 업무로 볼 수 없는 것은?
① 영양지도의 기획·분석·평가 및 영양상담 　　② 지역주민의 영양지도
③ 집단급식시설에 대한 급식업무지도 　　④ 영양조사 및 효과측정
⑤ 보건소의 영양업무지도

 영양조사원 및 영양지도원의 직무에 관하여 필요한 사항은 보건복지부령으로 정한다(영 제22조제3항).

	각 조사원의 직무는 다음 각호와 같다. 다만, 시·도지사는 필요하다고 인정할 때에는 식품섭취조사원으로 하여금 식생활조사원의 직무를 행하게 할 수 있다(규칙 제13조제1항).	
영양조사원	건강상태조사원	제12조제1호의 규정에 의한 건강상태에 관한 조사사항의 조사·기록
	식품섭취조사원	제12조제2호의 규정에 의한 식품섭취에 관한 조사사항의 조사·기록
	식생활조사원	제12조제3호의 규정에 의한 식생활에 관한 조사사항의 조사·기록

영양지도원	시 · 도의 영양지도원	시 · 도의 영양지도원은 다음 각호의 업무를 담당한다(규칙 제17조제2항). 1. 영양지도의 기획 · 분석 · 평가 및 영양상담 2. 보건소의 영양업무지도 3. 집단급식시설에 대한 급식업무지도 4. 영양조사 및 효과측정 5. 홍보 및 영양교육 6. 기타 영양과 식생활개선에 관한 사항
	시 · 군 · 구의 영양지도원	시 · 군 · 구의 영양지도원은 다음 각호의 업무를 담당한다(규칙 제17조제3항). 1. 영양지도의 계획 · 분석 2. 지역주민의 영양지도(영 · 유아, 임산부, 수유부, 노인, 환자, 성인의 영양관리) 및 상담 3. 집단급식시설에 대한 현황파악 및 급식업무지도 4. 영양조사 및 지역주민의 영양평가실시 5. 영양교육자료의 개발 · 홍보 및 영양교육 6. 지역주민의 영양조사결과 자료활용 7. 기타 영양과 식생활개선에 관한 사항

16. 「국민건강증진법」상 구강건강사업으로 옳게 나열한 것은?

> ㉮ 수돗물불소농도조정사업 ㉯ 불소용액양치사업
> ㉰ 구강건강에 관한 조사 · 연구사업 ㉱ 충치예방을 위한 치아 홈메우기 사업

① ㉮, ㉯, ㉰ ② ㉯, ㉰, ㉱ ③ ㉮, ㉰
④ ㉰, ㉱ ⑤ ㉮, ㉯, ㉰, ㉱

 해설

국가 및 지방자치단체는 국민의 구강질환의 예방과 구강건강의 증진을 위하여 다음 각호의 사업을 행한다(법 제18조제1항, 영 제23조).
1. 구강건강에 관한 교육사업
2. 수돗물불소농도조정사업
3. 구강건강에 관한 조사 · 연구사업
4. 기타 구강건강의 증진을 위하여 대통령령이 정하는 사업
  ① 충치예방을 위한 치아홈메우기사업
  ② 불소용액양치사업
  ③ 구강건강의 증진을 위하여 보건복지부령이 정하는 사업

해답 16. ⑤

17. 「국민건강증진법」 규정에 의하여 보건소장이 행하는 건강증진사업의 내용을 바르게 나열한 것은?

㉮ 금연 및 절주운동	㉯ 영양관리
㉰ 국민영양조사	㉱ 질병의 조기발견을 위한 검진 및 처방

① ㉮, ㉯, ㉰   ② ㉯, ㉰, ㉱   ③ ㉮, ㉰

④ ㉯, ㉱   ⑤ ㉮, ㉯, ㉰, ㉱

시장·군수·구청장은 지역주민의 건강증진을 위하여 보건복지부령이 정하는 바에 의하여 보건소장으로 하여금 다음 각호의 사업을 하게 할 수 있다(법 제19조제2항). 이 경우 보건복지부장관은 법 제4조의 규정에 의한 기본시책과 건강증진사업 실시지역의 생활여건 등을 감안하여 법 제 19조제2항의 규정에 의하여 보건소장이 행하는 건강증진사업을 단계적으로 실시하게 할 수 있다(규칙 제19조제2항).
1. 보건교육 및 건강상담   2. 영양관리
3. 구강건강의 관리   4. 질병의 조기발견을 위한 검진 및 처방
5. 지역사회의 보건문제에 관한 조사·연구
6. 기타 건강교실의 운영 등 건강증진사업에 관한 사항

18. 건강증진사업을 행하는 시장·군수·구청장이 확보하여야 할 인력으로 볼 수 없는 것은?

① 건강검진   ② 영양관리   ③ 구강건강관리

④ 운동지도   ⑤ 교육홍보

건강증진사업을 행하는 시장·군수·구청장은 보건교육·영양관리·구강건강관리·건강검진·운동지도(체력측정을 행하는 경우에 한한다) 등에 필요한 인력을 확보하여야 한다(규칙 제19조제1항).

19. 국민의 건강검진의 실시자는?

① 시·도지사   ② 시장·군수·구청장

③ 보건실태연구원장   ④ 보건복지부장관

⑤ 보건소장

국가는 건강증진을 위하여 필요한 경우에 보건복지부령이 정하는 바에 의하여 국민에 대하여 건강검진을 실시할 수 있다(법 제20조).

실시자	법 제20조의 규정에 의하여 국가가 건강검진을 실시하는 경우에는 시장·군수·구청장으로 하여금 보건소장이 이를 실시하도록 하여야 한다. 다만, 필요한 경우에는 영 제32조제2항 제2호 또는 제3호의 기관에 위탁하여 실시하게 할 수 있다(규칙 제20조제1항).
검진항목	제1항의 규정에 의한 건강검진은 연령별·대상별로 검진항목을 정하여 실시하여야 한다(규칙 제20조제2항).

20. 국민건강증진기금에 대한 설명으로 틀린 것은?

① 기획재정부장관은 국민건강증진사업의 원활한 추진에 필요한 재원을 확보하기 위하여 국민건강증진기금을 설치한다.

② 기금은 보건복지부장관이 관리·운용한다.

③ 보건복지부장관은 기금의 운용성과 및 재정상태를 명확히 하기 위하여 대통령령이 정하는 바에 의하여 계리하여야 한다.

④ 보건복지부장관은 제조자 등이 판매하는 「담배사업법」 규정에 의한 담배 중 궐련 20개비당 354원의 부담금을 부과·징수한다.

⑤ 보건복지부장관은 부담금의 납부보전을 위하여 대통령령이 정하는 바에 따라 제조자 등에게 담보의 제공을 요구할 수 있다.

 해설

보건복지부장관은 국민건강증진사업의 원활한 추진에 필요한 재원을 확보하기 위하여 국민건강증진기금을 설치한다(법 제22조).

21. 국민건강증진사업의 원활한 추진에 필요한 재원을 확보하기 위하여 설치한 국민건강기금을 사용할 수 있는 사업으로 조합된 것은?

㉮ 건강생활의 지원사업	㉯ 국민영양관리사업
㉰ 구강건강관리사업	㉱ 보건소장이 행하는 건강증진사업

① ㉮, ㉯, ㉰   ② ㉯, ㉰, ㉱   ③ ㉮, ㉰

④ ㉯, ㉱   ⑤ ㉮, ㉯, ㉰, ㉱

 해설

기금은 다음 각호의 사업에 사용한다(법 제25조제1항, 영 제30조).
1. 금연교육 및 광고 등 흡연자를 위한 건강관리사업
2. 건강생활의 지원사업

해답   20. ①   21. ①

3. 보건교육 및 그 자료의 개발
4. 보건통계의 작성·보급과 보건의료관련 조사·연구 및 개발에 관한 사업
5. 질병의 예방·검진·관리 및 암의 치료를 위한 사업
6. 국민영양관리사업
7. 구강건강관리사업
8. 시·도지사 및 시장·군수·구청장이 행하는 건강증진사업
9. 공공보건의료 및 건강증진을 위한 시설·장비의 확충
10. 기금의 관리·운용에 필요한 경비
11. 그 밖에 국민건강증진사업에 소요되는 경비로서 대통령령이 정하는 사업
   ㉠ 만성퇴행성질환의 관리사업
   ㉡ 법 제27조의 규정에 의한 지도·훈련사업
   ㉢ 건강증진을 위한 체육활동 지원사업

22. 다음 중 국민건강증진종합계획에 포함되어야 할 사항은?

> ㉮ 국민건강증진의 기본목표 및 추진방향
> ㉯ 국민건강증진을 위한 주요 추진과제 및 추진방법
> ㉰ 국민건강증진에 관한 인력의 관리 및 소요재원의 조달방안
> ㉱ 국민건강증진기금의 운용방안
> ㉲ 국민건강증진 관련 통계 및 정보의 관리 방안

① ㉮, ㉯, ㉰　　　　② ㉯, ㉰, ㉱　　　　③ ㉮, ㉰, ㉱, ㉲
④ ㉮, ㉯, ㉰, ㉱　　　⑤ ㉮, ㉯, ㉰, ㉱, ㉲

 ㉮㉯㉰㉱㉲와 그 밖에 국민건강증진을 위하여 필요한 사항이 포함되어야 한다.

23. 국민건강증진종합계획에 대한 설명으로 틀린 것은?
① 보건복지부장관, 관계중앙행정기관의 장, 시·도지사 및 시장·군수·구청장(자치구의 구청장에 한한다)은 종합계획을 기초로 하여 소관 주요시책의 실행계획을 매년 수립·시행하여야 한다.
② 국가는 실행계획의 시행에 필요한 비용의 전부 또는 일부를 지방자치단체에 보조할 수 있다.
③ 국민건강증진에 관한 주요사항을 심의하기 위하여 보건복지부에 국민건강증진정책심의위원회를 둔다.

해답　22. ⑤　23. ④

④ 보건복지부장관 및 시·도지사는 국민건강증진기금의 효율적인 운영과 국민건강증진사업의 원활한 추진을 위하여 필요한 정책 수립의 지원과 사업평가 등의 업무를 수행하는 국민건강증진사업지원기구의 운영을 다른 전문기관 또는 단체에 위탁할 수 없다.

⑤ 보건복지부장관, 관계중앙행정기관의 장, 시·도지사 및 시장·군수·구청장은 종합계획과 실행계획의 수립·시행을 위하여 필요한 때에는 관계 기관·단체 등에 대하여 자료 제공 등의 협조를 요청할 수 있다.

해설

보건복지부장관 및 시·도지사는 법 제22조의 규정에 따른 국민건강증진기금의 효율적인 운영과 국민건강증진사업의 원활한 추진을 위하여 필요한 정책 수립의 지원과 사업평가 등의 업무를 수행하는 국민건강증진사업지원기구의 운영을 대통령령이 정하는 바에 따라 전문기관 또는 단체에 위탁할 수 있다. 국가 및 지방자치단체는 국민건강증진사업지원기구의 운영·위탁 등에 필요한 예산을 지원할 수 있다(법 제5조의 3).

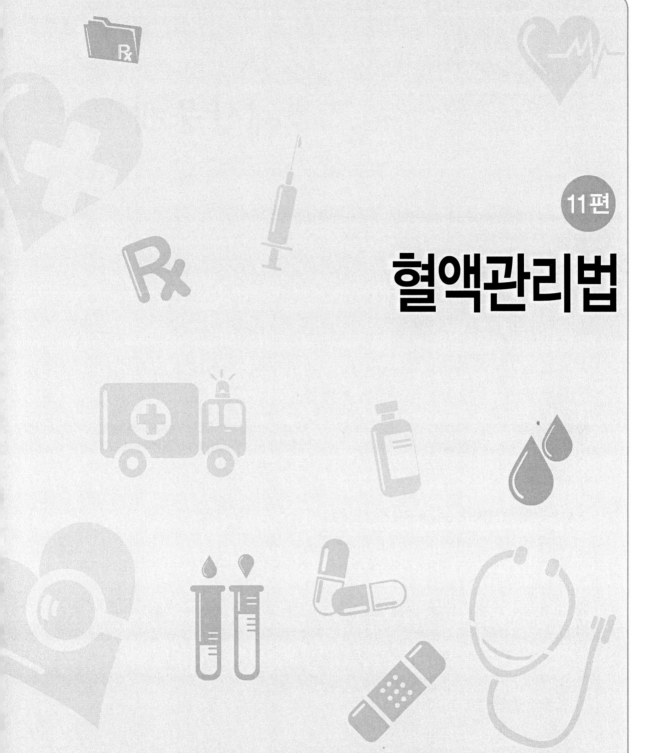

11편

혈액관리법

MEDICAL REGULATION

1. 다음 중 「혈액관리법」의 제정목적과 관련하여 타당한 것은?

> ㉮ 이 법은 혈액관리업무에 관하여 필요한 사항을 규정한다.
> ㉯ 이 법은 수혈자 및 헌혈자를 보호함에 있다.
> ㉰ 이 법은 혈액관리의 적정을 기함에 있다.
> ㉱ 이 법은 국민보건의 향상에 기여함을 궁극목적으로 한다.

① ㉮, ㉯　　　　　　　　② ㉰, ㉱　　　　　　　　③ ㉯, ㉰, ㉱
④ ㉮, ㉯, ㉰　　　　　　　⑤ ㉮, ㉯, ㉰, ㉱

 이 법은 혈액관리업무에 관하여 필요한 사항을 규정함으로써 수혈자 및 헌혈자를 보호하며 혈액관리의 적정을 기하여 국민보건의 향상에 기여함을 목적으로 한다(법 제1조).

2. 다음 중 혈액관리와 관련된 용어로 틀린 것은?

① "혈액"이라 함은 인체에서 채혈한 혈구 및 혈장을 말한다.
② "혈액원"이라 함은 혈액관리업무를 실시하기 위하여 보건복지부장관의 허가를 받은 자를 말한다.
③ "헌혈자"라 함은 자기의 혈액을 혈액원에 유상 또는 무상으로 제공하는 자를 말한다.
④ "부적격혈액"이라 함은 채혈 시 또는 채혈 후에 이상이 발견된 혈액 또는 혈액제제로서 보건복지부령이 정하는 혈액 또는 혈액제제를 말한다.
⑤ "채혈"이라 함은 수혈 등에 사용되는 혈액제제를 제조하기 위하여 헌혈자로부터 혈액을 채취하는 행위를 말한다.

 "헌혈자"라 함은 자기의 혈액을 혈액원에 무상으로 제공하는 자를 말한다(법 제2조제3호).

해답　1. ⑤　2. ③

3. 「혈액관리법」 규정에 의한 혈액관리업무로 조합된 것은?

| ㉮ 수혈 | ㉯ 채혈 | ㉰ 검사 | ㉱ 제조 | ㉲ 품질관리 |

① ㉮, ㉯, ㉱
② ㉯, ㉱, ㉲
③ ㉯, ㉰, ㉱, ㉲
④ ㉮, ㉯, ㉰, ㉱
⑤ ㉮, ㉯, ㉰, ㉱, ㉲

"혈액관리업무"라 함은 수혈 또는 혈액제제의 제조에 필요한 혈액을 채혈·검사·제조·보존·공급 또는 품질관리하는 업무를 말한다(법 제2조제2호).

4. "특정수혈부작용" 이라 함은 수혈한 혈액제제로 인하여 발생한 부작용으로서 옳게 조합된 것은?

㉮ 사망	㉯ 입원치료를 요하는 부작용
㉰ 장애	㉱ 바이러스 등에 의하여 감염되는 질병
㉲ 의료기관의 장이 위의 부작용과 유사하다고 판단하는 부작용	

① ㉮, ㉯, ㉱
② ㉯, ㉱, ㉲
③ ㉯, ㉰, ㉱, ㉲
④ ㉮, ㉯, ㉰, ㉱
⑤ ㉮, ㉯, ㉰, ㉱, ㉲

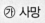
"특정수혈부작용"이라 함은 수혈한 혈액제제로 인하여 발생한 부작용으로서 보건복지부령이 정하는 것을 말한다(법 제2조제5호, 규칙 제3조).
1. 사망
2. 장애(「장애인복지법」 제2조의 규정에 의한 장애를 말한다)
3. 입원치료를 요하는 부작용
4. 바이러스 등에 의하여 감염되는 질병
5. 의료기관의 장이 제1호 내지 제4호의 규정에 의한 부작용과 유사하다고 판단하는 부작용

5. 「혈액관리법」 규정에 의한 "혈액제제"로 옳게 조합된 것은?

| ㉮ 전혈 | ㉯ 농축적혈구 | ㉰ 신선동결혈장 | ㉱ 농축혈소판 |

① ㉮, ㉯
② ㉯, ㉱
③ ㉯, ㉰, ㉱
④ ㉮, ㉯, ㉰
⑤ ㉮, ㉯, ㉰, ㉱

3. ⑤ 4. ⑤ 5. ⑤

"혈액제제"라 함은 혈액을 원료로 하여 제조한 약사법 제2조의 규정에 의한 의약품으로서 다음 각호의 1에 해당하는 것을 말한다(법 제2조제6호).

1. 전혈　　　　　　　　　　　　　　　　2. 농축적혈구
3. 신선동결혈장　　　　　　　　　　　　4. 농축혈소판
5. 기타 보건복지부령이 정하는 혈액관련 의약품

6. 혈액선별검사에서 부적격기준에 해당되는 검사종목은?

| ㉮ 간기능검사(ALT 검사) | ㉯ 후천성면역결핍증검사(Anti-HIV검사) |
| ㉰ A형간염검사(HBsAg 검사) | ㉱ 매독검사 |

① ㉮, ㉯　　　　　　　　② ㉯, ㉰　　　　　　　　③ ㉯, ㉰, ㉱
④ ㉮, ㉯, ㉱　　　　　　⑤ ㉮, ㉯, ㉰, ㉱

 혈액선별검사에서 부적격기준에 해당되는 혈액 및 혈액제제

검사종목	부적격 기준
간기능검사(ALT 검사)	65 IU/L 이상
B형간염검사(HBsAg 검사)	양성
C형간염검사(Anti-HCV 검사/HCV핵산증폭검사)	양성
후천성면역결핍증검사(Anti-HIV 검사/HIV핵산증폭검사)	양성
매독검사	양성

7. 「혈액관리법」에서 금지하고 있는 행위로 옳은 것은?

| ㉮ 금전·재산상의 이익 기타 대가적 급부를 받거나 받기로 하고 자신의 혈액을 제공 |
| ㉯ 대가적 급부를 주기로 하고 타인의 혈액제공의 약속 |
| ㉰ 헌혈자가 헌혈증서를 제시하고 무상으로 수혈을 받는 행위 |
| ㉱ 헌혈증서를 매매하는 행위 |

① ㉮, ㉯　　　　　　　　② ㉯, ㉰　　　　　　　　③ ㉯, ㉰, ㉱
④ ㉮, ㉯, ㉱　　　　　　⑤ ㉮, ㉯, ㉰, ㉱

해답　　6. ④　7. ④

누구든지 금전·재산상의 이익 기타 대가적 급부를 받거나 받기로 하고 자신의 혈액(제14조의 규정에 의한 헌혈증서를 포함한다)을 제공하거나 이를 약속하여서는 아니 되며(법 제3조제1항), 또한 누구든지 금전·재산상의 이익 기타 대가적 급부를 주거나 주기로 하고 타인의 혈액(제14조의 규정에 의한 헌혈증서를 포함한다)을 제공받거나 이를 약속하여서는 아니 된다(법 제3조제2항).

8. 다음 중 설명이 틀린 것은?

① 누구든지 대가적 급부를 받거나 받기로 하고 자신의 혈액을 제공하거나 이를 약속하여서는 아니 된다.

② 누구든지 대가적 급부를 받거나 받기로 하고 자신의 헌혈증서를 제공하거나 이를 약속하여서는 아니 된다.

③ 누구든지 대가적 급부를 주거나 주기로 하고 타인의 혈액이나 헌혈증서를 제공받거나 이를 약속하여서는 아니 된다.

④ 누구든지 무상으로 혈액이나 헌혈증서의 제공을 교사·방조 또는 알선하여서는 아니 된다.

⑤ 혈액매매행위가 있음을 안 때에는 그 행위와 관련되는 혈액을 채혈하거나 수혈하여서는 아니 된다.

 누구든지 금전·재산상의 이익 기타 대가적 급부를 받거나 받기로 하고 자신 또는 타인의 혈액이나 헌혈증서의 제공과 약속행위를 교사·방조 또는 알선하여서는 아니 된다(법 제3조제3항).

9. 헌혈자 보호와 의무와 관련된 설명으로 틀린 것은?

① 헌혈자는 안전한 혈액의 채혈 및 공급을 위하여 신상 및 병력에 대한 정보를 사실대로 성실하게 제공하여야 한다.

② 혈액원은 보건소장의 허가를 받아야 채혈할 수 있다.

③ 헌혈적격여부 판정을 위한 문진사항의 기록과 면담은 헌혈자의 개인비밀이 보호될 수 있는 환경에서 실시하여야 한다.

④ 혈액원은 헌혈자에게 채혈 직후 필요한 음료를 제공하는 등 헌혈자의 보호를 위한 조치를 하여야 한다.

⑤ 헌혈자가 채혈부작용을 보이는 경우 혈액원은 지체없이 적절한 조치를 취하여야 한다.

 혈액원은 헌혈자의 자유의사로 헌혈할 수 있도록 헌혈에 관한 유의사항을 설명하여야 하며, 헌혈자로부터 채혈에 대한 동의를 얻어야 한다(법 제4조의 2 제4항).

해답 8. ④ 9. ②

10. 헌혈자에 대하여 채혈 전에 실시하여야 할 건강진단으로 옳게 조합된 것은?

| ㉮ 문진·시진 및 촉진 | ㉯ 체중측정 | ㉰ 혈압측정 | ㉱ 빈혈검사 |

① ㉮, ㉯   ② ㉯, ㉰   ③ ㉯, ㉰, ㉱
④ ㉮, ㉯, ㉱   ⑤ ㉮, ㉯, ㉰, ㉱

법 제7조제1항의 규정에 따라 혈액원은 헌혈자에 대하여 채혈을 실시하기 전에 다음 각 호의 건강진단을 실시하여야 한다(규칙 제6조).
1. 과거의 헌혈경력 및 혈액검사결과와 채혈금지대상자 여부의 조회
2. 문진·시진 및 촉진
3. 체온 및 맥박측정
4. 체중측정
5. 혈압측정
6. 다음 각목의 어느 하나에 따른 빈혈검사
   가. 유산동법에 의한 혈액비중검사
   나. 혈색소검사
   다. 적혈구용적률검사
7. 혈소판계수검사(혈소판성분채혈의 경우에 한한다)

11. 혈액관리와 관련된 설명으로 틀린 것은?
① 의료법에 의한 의료기관은 혈액관리업무를 행할 수 있다.
② 약사법 규정에 의하여 혈액제제의 제조업허가를 받은 자는 채혈을 할 수 있다.
③ 의료기관이 혈액원을 개설하고자 하는 경우 보건복지부장관의 허가를 받아야 한다.
④ 혈액관리업무를 행하는 자는 보건복지부령이 정하는 기준에 적합한 시설·장비 등을 갖추어야 한다.
⑤ 혈액원의 개설자가 그 업무를 휴업·폐업 또는 재개업하고자 할 때에는 보건복지부령이 정하는 바에 의하여 신고하여야 한다.

혈액관리업무는 다음 각호의 1에 해당하는 자에 한하여 할 수 있다. 다만, 제3호에 해당하는 자는 혈액관리업무 중 채혈을 할 수 없다(법 제6조제1항, 규칙 제5조).
1. 의료법에 의한 의료기관(이하 "의료기관"이라 한다)
2. 「대한적십자사조직법」에 의한 대한적십자사(이하 "대한적십자사"라 한다)
3. 「약사법」 제26조의 규정에 의하여 법 제2조제6호의 규정에 의한 혈액제제의 제조업허가를 받은 혈액제제제조업자

해답   10. ⑤   11. ②

12. 혈액원의 개설허가의 취소사유로 볼 수 없는 것은?

① 혈액원의 개설허가를 받은 날부터 6월이 지나도록 정당한 사유없이 그 업무를 개시하지 아니한 때

② 개설허가를 받은 혈액원의 시설이 법정기준에 적합하지 아니한 때

③ 혈액원이 제조관리자를 두지 아니한 때

④ 혈액원이 심사평가 결과 혈액관리업무의 부적정이 발견된 때

⑤ 혈액원이 검사결과 혈액관리업무의 부적정이 발견될 때

 해설

보건복지부장관은 혈액원이 다음 각호의 1에 해당하는 때에는 혈액원의 개설허가를 취소하거나 일정한 기간을 정하여 업무의 정지 또는 위반사항에 대한 시정을 명할 수 있다(법 제17조의 2).

1. 혈액원의 개설허가를 받은 날부터 3월이 지나도록 정당한 사유 없이 그 업무를 개시하지 아니한 때
2. 개설허가를 받은 혈액원의 시설이 제6조제2항의 규정에 의한 시설·장비 기준에 적합하지 아니한 때
3. 혈액원이 제6조의 3의 규정에 의한 제조관리자를 두지 아니한 때
4. 혈액원이 제13조제1항 또는 제3항의 규정에 의한 검사 또는 심사평가 결과 혈액관리 업무의 부적정이 발견된 때
5. 그 밖에 이 법 또는 이 법에 의한 명령을 위반한 때

13. 혈액관리업무와 관련하여 틀린 것은?

① 혈액관리업무를 하고자 하는 자는 「약사법」 규정에 의하여 의약품 제조업 허가를 받아야 하며, 품목별로 품목허가를 받거나 품목신고를 하여야 한다.

② 보건복지부장관의 허가를 받지 아니한 자는 혈액관리업무를 행하지 못한다.

③ 혈액원에는 3인 이상의 의사를 두고 혈액의 검사·제조·보존 등 혈액제제 제조업무를 관리하게 하여야 한다.

④ 혈액원은 보건복지부령이 정하는 바에 의하여 혈액 및 혈액제제의 적격 여부를 검사하고 확인하여야 한다.

⑤ 혈액원의 장 등은 제조관리자의 관리업무를 방해하여서는 아니 된다.

 해설

혈액원에는 1인 이상의 의사를 두고 혈액의 검사·제조·보존 등 혈액제제 제조업무를 관리하게 하여야 한다(법 제6조의 3 제1항).

14. 「혈액관리법」 규정에 의한 제조관리자의 준수사항으로 타당한 것은?

> ㉮ 보건위생상 위해가 없도록 혈액제제의 제조에 필요한 시설 및 장비를 위생적으로 관리할 것
> ㉯ 혈액제제 제조업무에 종사하는 자에 대하여 연 2회 이상 교육을 실시할 것
> ㉰ 혈액제제 제조업무가 업무지침서에 맞게 수행되는지 여부를 연 1회 이상 점검할 것
> ㉱ 혈액제제 제조과정에 대한 시험검사를 실시할 것

① ㉮, ㉯   ② ㉯, ㉰   ③ ㉯, ㉰, ㉱
④ ㉮, ㉰, ㉱   ⑤ ㉮, ㉯, ㉰, ㉱

해설 혈액제제의 제조업무를 관리하는 자(이하 "제조관리자"라 한다)는 혈액제제의 제조업무에 종사하는 자의 지도·감독·품질관리 및 제조시설의 관리 그 밖에 그 제조관리에 관하여 보건복지부령이 정하는 사항을 준수하여야 한다(법 제6조의 3 제2항, 규칙 제5조의 4).

15. 혈액을 채혈할 때에 시행하여야 하는 검사로 옳게 조합된 것은?

> ㉮ 에이엘티검사   ㉯ B형간염검사   ㉰ A형간염검사
> ㉱ 매독검사   ㉴ 후천성면역결핍증 검사

① ㉮, ㉯, ㉴   ② ㉯, ㉰, ㉱   ③ ㉮, ㉯, ㉰, ㉱
④ ㉮, ㉯, ㉱, ㉴   ⑤ ㉮, ㉯, ㉰, ㉱, ㉴

해설 혈액원은 법 제8조제1항의 규정에 의하여 헌혈자로부터 혈액을 채혈한 때에는 지체없이 그 혈액에 대한 에이엘티검사, 비(B)형간염검사, 씨(C)형간염검사, 매독검사, 후천성면역결핍증검사 기타 보건복지부장관이 정하는 검사를 실시하여야 한다(규칙 제8조제1항).

16. 혈액의 안정성 확보조치와 관련하여 그 설명이 다른 것은?

① 혈액원은 헌혈자로부터 채혈하기 전에 헌혈자의 과거 헌혈경력과 그 검사결과를 조회하여야 한다.
② 검사는 의사의 지도하에 「의료기사 등에 관한 법률」 제2조의 규정에 의한 임상병리사에 의하여 실시되어야 한다.
③ 부적격혈액을 발견하는 때에는 이를 폐기처분하고 그 결과를 보건소장에게 보고하여야 한다.

해답   14. ⑤   15. ④   16. ③

④ 부적격혈액이라고 해도 예방접종약의 원료로 사용하는 경우 이를 폐기처분하지 아니한다.

⑤ 혈액원은 혈액 및 혈액제제의 적격 여부를 검사하고 확인하여야 한다.

> 혈액원 등 혈액관리업무를 하는 자(이하 "혈액원 등"이라 한다)는 제1항의 규정에 의한 검사결과 부적격
> 혈액을 발견하는 때에는 보건복지부령이 정하는 바에 따라 이를 폐기처분하고 그 결과를 보건복지부장
> 관에게 보고하여야 한다(법 제8조제2항).

17. 다음 중 부적격혈액을 사용할 수 있는 경우로 옳게 조합된 것은?

> ㉮ 예방접종약의 원료로 사용되는 경우
> ㉯ 의약품 개발에 사용되는 경우
> ㉰ 의학연구용으로 사용되는 경우
> ㉱ 혈액제제의 품질관리를 위한 시험에 사용되는 경우

① ㉮, ㉯   ② ㉯, ㉰   ③ ㉯, ㉰, ㉱

④ ㉮, ㉰, ㉱   ⑤ ㉮, ㉯, ㉰, ㉱

> 법 제8조, 영 제6조

18. 혈액관리업무와 관련된 설명으로 틀린 것은?

① 의사 또는 간호사는 채혈 전에 건강진단을 실시하고 헌혈기록카드를 작성하여야 한다.

② 채혈은 채혈에 필요한 시설을 갖춘 곳에서 의사의 지도하에 행하여야 한다.

③ 1인 1회 전혈채혈은 600밀리리터 초과하여서는 아니 된다.

④ 전혈채혈은 섭씨 1도 이상 10도 이하에서 관리하여야 한다.

⑤ 채혈은 혈액백 또는 성분채혈키트를 이용하여 무균적으로 하여야 하며, 채혈 직후 적절한 항
응고제로 처리하여야 한다.

> 1인 1회 채혈량(항응고제 및 검사용 혈액을 제외한다)은 다음 한도의 110%를 초과하여서는 아니된다. 다
> 만, 희귀혈액을 채혈하는 경우에는 그러하지 아니하다(규칙 제12조).
> 1. 전혈채혈 : 400밀리리터
> 2. 성분채혈 : 500밀리리터
> 3. 2종류 이상의 혈액성분을 동시에 채혈하는 다종성분채혈 : 600밀리리터

19. 의료기관의 장은 특정수혈부작용이 발생한 경우에 어느 기관에 신고하여야 하는가?

① 혈액원　　　　　　　② 대한적십자사　　　　　③ 시 · 도지사

④ 보건소장　　　　　　⑤ 보건복지부장관

의료기관의 장은 특정수혈부작용이 발생한 경우에는 보건복지부령이 정하는 바에 의하여 그 사실을 보건복지부장관에게 신고하여야 한다(법 제10조제1항).

20. 「혈액관리법」상 특정수혈부작용에 대한 조치 내용으로 바르게 조합된 것은?

⑦ 의료기관의 장은 특정수혈부작용이 발생한 경우에는 시 · 도지사에게 신고하여야 한다.

⑭ 의료기관의 장은 특정수혈부작용발생사실을 확인한 날부터 15일 이내에 시 · 도지사에게 신고한다.

⑮ 의료기관의 장은 사망의 경우에는 지체없이 시 · 도지사에게 신고하여야 한다.

㉑ 시 · 도지사는 매월말 기준으로 특정수혈부작용발생현황보고서를 작성하여 다음달 10일까지 보건복지가족부장관에게 제출하여야 한다.

⑯ 시 · 도지사는 특정수혈부작용의 발생 신고를 받은 때에는 그 발생원인의 파악 등을 위한 실태조사를 실시하여야 한다.

① ⑦, ⑮　　　　　　② ⑮, ㉑　　　　　　③ ⑭, ⑮, ㉑

④ ⑦, ⑮, ㉑　　　　　⑤ ⑦, ⑭, ⑮, ㉑

의료기관의 장은 특정수혈부작용이 발생한 경우에는 보건복지부령이 정하는 바에 의하여 그 사실을 보건복지부장관에게 신고하여야 한다(법 제10조제1항).

발생신고	의료기관의 장은 법 제10조제1항의 규정에 의하여 특정수혈부작용발생사실을 확인한 날부터 15일 이내에 별지 제8호서식에 의하여 당해 의료기관 소재지의 보건소장을 거쳐 특별시장 · 광역시장 또는 도지사(이하 "시 · 도지사"라 한다)에게 특정수혈부작용발생사실을 신고하여야 한다. 다만, 사망의 경우에는 지체없이 신고하여야 한다(규칙 제13조제1항).
서류제출	시 · 도지사는 매월말 기준으로 별지 제9호서식의 특정수혈부작용발생현황보고서를 작성하여 다음달 10일까지 보건복지가족부장관에게 제출하여야 한다. 다만, 사망의 경우에는 지체없이 제출하여야 한다(규칙 제13조제2항).

해답　19. ⑤　20. ③

21. 다음 중 혈액관리위원회의 심의사항으로 볼 수 없는 것은?

① 헌혈환부적립금의 활용방안   ② 혈액제제의 수급 및 안전성에 관한 사항

③ 특정수혈부작용에 관한 사항   ④ 건강진단에 관한 사항

⑤ 혈액원의 개설 및 혈액관리업무의 심사평가에 관한 사항

혈액관리에 관한 다음 각호의 사항을 심의하기 위하여 보건복지부장관 소속하에 혈액관리위원회(이하 "위원회"라 한다)를 둔다(법 제5조제1항).
1. 혈액관리제도의 개선 및 헌혈추진방안
2. 제15조제2항의 규정에 의한 헌혈환부적립금의 활용방안
3. 혈액수가의 조정
4. 혈액제제의 수급 및 안전성에 관한 사항
5. 혈액원의 개설 및 혈액관리업무의 심사평가에 관한 사항
6. 특정수혈부작용에 관한 사항
7. 기타 혈액관리에 관하여 보건복지부장관이 위원회에 부의하는 사항

22. 혈액관리업무에 관한 기록의 보존기간은?

① 1년   ② 2년   ③ 3년   ④ 5년   ⑤ 10년

혈액원 등은 보건복지부령이 정하는 바에 의하여 혈액관리업무에 관한 다음의 기록을 작성·비치하여야 하며, 이 기록은 기록일부터 10년 기간동안 이를 보존하여야 한다(법 제12조제1항·제2항, 규칙 제14조).
1. 별지 제1호의7서식에 의한 헌혈경력 및 검사결과 조회서
2. 별지 제4호서식에 의한 부적격혈액처리현황
3. 별지 제4호의 2서식의 헌혈자 혈액정보 통보기록
4. 별지 제5호서식에 의한 헌혈기록카드
5. 별지 제8호서식에 의한 특정수혈부작용발생신고기록

23. 혈액원 등이 작성·비치하여야 할 서류와 관계가 먼 것은?

① 혈액관리와 관련된 규정위반 신고기록   ② 헌혈경력 및 검사결과 조회서

③ 부적격혈액처리현황   ④ 헌혈기록카드

⑤ 특정수혈부작용발생신고기록

문제 22번 참조

해답   21. ④   22. ⑤   23. ①

24. 혈액원의 혈액관리업무에 대한 심사평가기관은?

① 시장·군수·구청장 ② 대한적십자사 ③ 시·도지사

④ 보건소장 ⑤ 보건복지부장관

 보건복지부장관은 혈액제제의 안전성을 보장하고 효과를 증대하기 위하여 대통령령이 정하는 바에 따라 혈액원의 혈액관리업무에 대한 심사평가를 실시할 수 있다(법 제13조제3항).

25. 혈액관리업무에 관한 심사평가와 관련된 설명으로 틀린 것은?

① 보건복지부장관은 혈액원의 혈액관리업무에 대한 심사평가를 실시할 수 있다.

② 심사평가는 정기평가와 수시평가로 구분하여 실시한다.

③ 정기평가는 3년마다 실시한다.

④ 수시평가는 정기평가를 받은 혈액원이 그 평가결과에 따른 평가수준을 지속적으로 유지하고 있는지를 확인할 필요가 있는 경우에 실시한다.

⑤ 심사평가업무의 일부를 관계전문기관 또는 단체로 하여금 수행하게 할 수 있다.

 정기평가는 2년마다 실시하고, 수시평가는 정기평가를 받은 혈액원이 그 평가결과에 따른 평가수준을 지속적으로 유지하고 있는지를 확인할 필요가 있는 경우에 실시한다(영 제7조의 2 제2항).

26. 헌혈증명서 교부에 대한 내용 중 옳은 것은?

⑦ 혈액원이 헌혈자로부터 혈액을 헌혈받은 경우에는 1주일 단위로 헌혈증서를 그 헌혈자에게 교부하여야 한다

⑭ 헌혈증명서를 제시하면 무상으로 혈액제제의 수혈을 받을 수 있다.

⑭ 수혈을 요구받은 의료기관은 정당한 이유 없이 이를 거부하지 못한다.

⑭ 헌혈증서를 타인에게 양도할 수 없다.

① ⑦, ⑭ ② ⑭, ⑭ ③ ⑭, ⑭, ⑭

④ ⑦, ⑭, ⑭ ⑤ ⑦, ⑭, ⑭, ⑭

 ⑦ 혈액원이 헌혈자로부터 혈액을 헌혈받은 경우에는 보건복지부령이 정하는 바에 의하여 지체없이 헌혈증서를 그 헌혈자에게 교부하여야 한다(법 제14조제1항, 규칙 제15조제1항).

⑭ 헌혈증서를 타인에게 무상으로 양도할 수 있다.

해답 24. ⑤ 25. ③ 26. ②

27. 「혈액관리법」 규정 내용과 다른 것은?

　① 보건복지부장관은 의료기관이 헌혈증서의 제출자에게 수혈을 한 경우에는 헌혈환부적립금에서 그 비용을 당해 의료기관에게 보상하여야 한다.

　② 혈액원이 헌혈자로부터 헌혈을 받은 경우에는 헌혈환부예치금을 보건복지부장관에게 납부하여야 한다.

　③ 대한적십자사총재는 수혈비용의 보상청구를 받은 때에는 그 청구를 받은 날부터 1월 이내에 이를 보상하여야 한다.

　④ 대한적십자총재는 헌혈환부예치금으로 헌혈환부적립금을 조성 · 관리한다.

　⑤ 적립금은 혈액관리와 관련된 연구 등 특정한 용도 외에는 이를 사용할 수 없다.

 해설

　　보건복지부장관은 제1항의 규정에 의한 헌혈환부예치금으로 헌혈환부적립금(이하 "적립금"이라 한다)을 조성 · 관리한다(법 제15조제2항).

28. 「혈액관리법」상 채혈금지 대상자의 공통기준으로 조립된 것은?

　㉮ 전염병 환자
　㉯ 체중이 60킬로그램 미만인 남자
　㉰ 맥박이 1분간에 50회 미만 또는 100회를 초과하는 자
　㉱ 체온이 섭씨 37.5도를 초과하는 자

---

　① ㉮, ㉰　　　　　　② ㉰, ㉱　　　　　　③ ㉯, ㉰, ㉱
　④ ㉮, ㉰, ㉱　　　　⑤ ㉮, ㉯, ㉰, ㉱

 해설

　　채혈금지 대상자의 공통기준
　　1. 「전염병예방법」 제2조제1항의 규정에 의한 전염병 환자(간염환자 및 크로이츠펠트-야콥병 환자 등)
　　2. 체중이 남자에 있어서는 50킬로그램 미만, 여자에 있어서는 45킬로그램 미만인 자
　　3. 체온이 섭씨 37.5도를 초과하는 자
　　4. 수축기혈압이 90밀리미터(수은주압) 미만 또는 180밀리미터(수은주압) 이상인 자
　　5. 이완기혈압이 100밀리미터(수은주압) 이상인 자
　　6. 맥박이 1분간에 50회 미만 또는 100회를 초과하는 자
　　7. 임신 중인 자, 분만 또는 유산 후 6월 이내인 자(다만, 본인이 출산한 신생아에게 수혈하고자 하는 경우에는 그러하지 아니하다) 등

모의고사

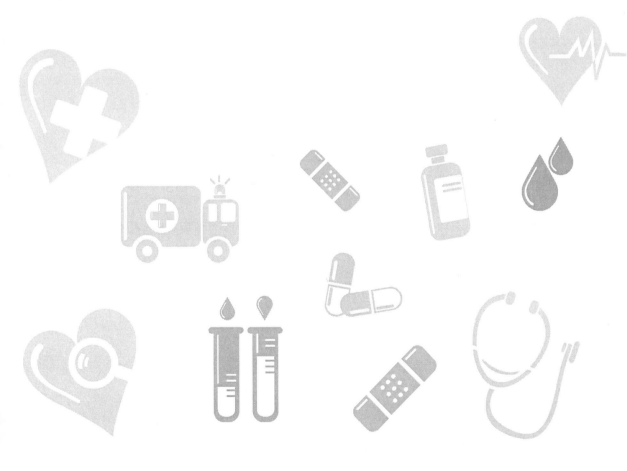

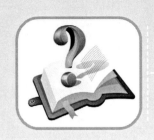

1. 병원감염을 예방하는 등 환자에게 최선의 의료서비스를 제공하기 위하여 노력하여야 하는 자는?

　　① 임상병리사　　　　　　② 한약사　　　　　　　③ 물리치료사
　　④ 간호조무사　　　　　　⑤ 조산사

2. 의료인의 면허권자는?

　　① 보건복지부장관　　　　② 국립의료원장　　　　③ 시ㆍ도지사
　　④ 질병관리본부장　　　　⑤ 중앙회의 장

3. 다음 중 「의료법」의 규정내용과 그 설명이 틀린 것은?

　　① 의료인은 그 실태와 취업상황등을 시장ㆍ군수ㆍ구청장, 보건복지부장관에게 신고하여야 한다.
　　② 의료인 또는 의료기관의 개설자는 진료기록부 등을 전자서명법에 의한 전자서명이 기재된전
　　　 자문서로 작성ㆍ보관할 수 있다.
　　③ 의료인 또는 의료기관의 개설자는 진료기록부 등을 보건복지부령이 정하는 바에 의하여 보존
　　　 하여야 한다.
　　④ 의사ㆍ치과의사ㆍ한의사 및 조산사는 사체를 검안하여 변사한 것으로 의심되는 때에는 그 소
　　　 재지를 관할하는 경찰서장에게 신고하여야 한다.
　　⑤ 누구든지 정당한 사유없이 전자처방전에 저장된 개인정보를 탐지하거나 누출ㆍ변조 또는 훼
　　　 손하여서는 아니된다.

4. 「의료법」 규정에 의한 의료인의 정원에 대한 설명으로 틀린 것은?

　　① 요양병원에는 「사회복지사업법」의 규정에 의한 사회복지사자격을 가진 자 중에서 환자의 갱
　　　 생ㆍ재활과 사회복귀를 위한 상담 및 지도업무를 담당하는 요원을 1인 이상 둔다.
　　② 입원시설을 갖춘 종합병원ㆍ병원ㆍ치과병원ㆍ한방병원 또는 요양병원에 있어서는 1인 이상
　　　 의 영양사를 둔다.
　　③ 의료기관에는 보건복지부장관이 정하는 바에 따라 각 진료과목별로 필요한 수의 의료기사를
　　　 둔다.

④ 종합병원에는 보건복지부장관이 정하는 바에 따라 필요한 수의 의무기록사를 둔다.

⑤ 의료기관에는 보건복지부장관이 정하는 바에 따라 필요한 수의 간호조무사를 둔다.

5. 다음 중 의료법인의 설립허가의 취소사유로 볼 수 없는 것은?

① 정관으로 정한 사업 이외의 사업을 한 때

② 설립된 날로부터 2년 이내에 의료기관을 개설하지 아니한 때

③ 의료법인이 개설한 의료기관이 개설허가가 취소된 때

④ 보건복지부장관이 감독을 위하여 내린 명령을 위반한 때

⑤ 설립등기를 하지 아니한 때

6. 다음 중 의료인으로서 그 품위를 손상시키는 행위로 볼 수 없는 경우?

① 학문적으로 인정되지 아니하는 진료행위

② 거짓 또는 과대의 광고행위

③ 불필요한 검사·투약·수술 등 과잉진료행위를 하거나 부당하게 많은 진료비를 요구하는 행위

④ 의료기관의 개설자가 될 수 없는 자에게 고용되어 의료행위를 한 때

⑤ 영리를 목적으로 다른 의료기관을 이용하려는 환자를 자신이 종사하거나 개설한 의료기관으로 유인하거나 유인하게 하는 행위

7. 다음 중 제3군전염병에 해당하는 것은 몇 개인가?

| ㉮ 말라리아 | ㉯ 결핵 | ㉰ 한센병 | ㉱ 성병 |
| ㉲ 홍역 | ㉳ 수막구균성수막염 | ㉴ 레지오넬라증 | ㉵ 야토병 |

① 4개　　　　② 5개　　　　③ 6개　　　　④ 7개　　　　⑤ 8개

8. 다음 중 정기예방접종의 대상에 해당하는 것은?

| ㉮ 디프테리아 | ㉯ 세균성이질 | ㉰ 폴리오 |
| ㉱ 말라리아 | ㉲ 파상풍 | ㉳ 콜레라 |

① ㉮, ㉯, ㉰　　　　② ㉮, ㉰, ㉲　　　　③ ㉯, ㉱, ㉲

④ ㉱, ㉲, ㉳　　　　⑤ ㉰, ㉱, ㉲

9. 「지역보건법」상 지역보건의료계획의 수립 등에 관한 설명으로 틀린 것은?

   ① 지역보건의료계획의 수립권자는 시장·군수·구청장이다.

   ② 지역보건의료계획은 2년마다 수립하여야 하되, 그 연차별 시행계획은 매년 수립하여야 한다.

   ③ 지역보건의료계획은 당해 지역에 필요한 사업내용을 종합적으로 수립하되 국가 또는 시·도의 보건의료시책과 부합되게 수립하여야 한다.

   ④ 보건복지부장관 또는 시·도지사는 지역보건의료계획의 내용에 관하여 필요하다고 인정하는 경우에는 시·도지사 또는 시장·군수·구청장에 대하여 그 조정을 권고할 수 있다.

   ⑤ 보건복지부장관 또는 시·도지사는 시·도 또는 시·군·구의 지역보건의료계획의 시행결과를 평가할 수 있다.

10. 「지역보건법」상 보건의료원에 관한 설명으로 맞은 것만 나열된 것은?

> ㉮ 보건소 중 「의료법」 제3조제4항의 규정에 의한 병원의 요건을 갖춘 보건소는 보건의료원이라는 명칭을 사용할 수 있다.
> ㉯ 보건의료원은 원장 1인을 두어야 한다.
> ㉰ 보건의료원의 원장은 의사의 면허를 가진 자 중에서 시장·군수·구청장이 임용한다.
> ㉱ 보건의료원은 시(구가 설치되지 아니한 시를 말한다)·군·구별로 1개 이상 설치한다.

   ① ㉮   ② ㉮, ㉯   ③ ㉮, ㉰

   ④ ㉮, ㉯, ㉰   ⑤ ㉮, ㉯, ㉰, ㉱

11. 마약류의 취급과 관련하여 금지행위로 옳게 조합된 것은?

> ㉮ 마약의 수출
> ㉯ 대마를 수입 또는 수출하는 행위
> ㉰ 향정신성의약품을 소지·소유·사용·관리·수출입·제조·매매·매매의 알선 또는 수수하는 행위
> ㉱ 마약의 원료가 되는 식물의 재배 또는 그 성분을 함유하는 원료·종자·종묘의 소지·소유·관리·수출입·매매·매매의 알선·수수 및 그 성분을 추출하는 행위
> ㉲ 디아세칠모르핀, 그 염류 또는 이를 함유하는 것의 소지·소유·관리·수입·제조·매매·매매의 알선·수수·운반·사용·투약 또는 투약하기 위하여 교부하는 행위

   ① ㉮, ㉯   ② ㉮, ㉰   ③ ㉮, ㉯, ㉰

   ④ ㉮, ㉯, ㉰, ㉱   ⑤ ㉮, ㉯, ㉰, ㉱, ㉲

12. 다음 중 마약취급의료업자가 투약 또는 투약하기 위하여 교부할 때 기록사항으로 볼 수 없는 것은?

① 환자의 주소, 성명, 연령, 성별 　　　　② 병명 및 주요증상

③ 투약한 마약의 품명 · 수량 　　　　④ 환자의 직업과 결혼여부

⑤ 투약하기 위하여 교부한 마약의 품명 · 수량 및 연월일

13. 「검역법」 규정에 의한 검역소장이 격리 또는 감시를 해야 하는 감시기간으로 그 연결이 옳은 것은?

① 콜레라 ― 120시간 　　　　② 페스트 ― 140시간

③ 황열 ― 150시간 　　　　④ 제4군전염병 ― 100시간

⑤ 생물테러전염병 ― 100시간

14. 「국민건강보험법」 규정에 의한 급여제한의 사유에 해당하지 아니한 것은?

① 보험료를 체납하였을 때

② 중대한 과실로 인한 사고발생시

③ 고의로 요양기관의 요양에 관한 지시에 따르지 아니한 때

④ 중대한 과실로 문서 기타 물건의 제출을 거부한 때

⑤ 업무상 질병 · 부상 · 재해로 인하여 다른 법령에 의한 보험급여를 받게 되는 때

15. 후천성면역결핍증환자를 진단한 의사 등이 취할 조치의 내용과 다른 것은?

> ㉮ 후천성면역결핍증환자를 진단했을 때 의사 또는 의료기관은 즉시 관할 보건소장에 신고하여야
> 한다.
> ㉯ 학술연구 또는 혈액 및 혈액제제에 대한 검사에 의하여 감염인을 발견한 자나 당해 연구 또는
> 검사를 실시한 기관의 장은 즉시 관할 보건소장에게 신고하여야 한다.
> ㉰ 감염인을 진단한 의사는 배우자 등에게 전파방지에 필요한 사항을 알려야 한다.
> ㉱ 감염자가 사망한 경우에는 감염자 또는 그 세대주가 즉시 시장 · 군수 · 구청장에게 신고하여야
> 한다.
> ㉲ 신고를 받은 보건소장은 시장 · 군수 또는 구청장에게 이를 보고하여야 하고, 보고를 받은 시
> 장 · 군수 또는 구청장은 이를 시 · 도지사에게 보고하여야 한다.

① ㉯, ㉰ 　　　② ㉯, ㉱ 　　　③ ㉲ 　　　④ ㉮, ㉰ 　　　⑤ ㉱, ㉲

16. 다음 중 보건복지부장관이 지정할 수 있는 응급의료기관으로 조합된 것은?

㉮ 중앙응급의료센터	㉯ 전문응급의료센터	㉰ 지역응급의료센터
㉳ 권역응급의료센터	㉱ 지역응급의료기관	

① ㉮, ㉯   ② ㉯, ㉰   ③ ㉮, ㉯, ㉰, ㉱

④ ㉮, ㉯, ㉳   ⑤ ㉮, ㉯, ㉰, ㉳, ㉱

17. 평생국민강관리사업의 내용으로 올바르게 조합된 것은?

㉮ 여성과 어린이의 건강증진	㉯ 노인의 건강증진
㉰ 환경보건의료	㉱ 식품위생 · 영양

① ㉮, ㉯   ② ㉯, ㉰   ③ ㉮, ㉯, ㉰

④ ㉯, ㉰, ㉱   ⑤ ㉮, ㉯, ㉰, ㉱

18. 영양개선 및 국민영양조사에 관한 설명이다. 틀린 것은?

① 국가 및 지방자치단체는 국민의 영양상태를 조사하여 국민의 영양개선방안을 강구하고 영양에 관한 지도를 실시하여야 한다.

② 특별시 · 광역시 및 도에는 국민영양조사와 영양에 관한 지도업무를 행하게 하기 위한 공무원을 두어야 한다.

③ 국가 및 지방자치단체는 국민의 건강상태 · 식품섭취 · 식생활조사 등 국민의 영양에 관한 조사를 정기적으로 실시한다.

④ 국민영양조사의 시기는 조사연도의 11월에 실시한다.

⑤ 보건복지부장관은 노인 · 임산부 등 특히 영양개선이 필요하다고 판단되는 자에 대하여는 따로 조사기간을 정하여 영양조사를 실시할 수 있다.

19. 「혈액관리법」 규정에 의한 "혈액제제"로 옳게 조합된 것은?

㉮ 전혈	㉯ 농축적혈구	㉰ 신선동결혈장	㉱ 농축혈소판

① ㉮, ㉯   ② ㉯, ㉱   ③ ㉯, ㉰, ㉱

④ ㉮, ㉯, ㉰   ⑤ ㉮, ㉯, ㉰, ㉱

20. 다음 중 「지역보건법」의 제정목적으로 바르게 연결된 것은?

㉮ 보건소 등 지역보건의료기관의 설치·운영	㉯ 지역보건의료사업의 연계성 확보
㉰ 보건행정을 합리적으로 조직·운영	㉱ 보건시책을 효율적으로 추진

① ㉮, ㉰   ② ㉰, ㉱   ③ ㉯, ㉰, ㉱

④ ㉮, ㉰, ㉱   ⑤ ㉮, ㉯, ㉰, ㉱

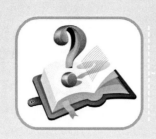

1. 의료인의 면허와 관련된 설명으로 틀린 것은?

① 의사·치과의사 또는 한의사가 되고자 하는 자는 국가시험에 합격한 후 보건복지부장관의면 허를 받아야 한다.

② 외국의 의사·치과의사 또는 한의사의 면허를 받은 자는 해당 예비시험과 국가시험에 합격한 후 보건복지부장관의 면허를 받아야 한다.

③ 조산사는 간호사의 면허를 가지고 보건복지부장관이 인정하는 의료기관에서 2년간 조산의 수습과정을 마친 자로서 조산사국가시험에 합격한 후 보건복지부장관의 면허를 받아야 한다.

④ 간호사는 간호학을 전공하는 대학 또는 전문대학을 졸업한 자로서 간호사국가시험에 합격한 후 보건복지부장관의 면허를 받아야 한다.

⑤ 치과의사는 치과의학을 전공하는 대학을 졸업하고 치과의학사의 학위를 받은 자로서 국가시 험에 합격한 후 보건복지부장관의 면허를 받아야 한다.

2. 다음은 「의료법」 규정에 의한 의료인의 의무와 관련된 내용으로 틀린 것은?

① 의료인은 환자나 그 보호자에 대하여 요양의 방법 그밖에 건강관리에 필요한 사항을 지도 하 여야 한다.

② 의료인은 태아나 임부에 대한 진찰이나 검사를 통하여 알게 된 태아의 성을 임부, 임부의 가 족 그 밖의 다른 사람이 알 수 있도록 하여서는 아니 된다.

③ 의사 또는 치과의사는 환자에게 의약품을 투여할 필요가 있다고 인정하는 때에는 「의료법」에 의하여 자신이 직접 의약품을 조제할 수 없다.

④ 진료 중이던 환자가 최종진료시부터 48시간 이내에 사망한 경우에는 다시 진료하지 아니하더 라도 진단서 또는 증명서를 내줄 수 있다.

⑤ 의료업에 종사하고 자신이 진찰 또는 검안한 의사가 아니면 처방전 등을 환자에게 교부하지 못한다.

3. 「국민건강보험법」규정에 의한 보험료의 경감대상이 아닌 경우?

　① 도서 · 벽지 등 대통령령이 정하는 지역에 거주하는 자

　② 65세 이상인 자

　③ 「장애인복지법」에 의하여 등록한 장애인

　④ 「국가유공자 등 예우 및 지원에 관한 법률」에 규정된 모든 국가유공자

　⑤ 농어촌 등 대통령령이 정하는 지역에 거주하는 자

4. 진단용 방사선발생장치를 설치 · 운영하고자 하는 의료기관은 어느 기관에 신고하여야 하는가?

　① 질병관리본부장　　　　② 보건복지부장관　　　　③ 시장 · 군수 · 구청장

　④ 시 · 도지사　　　　　 ⑤ 보건소장

5. 「의료법」규정에 의한 의료광고에 대한 서술이 틀린 것은?

　① 의료법인은 거짓이나 과장된 내용의 의료광고를 하지 못한다.

　② 의료기관은 수술장면 등 직접적인 시술행위를 노출하는 내용의 광고를 할 수 없다.

　③ 의료법인 · 의료기관 또는 의료인이 아닌 자는 의료에 관한 광고를 하지 못한다.

　④ 특정의료인의 기능이나 진료방법이 질병치료에 반드시 효과가 있다는 표현의 광고를 하지 못
　　한다.

　⑤ 광고는 텔레비젼과 라디오를 포함한 모든 매체에 의하여 할 수 있다.

6. 「의료법」상 자격인정과 관련된 내용 중 그 기술이 잘못된 것은?

　① 의사로서 전문의가 되고자 하는 자는 수련을 거쳐 보건복지부장관의 자격인정을 받아야한다.

　② 한의사로서 전문의가 되고자 하는 자는 수련을 거쳐 보건복지부장관의 자격인정을 받아야 한다.

　③ 치과의사로서 전문의가 되고자 하는 자는 수련을 거쳐 보건복지부장관의 자격인정을 받아야
　　한다.

　④ 간호조무사가 되고자 하는 자는 보건복지부장관의 자격인정을 받아야 한다.

　⑤ 보건복지부장관은 간호사에게 간호사면허 외에 전문간호사 자격을 인정할 수 있다.

7. 다음은 전염병 중 제1군, 제2군, 제3군, 제4군의 범위를 나열한 것으로 틀린 것은?

　① 황열, 뎅기열, 마버그열　　　　　　　　② 디프테리아, 백일해, 파상풍

　③ 수막구균성수막염, 레지오넬라증, 탄저　④ 말라리아, 결핵, 홍역

　⑤ 파라티푸스, 세균성이질, 장출혈성대장균감염증

8. 전염병예방시설에 대한 설명으로 틀린 것은?

① 격리치료병원은 의원급으로 설치한다.

② 격리소는 의원급으로 한다.

③ 격리치료의원은 의원에 해당하는 시설을 갖추어야 한다.

④ 일반진료를 하는 진료소는 의원에 해당하는 시설로 한다.

⑤ 요양소는 병원에 해당하는 시설로 한다.

9. 다음 중 지역보건의료계획에 공통으로 포함될 내용으로 옳은 것은?

㉮ 보건의료수요 측정	㉯ 보건의료에 관한 장단기 공급대책
㉰ 인력 · 조직 · 재정 등 보건의료자원의 조달 및 관리	㉱ 보건의료의 전달체계
㉲ 지역보건의료에 관련된 통계의 수집 및 정리	㉳ 보건소업무의 추진현황과 추진계획

① ㉮, ㉯   ② ㉮, ㉯, ㉰   ③ ㉮, ㉯, ㉰, ㉱

④ ㉮, ㉯, ㉰, ㉱, ㉲   ⑤ ㉮, ㉯, ㉰, ㉱, ㉲, ㉳

10. 다음 중 시 · 도지사 또는 시장 · 군수 · 구청장이 의료기관 기타 보건의료관련기관 · 단체에게 위탁할 수 있는 업무로 볼 수 없는 것은?

① 전염병의 진료

② 전염병의 예방업무중 방역소독 업무

③ 가정 · 사회복지시설등을 방문하여 행하는 보건의료사업

④ 특수한 전문지식 및 기술이 필요 없는 진료, 실험 또는 검사업무

⑤ 기타 지역주민의 보건의료의 향상 · 증진을 위하여 특히 필요하다고 인정되는 업무 보건정책의 수립 및 시행업무

11. 마약류취급자가 아닌 자의 마약류취급을 할 수 있는 경우로 옳은 것은?

㉮ 마약 또는 향정신성의약품을 마약류취급의료업자로부터 투약받아 소지하는 경우
㉯ 마약 또는 향정신성의약품을 마약류소매업자로부터 구입 또는 양수하여 소지하는 경우
㉰ 마약류취급자를 위하여 마약류를 운반 · 보관 · 소지 또는 관리하는 경우
㉱ 공무상 마약류를 압류 · 수거 또는 몰수하여 관리하는 경우
㉲ 마약류취급자격상실자 등이 마약류취급자에게 그 마약류를 인계하기 전까지 소지하는 경우

① ㉮, ㉯   ② ㉮, ㉰   ③ ㉮, ㉯, ㉰

④ ㉮, ㉯, ㉰, ㉱   ⑤ ㉮, ㉯, ㉰, ㉱, ㉲

12. 다음은 마약중독자에 대하여 기술한 것이다. 틀린 것으로만 조합된 것은?

> ㉮ 마약류취급의료업자는 중독증상을 완화하게 하거나 치료하기 위하여 마약을 투약하거나 처방전을 교부하지 못한다.
> ㉯ 마약류취급의료업자는 치료보호기관에서 보건복지가족부장관 또는 시·도지사의 허가를 받은 경우 중독 증상을 완화하게 하기 위해 마약을 투약할 수 있다.
> ㉰ 식품의약품안전청장 또는 시·도지사는 치료보호기관을 설치·운영하거나 지정할 수 있다.
> ㉱ 마약류중독 여부의 판별검사기간은 6월 이내로, 치료보호기간은 2년 이내로 한다.
> ㉲ 판별검사 및 치료보호에 관한 사항을 심의하기 위하여 식품의약품안전청·특별시·광역시및 도에 치료보호심사위원회를 둔다.

① ㉰   ② ㉱   ③ ㉮, ㉯   ④ ㉰, ㉲   ⑤ ㉱, ㉲

13. 「검역법」에서 검역대상으로 옳은 것으로 조합된 것은?

> ㉮ 우리나라에서 나가는 선박
> ㉯ 우리나라에서 나가는 항공기의 승객
> ㉰ 우리나라에 들어오는 열차의 승무원
> ㉱ 우리나라에 들어오는 자동차의 하물
> ㉲ 우리나라에 들어오는 선박의 하물

① ㉮, ㉯   ② ㉯, ㉰   ③ ㉮, ㉯, ㉰
④ ㉮, ㉯, ㉰, ㉱   ⑤ ㉮, ㉯, ㉰, ㉱, ㉲

14. 「국민건강보험법」 규정에 의한 급여정지의 사유에 해당하지 아니한 것은?

① 지원에 의하여 임용된 하사   ② 국외에 여행 중인 때
③ 국외에서 업무에 종사하고 있는 때   ④ 무관후보생에 해당하게 된 때
⑤ 교도소 기타 이에 준하는 시설에 수용되어 있는 때

15. 후천성면역결핍증환자를 진단했을 때 의사 또는 의료기관이 취하여야 할 적절한 조치는?

> ㉮ 즉시 관할 보건소장에게 신고한다.
> ㉯ 전파경로를 파악하기 위해 역학조사를 실시하여야 한다.
> ㉰ 감염자에 대한 명부를 작성·비치한다.
> ㉱ 보호시설에 지체없이 격리수용하여야 한다.
> ㉲ 감염인과 배우자에게 후천성면역결핍증의 전파방지에 관하여 필요한 사항을 준수하도록 지도한다.

① ㉯, ㉰   ② ㉱   ③ ㉲   ④ ㉮, ㉰   ⑤ ㉮, ㉲

16. 중앙응급의료센터의 업무로 묶인 것은?

> ㉮ 응급의료기관 등에 대한 평가 및 질 향상 활동 지원
> ㉯ 응급의료종사자에 대한 교육훈련
> ㉰ 권역응급의료센터간의 업무조정 및 지원
> ㉱ 응급환자의 진료 및 의료관련 연구
> ㉲ 대형재해 등의 발생시 응급의료 관련업무 조정 및 지원

① ㉮, ㉯, ㉲   ② ㉯, ㉰, ㉱   ③ ㉮, ㉯, ㉰, ㉲
④ ㉮, ㉯, ㉱, ㉲   ⑤ ㉮, ㉯, ㉰, ㉱, ㉲

17. 「보건의료기본법」 규정에 의한 주요질병관리체계를 확보를 위한 활동으로 볼 수 없는 것은?
① 국가 및 지방자치단체는 전염병의 발생과 유행을 방지하고 전염병환자에 대한 적정한 보건의료의 제공 및 관리를 위하여 필요한 시책을 수립·시행하여야 한다.
② 국가 및 지방자치단체는 주요 만성질환의 발생과 증가를 예방하고, 만성질환자에 대한 적정한 보건의료의 제공 및 관리를 위하여 필요한 시책을 수립·시행하여야 한다.
③ 국가 및 지방자치단체는 새로운 보건의료제도를 시행하기 위하여 필요한 경우에는 시범 사업을 실시할 수 있다.
④ 국가 및 지방자치단체는 정신질환의 예방과 정신질환자의 치료 및 사회복귀 등 국민의 정신건강 증진을 위하여 필요한 시책을 수립·시행하여야 한다.
⑤ 국가 및 지방자치단체는 구강질환의 예방 및 치료와 구강건강에 관한 관리 등 국민의 구강건강 증진을 위하여 필요한 시책을 수립·시행하여야 한다.

18. 「국민건강증진법」에 따라 국민의 영양에 관한 조사를 실시해야 하는 자는?
① 시·도지사   ② 시장·군수   ③ 보건실태연구원장
④ 보건복지부장관   ⑤ 각 지역 보건소장

19. 「혈액관리법」에서 금지하고 있는 행위로 옳은 것은?

> ㉮ 금전·재산상의 이익 기타 대가적 급부를 받거나 받기로 하고 자신의 혈액을 제공
> ㉯ 대가적 급부를 주기로 하고 타인의 혈액제공의 약속
> ㉰ 혈액매매의 교사·방조 또는 알선하는 행위
> ㉱ 헌혈증서를 매매하는 행위

① ㉮, ㉯   ② ㉯, ㉰   ③ ㉯, ㉰, ㉱
④ ㉮, ㉯, ㉱   ⑤ ㉮, ㉯, ㉰, ㉱

20. 간호사의 임무활동의 범위로 타당한 것은?

㉮ 병자의 진료

㉯ 상병자의 요양을 위한 간호

㉰ 모자보건요원으로서 행하는 모자보건 및 가족계획 활동

㉱ 결핵관리요원으로서 하는 보건활동

① ㉮, ㉯   ② ㉯, ㉰   ③ ㉯, ㉰, ㉱

④ ㉮, ㉯, ㉱   ⑤ ㉮, ㉯, ㉰, ㉱

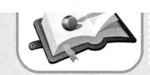

1. 보건복지부장관은 보건의료시책상 필요하다고 인정될 때에는 면허에 있어서 (   ) 이내의 기간을 정하여 특정지역 또는 특정업무에 종사할 것을 면허의 조건으로 붙일 수 있는가?

① 6월 　　　② 1년 　　　③ 2년 　　　④ 3년 　　　⑤ 5년

2. 다음 중 의료인의 결격사유로 볼 수 없는 것은?

① 정신질환자 　　　　　　　　　　② 마약 · 대마 중독자

③ 금고이상 형의 선고를 받은 자 　　④ 금치산자 및 한정치산자

⑤ 금고 이상의 형의 선고를 받고 그 형의 집행이 종료된 자

3. 다음 중 「의료법」규정에 의한 진료기록부에 기재사항으로 볼 수 없는 것은?

① 체온 · 맥박 · 호흡 · 혈압에 관한 사항 　　② 주된 증상, 진단결과, 진료경과 및 예견

③ 치료내용(주사 · 투약 · 처치 등) 　　　　　④ 진료일시분

⑤ 진료를 받은 자의 주소 · 성명 · 주민등록번호 · 병력 및 가족력

4. 의료업의 폐업 등에 관한 다음의 설명 중 틀린 것은?

① 의료업을 폐업하고자 하는 개설자는 이를 관할 시장 · 군수 · 구청장에게 신고하여야 한다.

② 2주 이상 의료업을 휴업하고자 하는 개설자는 이를 관할 시장 · 군수 · 구청장에게 신고하여야 한다.

③ 의료기관의 개설자는 휴업의 신고를 하는 때에는 진료기록부 등을 관할보건소장에게 넘겨야 한다.

④ 의료기관의 개설자는 폐업의 신고를 하는 때에는 진료기록부 등을 관할보건소장에게 넘겨야 한다.

⑤ 의료기관의 개설자가 보건복지부령이 정하는 바에 따라 진료기록부 등의 보관계획서를 제출하여 관할보건소장의 허가를 받은 경우에는 이를 직접 보관할 수 있다.

5. 의료광고를 할 수 있는 범위는?

① 진료담당의료인의 성명 · 성별 　　　　② 조산방법

③ 진료방법　　　　　　　　　　　　④ 특정의료기관의 약효

⑤ 특정의료인의 기능

6. 「의료법」의 규정과 다른 것은?

① 의사·치과의사 또는 한의사로서 전문의가 되고자 하는 자는 보건복지부장관의 자격인정을 받아야 한다.

② 200병상 이상의 종합병원에는 의사로서 전문의의 전문과목을 표시할 수 있다.

③ 보건복지부장관은 간호사에 대하여 간호사의 면허 이외에 전문간호사의 자격을 인정할 수 있다.

④ 보건복지부장관은 한지의료인이 그 허가받은 지역 밖에서 의료행위를 한 때에는 그 면허를 취소할 수 있다.

⑤ 한지의료인이 그 허가지역을 변경하고자 할 때에는 그 소재지를 관할하는 시·도지사의 허가를 받아야 한다.

7. 「전염병예방법」의 규정 내용과 다른 것은?

① 제1군 전염병은 전염속도가 빠르고 국민건강에 미치는 위해정도가 너무 커서 발생 또는유행 즉시 방역대책을 수립하여야 하는 전염병이다.

② 제2군 전염병은 예방접종을 통하여 예방 또는 관리가 가능하여 국가예방접종사업의 대상이 되는 질환이다.

③ 제3군 전염병은 간헐적으로 유행할 가능성이 있어 지속적으로 그 발생을 감시하고 방역대책의 수립이 필요한 전염병을 말한다.

④ 제4군 전염병은 국내에서 새로 발생한 신종전염병증후군, 재출현전염병 또는 국내 유입이 우려되는 해외유행전염병이다.

⑤ 전염병은 제1군전염병, 지정전염병, 생화학테러전염병, 인수공통전염병 등을 말한다.

8. 「전염병예방법」 규정에 의하여 격리수용되어 치료를 받아야 하는 전염병환자로 옳은 것은?

> ㉮ 제1군전염병환자
> ㉯ 제4군전염병환 중 보건복지가족부장관이 정하는 전염병환자
> ㉰ 제3군전염병환자 중 말라리아, 결핵환자
> ㉱ 생물테러전염병환자
> ㉲ 제1군 내지 제4군 및 생물테러전염병환자 등과 접촉하여 전염병의 감염 또는 전파의 우려가 있다고 인정하는 자

① ㉮, ㉯, ㉰　　　　　　② ㉯, ㉰, ㉱, ㉲　　　　　　③ ㉮, ㉯, ㉱, ㉲

④ ㉮, ㉰, ㉱, ㉲　　　　　　⑤ ㉮, ㉯, ㉰, ㉱, ㉲

9. 다음 중 시·군·구의 지역보건의료계획의 내용에 포함되는 것으로만 나열한 것은?

> ㉮ 지역보건의료계획의 달성목표
> ㉯ 정신질환 등의 치료를 위한 전문치료시설의 수급에 관한 사항
> ㉰ 지역보건의료기관과 민간의료기관간의 기능분담 및 발전방향
> ㉱ 법 제9조의 규정에 의한 보건소업무의 추진현황과 추진계획
> ㉲ 의료기관의 병상수급에 관한 사항
> ㉳ 지역보건의료와 사회복지사업간의 연계성확보계획

① ㉮, ㉯   ② ㉮, ㉯, ㉰   ③ ㉮, ㉰, ㉱, ㉳

④ ㉮, ㉯, ㉰, ㉱, ㉲   ⑤ ㉮, ㉯, ㉰, ㉱, ㉲, ㉳

10. 보건의료에 관한 실험 또는 검사를 위해 보건소 시설을 이용할 수 있는 사람만으로 이루어진 것은?

① 의사, 한의사   ② 한의사, 간호사   ③ 약사, 조산사

④ 의사, 수의사   ⑤ 치과의사, 조산사

11. 다음은 마약류취급자의 허가 등과 관련한 설명이다. 틀린 것을 고르시오.

> ㉮ 마약류취급자가 되고자 하는 자는 식품의약품안전청장, 시·도지사, 시장·군수 또는 구청장의 허가를 받아야 한다.
> ㉯ 마약류취급자는 그 허가증 또는 지정서를 대여하거나 양도하여서는 아니 된다.
> ㉰ 마약류취급자가 마약류취급에 관한 업무를 폐업 또는 휴업하거나 그 휴업한 업무를 재개한 때에는 당해 허가관청에게 신고하여야 한다.
> ㉱ 마약류취급자가 그 허가증 또는 지정서를 대여하거나 양도한 경우 허가 또는 지정이 취소될 수 있다.
> ㉲ 마약류관리자가 되고자 하는 자는 마약류취급의료업자가 있는 의료기관에 종사하는 약사로서 보건복지가족부령이 정하는 바에 의하여 시·도지사의 지정을 받아야 한다.

① ㉮   ② ㉯   ③ ㉰   ④ ㉱   ⑤ ㉲

12. 다음은 「검역법」 규정에 의한 검역장소와 관련하여 틀린 것으로만 조합된 것은?

> ㉮ 검역장소는 해양수산부장관이 보건복지가족부장관과 협의하여 정한다.
> ㉯ 검역항에 들어가 검역을 받으려는 선박은 노란색기를 달고 검역장소에 닻을 내린 후 검역조사를 받아야 한다.

ⓒ 검역장소에 도착하여 검역을 받으려는 운송수단은 검역장소에 착륙 또는 도착한 후 검역조사를 받아야 한다.

ⓡ 날씨나 그 밖의 부득이한 사유로 인하여 검역소장이 검역장소 외의 장소에 닻을 내리거나 착륙 또는 도착하도록 지시하였을 때에는 해당 운송수단의 장은 그 지시에 따라야 한다.

ⓜ 국외로 나가는 운송수단은 검역구역에서 검역조사를 받아야 한다.

ⓑ 육로를 통해 도보로 입국하고자 하는 사람(그 지참한 물건을 포함한다)은 입국에 앞서 국경에 설치된 검역소 또는 검역소장이 정하는 장소에서 검역조사를 받아야 한다.

① ㉮, ㉲　　② ㉯, ㉱　　③ ㉮, ㉰　　④ ㉱, ㉰　　⑤ ㉰

13. 건강보험의 적용범위의 내용과 다른 것으로만 묶인 것은?

㉮ 국내에 거주하는 국민은 이 법에 의한 건강보험의 가입자 또는 피부양자가 된다.

㉯ 의료급여법에 따라 의료급여를 받는 자도 이 법에 의한 건강보험의 가입자 또는 피부양자가 될 수 없다.

㉰ 유공자 등 의료보호대상자도 이 법에 의한 건강보험의 가입자 또는 피부양자가 될 수 없다.

㉱ 피부양자는 직장가입자에 의하여 주로 생계를 유지하는 자로서 보수 또는 소득이 기초소득 이하인 자를 말한다.

㉲ 고모는 직장가입자의 피부양자가 될 수 있다.

① ㉮, ㉯　　② ㉯, ㉰　　③ ㉰, ㉱　　④ ㉱, ㉲　　⑤ ㉮, ㉰

14. 직장가입자의 피부양자 자격취득과 상실에 관한 내용으로 틀린 것은?

① 직장가입자의 자격취득일 또는 가입자의 자격변동일부터 30일을 초과하여 피부양자 자격취득 신고를 한 경우 국민건강보험공단에 피부양자자격취득신고서를 제출한 날 자격을 취득한다.

② 직장가입자의 자격취득일 또는 가입자의 자격변동일부터 30일 이내에 피부양자의 자격취득 신고를 한 경우에는 직장가입자의 자격취득일 또는 가입자의 자격변동일부터 취득한다.

③ 사망한 날의 다음 날 자격을 상실한다.

④ 유공자등의료보호대상자가 공단에 건강보험의 적용배제 신청을 한 날의 다음 날 자격을 상실한다.

⑤ 피부양자 자격을 취득한 자가 본인의 신고에 따라 피부양자 자격상실신고를 한 경우에는신고한 날 자격을 상실한다.

15. 후천성면역결핍증에 관한 정기 또는 수시검진의 대상자로 조합된 것은?

> ㉮ 공중과 접촉이 많은 업소에 종사하는 자로 성병에 관한 건강진단을 받아야 할 사람
>
> ㉯ 감염자의 배우자 및 동거가족
>
> ㉰ 후천성면역결핍증에 감염되었다고 판단되는 충분한 사유가 있는 자
>
> ㉱ 기타 후천성면역결핍증의 예방을 위하여 보건복지가족부장관이 특히 필요하다고 인정하는 사람
>
> ㉲ 91일 이상 국내에 체류하기 위하여 입국하는 사람으로서 수입을 목적으로 한 연예·운동경기 그밖의 흥행을 하고자 하는 사람

① ㉮
② ㉮, ㉱
③ ㉮, ㉯, ㉰
④ ㉯, ㉰, ㉱
⑤ ㉮, ㉯, ㉰, ㉱, ㉲

16. 「응급의료에 관한 법률」상 지역응급의료기관으로 지정할 수 있는 의료기관은?

㉮ 보건소	㉯ 종합병원	㉰ 병원	㉱ 의원

① ㉮, ㉯
② ㉯, ㉰
③ ㉯, ㉰, ㉱
④ ㉮, ㉰, ㉱
⑤ ㉮, ㉯, ㉰, ㉱

17. 「보건의료기본법」 규정에 의한 보건의료실태조사와 관련한 내용으로 타당한 것은?

> ㉮ 실시권자는 시·도지사이다.
>
> ㉯ 보건의료 실태조사는 2년마다 실시한다.
>
> ㉰ 필요한 경우에는 임시보건의료실태조사를 실시할 수 있다.
>
> ㉱ 보건복지가족부장관은 관계중앙행정기관의 장과 협의를 거쳐 조사의 범위·내용·일시등을 포함한 보건의료실태조사계획을 수립하여야 한다.

① ㉰, ㉱
② ㉯, ㉰
③ ㉮, ㉯, ㉰
④ ㉯, ㉰, ㉱
⑤ ㉮, ㉯, ㉰, ㉱

18. 「국민건강증진법」 규정에 의하여 보건소장이 행하는 건강증진사업의 내용을 바르게 나열한 것은?

㉮ 보건교육 및 건강상담	㉯ 영양관리
㉰ 구강건강의 관리	㉱ 지역사회의 보건문제에 관한 조사·연구

① ㉮, ㉯, ㉰
② ㉯, ㉰, ㉱
③ ㉮, ㉰
④ ㉰, ㉱
⑤ ㉮, ㉯, ㉰, ㉱

19. 헌혈자에 대하여 채혈 전에 실시하여야 할 건강진단으로 옳게 조합된 것은?

| ㉮ 문진·시진 및 촉진 | ㉯ 체중측정 | ㉰ 적혈구용적률검사 |
| ㉱ 혈소판계수검사 | ㉲ 전염병검사 | |

① ㉮, ㉯, ㉰
② ㉯, ㉰, ㉱
③ ㉯, ㉰, ㉱, ㉲
④ ㉮, ㉯, ㉰, ㉱
⑤ ㉮, ㉯, ㉰, ㉱, ㉲

20. 보건지소에 대한 다음 설명 중 옳지 않은 것은?

① 지방자치단체의 조례로 보건소의 지소를 설치할 수 있다.

② 보건지소를 설치할 수 있는 기준은 모든 읍마다 1개소씩으로 한다.

③ 설치기준은 대통령령으로 정한다.

④ 수개의 보건지소를 통합하여 1개의 통합보건지소를 설치·운영할 수 있다.

⑤ 보건지소에 보건지소장 1인을 두되, 보건지소장은 지방의무직 또는 전문직공무원으로 임용
   한다.

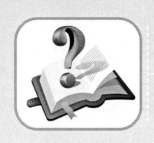

1. 보건복지부장관은 의료인이 다음과 사유에 해당할 때에는 그 면허를 취소할 수 있다. 이 경우 임의적 취소사유로 볼 수 없는 것은?
    ① 면허증을 빌려준 경우
    ② 자격정지처분 기간 중에 의료행위를 하거나 3회 이상 자격정지처분을 받은 때
    ③ 3년 이내의 기간을 정하여 특정지역 또는 특정업무에 종사하여야 한다는 면허의 조건을 이행하지 아니한 때
    ④ 태아의 성감별행위 등의 금지규정에 위반한 때
    ⑤ 결격사유에 해당하게 된 때

2. 다음 중 「의료법」 규정에 의한 간호기록부에 기재할 사항이 아닌 것은?
    ① 체온 · 맥박 · 호흡 · 혈압에 관한 사항
    ② 투약에 관한 사항
    ③ 주사 · 투약 · 처치 등 치료내용
    ④ 섭취 및 배설물에 관한 사항
    ⑤ 처치와 간호에 관한 사항

3. 「의료법」 규정에 의한 의료단체와 관련하여 그 설명이 틀린 것은?
    ① 중앙회는 법인으로 하며, 「의료법」에 규정되지 아니한 사항은 민법 중 사단법인에 관한 규정을 준용한다.
    ② 중앙회 설립은 보건복지부장관의 설립허가를 받아야 한다.
    ③ 중앙회는 시 · 도에 지부를 설치하여야 하며, 시 · 군 · 구에 분회를 설치할 수 있다.
    ④ 외국에 의사회지부를 설치하고자 할 때에는 보건복지부장관에게 신고를 하여야 한다.
    ⑤ 중앙회는 보건복지부령이 정하는 바에 따라 회원의 자질향상을 위하여 필요한 보수교육을 실시하여야 한다.

4. 입원환자가 600명인 경우 몇 명의 당직 간호사를 두어야 하는가?
    ① 2인   ② 3인   ③ 5인   ④ 6인   ⑤ 7인

5. 의료기관의 개설자가 거짓으로 진료비를 청구하여 금고 이상의 형의 선고를 받고 그 형의 확정으로 패쇄명령을 받은 경우?

   ① 패쇄명령을 받은 날부터 3월 이내에는 의료기관을 개설 · 운영하지 못한다.

   ② 패쇄명령을 받은 날부터 6월 이내에는 의료기관을 개설 · 운영하지 못한다.

   ③ 패쇄명령을 받은 날부터 1년 이내에는 의료기관을 개설 · 운영하지 못한다.

   ④ 패쇄명령을 받은 날부터 2년 이내에는 의료기관을 개설 · 운영하지 못한다.

   ⑤ 패쇄명령을 받은 날부터 3년 이내에는 의료기관을 개설 · 운영하지 못한다.

6. 다음 중 전문간호사의 자격구분으로 볼 수 없는 것은?

   ① 보건전문간호사   ② 정신전문간호사   ③ 마취전문간호사

   ④ 치과전문간호사   ⑤ 가정전문간호사

7. 예방접종을 통하여 예방 또는 관리가 가능하여 국가예방접종사업의 대상이 되는 전염병은?

   ① B형간염   ② 말라리아   ③ 후천성면역결핍증(AIDS)

   ④ 두창   ⑤ 황열

8. 다음 중 전염병환자가 발병기간동안 종사할 수 없는 업종이 아닌 것은?

   ① 「식품위생법」 규정에 의한 식품접객업   ② 의료업

   ③ 교육기관   ④ 흥행장 · 사업장

   ⑤ 다수인이 집합하는 장소에서 직접 공중과의 접촉이 빈번하여 전염병의 전파가 우려된다고 보건복지부장관이 인정하는 직업

9. 「지역보건법」상 보건소 설치 기준 등에 대한 설명으로 틀린 것을 고르시오.

> ㉮ 보건소의 설치는 대통령령이 정하는 기준에 따라 당해 지방자치단체의 조례로 정한다.
>
> ㉯ 보건소의 조직에 관하여는 대통령령이 정하는 사항 외에는 지방자치법 제112조의 규정에 의한다.
>
> ㉰ 지방자치단체는 보건소의 업무수행을 위하여 필요하다고 인정하는 때에는 당해 지방자치단체의 조례로 보건소의 지소를 설치할 수 있다.
>
> ㉱ 보건소(보건의료원을 포함)는 시 · 군 · 구별로 1개소 이상 설치한다.
>
> ㉲ 보건지소를 설치할 수 있는 기준은 읍 · 면(보건소가 설치된 읍 · 면을 제외)마다 1개소씩으로 한다.
>
> ㉳ 수개의 보건지소를 통합하여 1개의 통합보건지소를 설치 · 운영할 수 없다.

   ① ㉮, ㉯   ② ㉯, ㉰   ③ ㉮, ㉰   ④ ㉰, ㉲   ⑤ ㉱, ㉳

10. 의료기관이 의료기관 외의 장소에서 지역주민 다수를 대상으로 건강진단 등에 대한 신고는 누구에게 하여야 하는가?

① 시장 · 군수 · 구청장　　② 시 · 도지사　　③ 의료기관의 장

④ 보건소장　　⑤ 보건복지부장관

11. 마약류의 관리와 관련하여 틀린 것을 고르시오.

> ㉮ 마약류취급자는 마약류취급자가 아닌 자로부터 마약류를 양수할 수 없고, 「마약류관리에 관한 법률」에서 정한 경우 외에는 마약류를 양도할 수 없다.
> ㉯ 마약구입서 및 마약판매서는 교환한 날부터 2년간 이를 보존하여야 한다.
> ㉰ 마약류도매업자 · 마약류취급의료업자가 다른 마약류도매업자 · 마약류취급의료업자에게 마약류를 양도하고자 하는 때에는 식품의약품안전청장의 승인을 얻어야 한다.
> ㉱ 마약류취급자는 다른 마약류취급자와 마약을 매매 기타 수수하고자 하는 때에는 시 · 도지사가 발행하는 마약구입서 및 마약판매서의 용지에 필요한 사항을 기재하여야 한다.
> ㉲ 마약류취급자는 향정신성의약품의 판매 · 수수에 관한 장부를 작성 · 비치하고, 향정신성의약품을 판매 또는 수수할 때마다 그 내용을 기재하고 매수인 또는 양수인의 서명 또는날인을 받아야 한다.
> ㉳ 마약소매업자가 소지하는 마약류를 분실 또는 도난이 발생한 때에는 7일 이내 그 사유를 허가관청 등에 보고하여야 한다.
> ㉴ 마약류취급자 자격을 상실한 때에는 보유하고 있는 마약류를 당해 허가관청의 승인을 얻어 마약류취급자에게 양도하여야 한다.

① ㉮, ㉯　　② ㉰, ㉳　　③ ㉱, ㉲　　④ ㉲, ㉴　　⑤ ㉯, ㉴

12. 다음 중 검역시간에 대하여 틀린 것으로 조합된 것은?

> ㉮ 검역소장은 일출시부터 일몰시까지 검역장소에 내항한 선박에 대하여 5일 이내 검역조사를 실시하여야 한다.
> ㉯ 항공기에 대하여는 들어오는 즉시 검역조사를 하여야 한다.
> ㉰ 출발하는 운송수단에 대하여는 출발예정시간 전까지 검역조사를 마쳐야 한다.
> ㉱ 검역소장의 허가 없이 승선 또는 탑승한 자는 검역조사를 받아야 한다.
> ㉲ 검역조사를 받아야 할 운송수단에는 검역증이 교부되기 전에는 검역관 등 검역소 공무원 및 도선사 외의 자는 승선 또는 탑승할 수 없다.
> ㉳ 검역소장은 위생검사를 할 경우에는 위생검사표에 의하여 한다.

① ㉯, ㉱　　② ㉯, ㉲　　③ ㉮, ㉱　　④ ㉰, ㉱　　⑤ ㉱, ㉲, ㉳

13. 「국민보건보험법」상 보험료산정시 보수에 해당되지 아니한 것은?

① 임금   ② 직급보조비   ③ 세비   ④ 퇴직금   ⑤ 수당

14. 「국민건강보험법」에 의하여 직장가입자에 가입할 수 있는 자는?

① 선거에 의하여 취임하는 공무원으로서 매월 보수 또는 이에 준하는 급료를 받지 아니하는 자

② 1월 미만의 기간동안 고용되는 일용근로자

③ 비상근 교직원 또는 1월간의 근로시간이 80시간 미만인 시간제공무원 및 교직원

④ 1월간의 근로시간이 150시간 미만인 시간제근로자

⑤ 「병역법」의 규정에 의한 현역병

15. 「후천성면역결핍증예방법」규정에 의한 검진에 대한 설명으로 틀린 것은?

⑦ 정기검진은 성병에 관한 건강진단과 동시에 실시한다.

④ 정기검진은 위생분야 종사자 등의 건강진단규칙에 의한 혈청검사시에 연 3회 실시한다.

④ 보건소장은 공중과 접촉이 많은 업소에 종사하는 자로서 검진대상이 되는 자에 대하여 후천성 면역결핍증에 관한 정기 또는 수시검진을 실시하여야 한다.

④ 검진을 실시할 때에는 검진대상자에게 검진받을 것을 검진기일 5일 전까지 통지하여야 한다.

⑩ 해외에서 입국하는 외국인 중 대통령령이 정하는 장기체류자는 입국 전 1월 이내에 발급 받은 후천성면역결핍증 음성확인서를 보건복지가족부장관에게 제시하여야 한다.

① ④, ④   ② ④, ④   ③ ⑦, ④

④ ④, ④   ⑤ ④, ④, ⑩

16. 도단위로 인구 얼마당 1개소의 지역응급의료센터를 지정하여야 하는가?

① 10만명   ② 30만명   ③ 50만명

④ 100만명   ⑤ 200만명

17. 보건의료실태조사에 대한 항목으로 옳은 것은?

⑦ 보건의료 수요행태	④ 보건의료 이용행태
④ 보건의료에 관한 인력	④ 보건의료에 관한 시설

① ⑦, ④   ② ④, ④   ③ ⑦, ④, ④

④ ④, ④, ④   ⑤ ⑦, ④, ④, ④

18. 국민의 건강검진의 실시자는?

   ① 시 · 도지사   ② 시장 · 군수 · 구청장

   ③ 보건실태연구원장   ④ 보건복지부장관

   ⑤ 보건소장

19. 「혈액관리법」 규정에 의한 혈액관리와 관련하게 옳게 조합된 것은?

> ㉮ 「약사법」 규정에 의하여 혈액제제의 제조업허가를 받은 자는 채혈을 할 수 없다.
> ㉯ 의료기관이 혈액원을 개설하고자 하는 경우 시 · 도지사의 허가를 받아야 한다.
> ㉰ 혈액원의 개설자가 그 업무를 휴업 · 폐업 또는 재개업하고자 할 때에는 보건복지가족부령이
>   정하는 바에 의하여 신고하여야 한다.
> ㉱ 혈액원의 개설자는 폐입 또는 휴입의 신고를 하는 때에는 혈액관리입무기록 등을 대한적십자
>   사 총재에게 이관하여야 한다.

   ① ㉮, ㉯   ② ㉯, ㉰   ③ ㉯, ㉰, ㉱

   ④ ㉮, ㉰, ㉱   ⑤ ㉮, ㉯, ㉰, ㉱

20. 「검역법」에서 검역전염병으로 옳은 것은?

㉮ 콜레라	㉯ 페스트	㉰ 황열	㉱ 장티푸스

   ① ㉮, ㉯   ② ㉯, ㉰   ③ ㉯, ㉰, ㉱

   ④ ㉮, ㉯, ㉰   ⑤ ㉮, ㉯, ㉰, ㉱

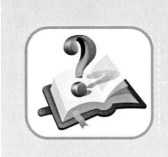

1. 의료인 면허의 재교부제한기간을 연결한 것이다. 틀린 것은?

   ① 금고 이상의 형의 선고를 받고 그 형의 집행이 종료되지 아니하거나 집행을 받지 아니하기로 확정되지 아니한 자 ― 취소된 날부터 2년 이내

   ② 자격정지처분기간 중에 의료행위를 하거나 3회 이상 자격정지처분을 받은 때 ― 취소된 날부터 2년 이내

   ③ 3년 이내의 기간을 정하여 특정지역 또는 특정업무에 종사하여야 한다는 면허의 조건을 이행하지 아니한 때 ― 취소된 날부터 1년 이내

   ④ 태아의 성감별행위 등의 금지규정에 위반한 때 ― 취소된 날부터 2년 이내

   ⑤ 면허증을 빌려준 경우 ― 취소된 날부터 2년 이내

2. 의료인 또는 의료기관의 개설자는 진료기록부 등(전자의무기록을 포함)을 보건복지부령이 정하는 바에 의하여 보존하여야 하는데, 다음 중 틀린 것은?

   ① 환자의 명부 ― 5년   ② 진료기록부 ― 10년

   ③ 처방전 ― 2년   ④ 수술기록 ― 10년

   ⑤ 검사소견기록 ― 3년

3. 다음 중 의료기관의 명칭표시판에 표시할 수 없는 것은?

   ① 의료기관의 명칭   ② 의료인의 성별

   ③ 의료인의 면허종류 및 성명   ④ 전화번호

   ⑤ 진료과목

4. 다음 중 의료법인에 대한 설명으로 틀린 것은?

   ① 의료법인은 그 재산을 처분하거나 정관을 변경하고자 할 때에는 시·도지사에 신고를 하여야 한다.

   ② 의료법인은 그 법인이 개설하는 의료기관에 필요한 시설이나 시설을 갖추는 데에 필요한 자금을 보유하여야 한다.

③ 의료법인이 해산한 때에는 파산의 경우를 제외하고는 그 청산인은 「민법」에 의한 해산등기를 한 후 지체없이 시·도지사에게 신고를 하여야 한다.

④ 의료법인에 관하여는 「의료법」에 규정한 것을 제외하고는 민법 중 재단법인에 관한 규정을 준용한다.

⑤ 의료법인은 그가 개설하는 의료기관에서 의료업무를 행하는 외에 일정한 부대사업을 할 수 있다.

5. 다음 중 의료기관의 의료업을 정지하거나 그 개설허가를 취소하거나 그 의료기관의 폐쇄를 명할 수 있는 사유로 볼 수 없는 것은?

① 개설신고 또는 개설허가를 한 날로부터 3월 이내에 정당한 사유없이 그 업무를 개시하지 아니한 때

② 무자격자로 하여금 의료행위를 하게 하거나, 의료인에게 면허된 이외의 의료행위를 하게 한 때

③ 약사법 제24조제2항의 규정을 위반하여 담합행위를 한 때

④ 과대광고 등의 금지규정에 위반한 때

⑤ 의료기관의 개설자가 거짓으로 진료비를 청구하여 벌금 이상의 형의 선고를 받고 그 형이 확정된 때

6. 다음 중 청문의 대상으로 볼 수 없는 것은?

① 설립허가의 취소   ② 개설허가의 취소

③ 의료기관의 영업정지   ④ 시설·장비 등의 사용금지명령

⑤ 의료기관 폐쇄명령

7. 발병기간동안 식품접객업 및 의료업 등에 일시적으로 종사할 수 없는 전염병환자는 몇 개인가?

㉮ 제1군전염병환자	㉯ 결핵환자	㉰ 제2군전염병환자 중 홍역환자
㉱ 말라리아환자	㉲ 성병환자	㉳ 한센병환자

① 2개   ② 3개   ③ 4개   ④ 5개   ⑤ 6개

8. 전염병환자 등에 대한 신고와 관련하여 틀린 것은?

① 한의사는 제1군 전염병환자 등의 퇴원·치유·사망 또는 주소변경이 있을 때에는 보건소장에게 신고하여야 한다.

② 의사는 제2군전염병환자 중 일본뇌염환자 또는 그 의사환자의 변경이 있을 때에도 보건소장에게 신고하여야 한다.

③ 지정전염병의 경우에는 7일 이내에 전염병환자 등을 보건소장에게 그 성명, 연령, 성별,기타 사항을 신고하여야 한다.

④ 의사와 한의사는 제1군·제2군·제4군전염병과 예방접종 후 이상반응의 경우, 제3군의 탄저와 예방접종 후 이상반응의 경우에는 즉시 시장·군수·구청장에게 신고하여야 한다.

⑤ 소속 부대장은 제1군전염병이나 그 의사증으로 인한 사망자가 있을 때에는 즉시로 의사의 진단 또는 검안을 구하거나 또는 소재지의 보건소장에게 신고하여야 한다.

9. 보건소의 설치 등에 관한 설명으로 틀린 것은?

① 보건소는 시(구가 설치되지 아니한 시를 말한다)·군·구별로 1개소씩 설치한다.

② 보건의료원 또한 시(구가 설치되지 아니한 시를 말한다)·군·구별로 1개소씩 설치한다.

③ 보건복지부장관이 필요하다고 인정하는 경우에는 필요한 지역에 보건소를 추가로 설치·운영할 수 있다.

④ 지방자치단체는 보건소의 업무수행을 위하여 필요하다고 인정하는 때에는 당해 지방자치단체의 조례로 보건소의 지소를 설치할 수 있다.

⑤ 보건소의 조직은 다른 지방자치단체와의 균형을 유지하여 합리적으로 정하여야 한다.

10. 마약취급자가 다른 마약취급자와 마약을 매매, 수수할 때의 규정으로 볼 수 없는 것은?

① 마약류취급자는 「마약류관리에 관한 법률」에서 정한 경우 외에는 마약류를 양도할 수 없으나, 식품의약품안전청장의 승인을 얻은 경우에는 그러하지 아니하다

② 마약류취급학술연구자가 다른 마약류취급학술연구자에게 마약류(제제를 제외)를 양도하고자 하는 때에는 식품의약품안전청장의 승인을 얻어야 한다.

③ 마약류취급자는 시·도지사가 발행하는 마약구입서 및 마약판매서의 용지에 필요한 사항을 기재하여야 한다.

④ 마약취급자 상호간에 마약구입서 및 마약판매서에 서명 또는 날인하여 교환하여야 한다.

⑤ 마약구입서 및 마약판매서는 교환한 날부터 3년간 이를 보존하여야 한다.

11. 「마약류관리에 관한 법률」의 규정에 의한 마약류를 전부 나열한 것은?

㉮ 마약	㉯ 향정신성의약품	㉰ 대마
㉱ 양귀비·아편 또는 코카엽	㉲ 한외마약	

① ㉮, ㉯, ㉰
② ㉯, ㉰, ㉱
③ ㉮, ㉯, ㉰, ㉱
④ ㉯, ㉰, ㉱, ㉲
⑤ ㉮, ㉯, ㉰, ㉱, ㉲

12. 다음 중 「검역법」 규정에 의한 검역소장의 검역조치의 명령으로 옳은 것은?

> ㉮ 필요한 검역조치가 끝날 때까지 운송수단을 감시하는 것
> ㉯ 검역전염병환자나 검역전염병의 병원체에 전염되었다고 인정되는 자를 격리
> ㉰ 예방접종의 필요가 있다고 인정되는 자에게 이를 시행
> ㉱ 검역전염병에 전염된 것으로 의심되는 시체를 검사하기 위한 해부
> ㉲ 병원체의 검사를 할 필요가 있다고 인정되는 자에게 필요한 조치

① ㉯, ㉱   ② ㉯, ㉲   ③ ㉮, ㉰, ㉱
④ ㉮, ㉯, ㉰, ㉱   ⑤ ㉮, ㉯, ㉰, ㉱, ㉲

13. 직장가입자의 보험료율은?

① 1만분의 12로 한다.   ② 1만분의 24로 한다.
③ 1만분의 508로 한다.   ④ 1만분의 54로 한다.
⑤ 1만분의 64로 한다.

14. 가입자의 자격취득과 상실에 관한 내용으로 옳은 것으로만 조합된 것은?

> ㉮ 가입자는 국내에 거주하게 된 날에 직장가입자 또는 지역가입자의 자격을 얻는다.
> ㉯ 직장가입자의 사용자 및 지역가입자의 세대주는 그 내역을 자격취득일부터 14일 이내에 보험자에게 신고하여야 한다.
> ㉰ 직장가입자 또는 그 피부양자가 지역가입자로 자격이 변동된 경우에는 당해 지역가입자의 세대주가 그 내역을 자격변동일부터 14일 이내에 보험자에게 신고하여야 한다.
> ㉱ 당해 직장가입자의 사용자 및 지역가입자의 세대주는 그 내역을 자격을 잃은 날부터 14일 이내에 보험자에게 신고하여야 한다.
> ㉲ 가입자의 자격의 취득·변동 및 상실은 자격의 취득·변동 및 상실의 시기에 소급하여 효력을 발생한다.

① ㉮, ㉯   ② ㉰, ㉲   ③ ㉮, ㉯, ㉰
④ ㉮, ㉯, ㉰, ㉱   ⑤ ㉮, ㉯, ㉰, ㉱, ㉲

15. 감염자의 요양 및 치료 등을 위한 시설과 감염자에 대한 정보제공 및 상담 등을 위한 시설을 설치·운영할 수 있는 자는?

① 보건복지부장관   ② 시·도지사
③ 시장·군수·구청장   ④ 시장·군수·구청장, 보건소장
⑤ 보건복지부장관, 시·도지사

16. 의료기관이 준수하여야 하는 당직전문인의 배치와 예비병상 및 유지에 관한 내용으로 타당한 것은?

> ㉮ 권역응급의료센터는 내과·외과·흉부외과·정형외과·신경외과·소아과·산부인
>   과 및 마취과의 전문의 각 1인 이상 두어야 한다.
> ㉯ 지역응급의료센터는 외과계열 및 내과계열의 전문의 각 1인 이상 두어야 한다.
> ㉰ 예비병상의 수는 의료법 규정에 따라 허가받은 병상 수의 100분의 5 이상으로 한다
> ㉱ 병·의원의 예비병상의 수는 1병상 이상이어야 한다.

① ㉮, ㉱   ② ㉯, ㉰   ③ ㉯, ㉰, ㉱
④ ㉮, ㉯, ㉱   ⑤ ㉮, ㉯, ㉰, ㉱

17. 다음 중 「지역보건법」의 제정목적과 관련이 없는 것은?

> ㉮ 이 법은 보건소 등 지역보건의료기관의 설치·운영에 관하여 규정하고 있다.
> ㉯ 이 법은 지역보건의료사업의 연계성 확보에 필요한 사항을 규정하고 있다.
> ㉰ 이 법은 지역보건정보행정의 합리적 운영에 관한 필요한 사항을 규정하고 있다.
> ㉱ 이 법은 보건행정을 합리적으로 조직·운영하고, 보건시책을 효율적으로 추진함에 있다.
> ㉲ 이 법의 궁극적 목적은 국민보건의 향상에 있다.

① ㉮   ② ㉯   ③ ㉰   ④ ㉱   ⑤ ㉲

18. 국민건강증진사업의 원활한 추진에 필요한 재원을 확보하기 위하여 설치한 국민건강기금을 사용할 수 있는 사업으로 조합된 것은?

> ㉮ 질병의 예방·검진·관리 및 암의 치료를 위한 사업
> ㉯ 금연 및 절주를 위한 사업
> ㉰ 만성퇴행성질환의 관리사업
> ㉱ 시·도지사 및 시장·군수·구청장이 행하는 건강증진사업

① ㉮, ㉯, ㉰   ② ㉮, ㉰, ㉱   ③ ㉮, ㉰
④ ㉯, ㉱   ⑤ ㉮, ㉯, ㉰, ㉱

19. 「혈액관리법」 규정에 의한 제조관리자의 준수사항으로 타당한 것은?

> ㉮ 보건위생상 위해가 없도록 혈액제제의 제조에 필요한 시설 및 장비를 위생적으로 관리 할 것
> ㉯ 혈액제제 제조업무에 종사하는 자에 대하여 연 1회 이상 교육을 실시할 것
> ㉰ 혈액제제 제조업무가 업무지침에 맞게 수행되는지 여부를 연 1회 이상 점검하고 그 내용을 기록할 것
> ㉱ 혈액제제 제조과정에 대한 시험검사를 실시할 것

① ㉮, ㉯   ② ㉯, ㉰   ③ ㉯, ㉰, ㉱
④ ㉮, ㉰, ㉱   ⑤ ㉮, ㉯, ㉰, ㉱

20. 인체면역결핍바이러스 감염여부 검사 등에 대한 설명으로 틀린 것은?

① 혈액원 및 혈액제제를 수입하는 자는 의료기관에서 인체면역결핍바이러스의 감염여부를 검사하여야 한다.

② 의사 또는 의료기관은 장기·조직의 이식 및 정액의 제공과 기타 인체면역결핍바이러스감염의 위험이 있는 매개체를 사용하기 전에 인체면역결핍바이러스의 감염여부를 검사하여야 한다.

③ 혈액원은 채혈된 모든 혈액에 대하여 후천성면역결핍증 감염여부를 검사하고 감염이 의심되면 확인검사기관의 장에게 검사를 의뢰하여 확인검사를 받아야 한다.

④ 확인검사기관의 장은 감염 사실을 발견한 때에는 즉시 보건복지부장관에게 보고하여야 한다.

⑤ 수입혈액제제 또는 원료혈액제제를 수입하는 자는 제품수출국가의 증빙서류를 첨부하지 아니 하고, 당해 제품을 수입한 때에는 통관 이전에 식품의약품안전청장의 검사를 받아야 한다.

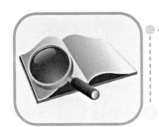

모의고사 정답

문제	제1회	제2회	제3회	제4회	제5회
1	⑤	③	④	⑤	①
2	①	③	⑤	③	⑤
3	①	④	①	④	②
4	①	③	②	④	①
5	⑤	⑤	③	⑤	⑤
6	④	④	②	④	③
7	③	④	⑤	①	③
8	②	①	③	⑤	④
9	②	④	③	⑤	③
10	④	④	①	④	⑤
11	⑤	⑤	④	②	⑤
12	④	②	①	③	⑤
13	①	⑤	④	④	③
14	①	①	⑤	④	⑤
15	②	⑤	①	①	⑤
16	④	③	③	③	①
17	⑤	③	①	⑤	③
18	③	④	⑤	⑤	②
19	⑤	⑤	④	④	④
20	⑤	③	②	④	①

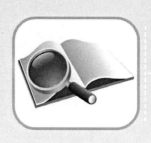

제1회 모의고사

1. 의료인과 의료기관의 장은 의료의 질을 높이고 병원감염을 예방하며 의료기술을 발전시키는 등 환자에게 최선의 의료서비스를 제공하기 위하여 노력하여야 한다(의료법 제4조).

2. 의사·치과의사 또는 한의사가 되고자 하는 자는 ㉠ 의학 또는 치과의학을 전공하는 대학을 졸업하고 의학사 또는 치과의학사 학위를 받은 자, ㉡ 한방의학을 전공하는 대학을 졸업하고 한의학사 학위를 받은 자로서 자로서 국가시험에 합격한 후 보건복지부장관의 면허를 받아야 하고, 보건복지부장관이 인정하는 외국의 ㉠이나 ㉡에 해당하는 학교를 졸업하고 외국의 의사·치과의사 또는 한의사의 면허를 받은 자는 해당 예비시험과 국가시험에 합격한 후 보건복지부장관의 면허를 받아야 한다(의료법 제5조).

3. 의료인은 그 실태와 취업상황 등을 보건복지부장관에게 신고하여야 한다.

4. 종합병원에는 「사회복지사업법」의 규정에 의한 사회복지사자격을 가진 자 중에서 환자의 갱생·재활과 사회복귀를 위한 상담 및 지도업무를 담당하는 요원을 1인 이상 둔다.

5. 보건복지부장관 또는 시·도지사는 의료법인이 다음 각호의 어느 하나에 해당하면 그 설립허가를 취소할 수 있다(법 제51조).

1. 정관으로 정한 사업 이외의 사업을 한 때
2. 설립된 날로부터 2년 안에 의료기관을 개설하지 아니한 때
3. 의료법인이 개설한 의료기관이 개설허가를 취소당한 때
4. 보건복지부장관 또는 시·도지사가 감독을 위하여 내린 명령을 위반한 때

6. 의료인으로서 심히 그 품위를 손상시키는 행위(특정한 행위가 다음의 품위손상행위에 해당되느냐의 여부에 관하여 의심이 있을 때에는 중앙의료심사조정위원회에서 심의결정하는 바에 의한다)
   1. 학문적으로 인정되지 아니하는 진료행위(조산업무 및 간호업무를 포함한다. 이하 같다)
   2. 비도덕적 진료행위
   3. 거짓 또는 과대 광고행위
   4. 불필요한 검사·투약·수술 등 과잉진료행위를 하거나 부당하게 많은 진료비를 요구하는 행위
   5. 전공의의 선발 등 직무와 관련하여 부당하게 금품을 수수하는 행위
   6. 영리를 목적으로 다른 의료기관을 이용하려는 환자를 자신이 종사하거나 개설한 의료기관으로 유

인하거나 유인하게 하는 행위

7. 영리를 목적으로 자신이 처방전을 발급하여 준 환자를 특정약국에 유치하기 위하여 약국개설자 또는 약국에 종사하는 자와 담합하는 행위

7. 간헐적으로 유행할 가능성이 있어 지속적으로 그 발생을 감시하고 방역대책의 수립이 필요한 다음 각 목의 전염병을 말한다.

가. 말라리아
나. 결핵
다. 한센병
라. 성병
마. 성홍열
바. 수막구균성수막염
사. 레지오넬라증
아. 비브리오패혈증
자. 발진티푸스
차. 발진열
카. 쯔쯔가무시증
타. 렙토스피라증
파. 브루셀라증
하. 탄저
거. 공수병
너. 신증후군출혈열(유행성출혈열)
더. 인플루엔자
러. 후천성면역결핍증(AIDS)

8. 시장·군수·구청장은 다음 각호의 질병에 관하여 정기예방접종을 실시하여야 한다(법 제11조제1항).

1. 디프테리아
2. 폴리오
3. 백일해
4. 홍역
5. 파상풍
6. 결핵
7. B형간염
8. 유행성이하선염
9. 풍진
10. 수두
11. 기타 보건복지부장관이 전염병예방을 위하여 필요하다고 인정하여 지정하는 전염병

9. 지역보건의료계획은 4년마다 수립하여야 하되, 그 연차별 시행계획은 매년 수립하여 야 한다.

10. ㉗ 보건의료원은 시(구가 설치되지 아니한 시를 말한다)·군·구별로 1개소씩 설치한다. 다만, 시장·군수·구청장이 지역주민의 보건의료를 위하여 특히 필요하다고 인정하는 경우에는 필요한 지역에 보건의료원을 추가로 설치·운영할 수 있다.

11. 누구든지 다음 각호의 1에 해당하는 행위를 하여서는 아니 된다(법 제3조).

1. 이 법에 의하지 아니한 마약류의 사용
2. 마약의 수출
3. 마약의 원료가 되는 식물의 재배 또는 그 성분을 함유하는 원료·종자·종묘의 소지·소유·관리·수출입·매매·매매의 알선·수수 및 그 성분을 추출하는 행위
4. 디아세칠모르핀, 그 염류 또는 이를 함유하는 것의 소지·소유·관리·수입·제조·매매·매매의 알선·수수·운반·사용·투약 또는 투약하기 위하여 교부하는 행위
5. 마약 또는 향정신성의약품을 제조할 목적으로 원료물질을 제조·수출입·매매·매매의 알선·수수·소지·소유 또는 사용하는 행위
6. 제2조제4호 가목의 향정신성의약품 또는 이를 함유하는 향정신성의약품을 소지·소유·사용·관

리 · 수출입 · 제조 · 매매 · 매매의 알선 또는 수수하는 행위

7. 제2조제4호 가목의 향정신성의약품의 원료가 되는 식물에서 그 성분을 추출하거나 그 식물을 수출입 · 매매 · 매매의 알선 · 수수 · 흡연 또는 섭취하거나 흡연 또는 섭취의 목적으로 그 식물을 소지 · 소유하는 행위

8. 대마를 수입 또는 수출하는 행위

9. 대마(대마초를 제외한다)를 제조하는 행위

10. 대마를 매매 또는 매매의 알선을 하는 행위

11. 대마 · 대마초종자의 껍질을 흡연 또는 섭취하는 행위나 대마 · 대마초종자의 껍질을 흡연 또는 섭취의 목적으로 대마 · 대마초종자 또는 대마초종자의 껍질을 소지하는 행위 또는 그 정을 알면서 대마초종자 · 대마초종자의 껍질을 매매 또는 매매의 알선을 하는 행위

12. 제4조제1항 본문 또는 이 조의 제1호 내지 제11호에서 금지된 행위를 하기 위한 장소 · 시설 · 장비 · 자금 또는 운반수단을 타인에게 제공하는 행위

12. 마약류취급의료업자는 마약을 투약 또는 투약하기 위하여 교부한 환자의 주소, 성명(동물인 때에는 그 종류 및 소유자의 주소 · 성명), 연령, 성별, 병명, 주요증상 및 투약한 마약의 품명 · 수량 또는 투약하기 위하여 교부한 마약의 품명 · 수량 및 연월일에 관한 기록을 일반의약품과 구별하여 작성 · 비치 및 보존하여야 한다(마약류관리에 관한 법률 제31조제1항).

13. 감시기간은 다음 각호의 1의 시간을 초과할 수 없다(검역법 제12조제5항).
    1. 콜레라 : 120시간
    2. 페스트 : 144시간
    3. 황열 : 144시간
    4. 제2조제2호의 질환(전염병예방법의 규정에 의한 제4군전염병 및 생물테러전염병으로서 보건복지부장관이 긴급검역조치가 필요하다고 인정하는 전염병) : 그 질환의 최대 잠복기

14. 공단은 보험급여를 받을 수 있는 자가 다음 각호의 1에 해당하는 때에는 보험급여를 하지 아니한다(국민건강보험법 제48조제1항).
    1. 고의 또는 중대한 과실로 인한 범죄행위에 기인하거나 고의로 사고를 발생시킨 때
    2. 고의 또는 중대한 과실로 공단이나 요양기관의 요양에 관한 지시에 따르지 아니한 때
    3. 고의 또는 중대한 과실로 제50조의 규정에 의한 문서 기타 물건의 제출을 거부하거나 질문 또는 진단을 기피한 때
    4. 업무상 또는 공무상 질병 · 부상 · 재해로 인하여 다른 법령에 의한 보험급여나 보상 또는 보상을 받게 되는 때

15. 감염인이 사망한 경우 이를 처리한 의사 또는 의료기관이, 보건복지부령이 정하는 바에 의하여 즉시 관할보건소장에게 신고하여야 한다(후천성면역결핍증예방법 제5조제3항).

16. 중앙응급의료센터 · 권역응급의료센터 · 전문응급의료센터는 보건복지부장관이 지정하고, 지역응급의료센터는 시 · 도지사가, 지역응급의료기관은 시장 · 군수 · 구청장이 지정한다.

17. 국가 및 지방자치단체는 여성과 어린이의 건강증진, 노인의 건강증진, 학교보건의료, 산업보건의료, 장애인의 건강증진, 환경보건의료, 식품위생·영양 등에 필요한 시책을 강구하여야 한다.

18. 보건복지부장관은 국민의 건강상태·식품섭취·식생활조사 등 국민의 영양에 관한 조사(이하 "국민영양조사"라 한다)를 정기적으로 실시한다(국민건강증진법 제16조제1항).

19. "혈액제제"라 함은 혈액을 원료로 하여 제조한 약사법 제2조의 규정에 의한 의약품으로서 다음 각호의 1에 해당하는 것을 말한다(혈액관리법 제2조제6호).
    가. 전혈
    나. 농축적혈구
    다. 신선동결혈장
    라. 농축혈소판
    마. 기타 보건복지부령이 정하는 혈액관련의약품

20. 「지역보건법」은 보건소 등 지역보건의료기관의 설치·운영 및 지역보건의료사업의 연계성 확보에 필요한 사항을 규정함으로써 보건행정을 합리적으로 조직·운영하고, 보건시책을 효율적으로 추진하여 국민보건의 향상에 이바지함을 목적으로 한다(법 제1조).

 제2회 모의고사

1. 조산사가 되고자 하는 자는 다음에 해당하는 자로서 조산사국가시험에 합격한 후 보건복지부장관의 면허를 받아야 한다(의료법 제6조).
    1. 간호사의 면허를 가지고 보건복지부장관이 인정하는 의료기관에서 1년간 조산의 수습과정을 마친 자
    2. 보건복지부장관이 인정하는 외국의 조산사의 면허를 받은 자

2. 의사나 치과의사는 환자에게 의약품을 투여할 필요가 있다고 인정하는 때에는 「약사법」에 의하여 자신이 직접 의약품을 조제할 수 있는 경우를 제외하고는 보건복지부령이 정하는 바에 의하여 처방전을 작성하여 환자에게 교부하거나 발송(전자처방전에 한한다)하여야 하며, 누구든지 정당한 사유없이 전자처방전에 저장된 개인정보를 탐지하거나 누출·변조 또는 훼손하여서는 아니 된다(법 제18조).

3. 다음 각호의 어느 하나에 해당하는 가입자의 경우 그 가입자 또는 그 가입자가 속한 세대의 보험료의 일부를 경감할 수 있다(국민건강보험법 제66조의2).
    1. 도서·벽지·농어촌 등 대통령령이 정하는 지역에 거주하는 자
    2. 65세 이상인 자
    3. 「장애인복지법」에 의하여 등록한 장애인
    4. 「국가유공자 등 예우 및 지원에 관한 법률」 제4조제1항 제4호·제6호·제11호·제14호 또는 제16호에 규정된 국가유공자

4. 진단용 방사선발생장치를 설치·운영하고자 하는 의료기관은 보건복지부령이 정하는 바에 따라 시장·군수·구청장에게 신고하여야 하며, 보건복지부령이 정하는 안전관리기준에 적합하게 설치·운영하여야 한다.

5. 의료법 제5장

6. 간호조무사가 되고자 하는 자는 시·도지사의 자격인정을 받아야 한다(의료법 제80조제1항).

7. 말라리아, 결핵은 3군에 속하고, 홍역은 제2군에 속한다.

8.

격리치료병원 및 요양소	「의료법 시행규칙」 제28조의 2의 규정에 의한 병원에 해당하는 시설을 갖추어야 한다.
격리치료의원 및 진료소	「의료법 시행규칙」 제28조의 2의 규정에 의한 의원에 해당하는 시설을 갖추어야 한다.
격리소	「의료법 시행규칙」 제28조의 2의 규정에 의한 의원에 해당하는 시설을 갖추거나 임시숙박시설 및 간이진료시설을 갖추어야 한다.

9. ㉕는 시·군·구의 지역보건의료계획의 내용에 해당되는 것이다.

10. 시·도지사 또는 시장·군수·구청장이 의료기관 기타 보건의료관련기관·단체에게 위탁할 수 있는 업무는 다음 각호와 같다(지역보건법 시행령 제22조제1항).

   1. 법 제9조제2호의 규정에 의한 전염병의 진료
   2. 법 제9조제2호의 규정에 의한 전염병의 예방업무 중 방역소독 업무
   3. 법 제9조제12호의 규정에 의한 가정·사회복지시설 등을 방문하여 행하는 보건의료사업
   4. 법 제9조제13호 및 제14호의 규정에 의한 특수한 전문지식 및 기술을 요하는 진료, 실험 또는 검사 업무
   5. 법 제9조제16호의 규정에 의한 기타 지역주민의 보건의료의 향상·증진을 위하여 특히 필요하다고 인정되는 업무

11. 마약류취급자가 아니면 마약 또는 향정신성의약품을 소지·소유·사용·운반·관리·수입·수출(향정신성의약품에 한한다)·제조·조제·투약·매매·매매의 알선·수수 또는 교부하거나, 대마를 재배·소지·소유·수수·운반·보관·사용하거나, 마약 또는 향정신성의약품을 기재한 처방전을 발부하거나, 한외마약을 제조하여서는 아니 된다. 다만, 다음 각호의 1에 해당하는 경우에는 마약류취급자가 아닌 자의 마약류취급할 수 있다(마약류관리에 관한 법률 제4조제1항 단서).

   1. 이 법에 의하여 마약 또는 향정신성의약품을 마약류취급의료업자로부터 투약받아 소지하는 경우
   2. 이 법에 의하여 마약 또는 향정신성의약품을 마약류소매업자로부터 구입 또는 양수하여 소지하는 경우
   3. 이 법에 의하여 마약류취급자를 위하여 마약류를 운반·보관·소지 또는 관리하는 경우

4. 공무상 마약류를 압류·수거 또는 몰수하여 관리하는 경우

5. 제13조의 규정에 의하여 마약류취급자격상실자 등이 마약류취급자에게 그 마약류를 인계하기 전까지 소지하는 경우

6. 기타 보건복지부령이 정하는 바에 의하여 식품의약품안전청장의 승인을 받은 경우(규칙 제5조제1항)

12. 보건복지부장관 또는 시·도지사는 마약류사용자에 대하여 제1항의 규정에 의한 치료보호기관에서 마약류중독 여부의 판별검사를 받도록 하게 하거나 마약류중독자로 판명된 자에 대하여 치료보호를 받도록 하게 할 수 있다. 이 경우 판별검사기간은 1월 이내로, 치료보호기간은 12월 이내로 한다(마약류관리에 관한 법률 제40조제2항).

13. 검역대상은 우리나라에 들어오거나 우리나라에서 나가는 선박·항공기·열차·자동차 등 운송수단과 그 승객·승무원 또는 화물로 한다(검역법 제1조).

14. 보험급여를 받을 수 있는 자가 다음 각호의 1에 해당하게 된 때에는 그 기간 중 보험급여를 하지 아니한다. 다만, 제3호 및 제4호의 경우 제54조의 2의 규정에 의한 요양급여를 실시한다(국민건강보험법 제49조).

1. 국외에 여행 중인 때

2. 국외에서 업무에 종사하고 있는 때

3. 「병역법」의 규정에 의한 현역병(지원에 의하지 아니하고 임용된 하사를 포함한다), 전환복무된 사람 및 무관후보생(제6조제2항 제2호)에 해당하게 된 때

4. 교도소 기타 이에 준하는 시설에 수용되어 있는 때

15. 감염인을 진단하거나 감염인의 사체를 검안한 의사 또는 의료기관은 감염인과 그 배우자 및 성접촉자에게 후천성면역결핍증의 전파방지에 관하여 필요한 사항을 알리고 이를 준수하도록 지도하여야 한다. 보건복지부령이 정하는 바에 의하여 즉시 관할보건소장에게 신고하여야 한다(후천성면역결핍증예방법 제5조제1항).

16. 보건복지부장관은 응급의료에 관한 다음 각호의 업무를 행하게 하기 위하여 의료법 제3조의 규정에 의한 종합병원(이하 "종합병원"이라 한다) 중에서 중앙응급의료센터를 지정할 수 있다(응급의료에 관한 법률 제25조제1항).

1. 응급의료기관 등에 대한 평가 및 질 향상 활동 지원

2. 응급의료종사자에 대한 교육훈련

3. 권역응급의료센터간의 업무조정 및 지원

4. 응급의료관련 연구

5. 대형재해 등의 발생시 응급의료 관련업무 조정 및 지원

6. 그 밖에 보건복지부장관이 정하는 응급의료 관련업무

17. ③은 보건의료의 육성 및 발전을 위한 활동에 해당된다.

18. 보건복지부장관은 국민의 건강상태·식품섭취·식생활조사 등 국민의 영양에 관한 조사를 정기적으로 실시한다.

19. 혈액관리법 제3조.

20. 간호사는 상병자나 해산부의 요양을 위한 간호 또는 진료의 보조 및 대통령령이 정하는 보건활동을 임무로 한다(영 제2조).
　　1.「농어촌 등 보건의료를 위한 특별조치법」 규정에 의하여 보건진료원으로서 하는 보건활동
　　2.「모자보건법」 규정에 의한 모자보건요원으로서 행하는 모자보건 및 가족계획 활동
　　3.「결핵예방법」 규정에 의하여 결핵관리요원으로서 하는 보건활동
　　4. 그 밖의 법령에 의하여 간호사의 보건활동으로 정한 업무

 제3회 모의고사

1. 보건복지부장관은 보건의료시책에 필요하다고 인정하면 면허를 내줄 때 3년 이내의 기간을 정하여 특정지역 또는 특정업무에 종사할 것을 면허의 조건으로 붙일 수 있다.

2. ⑤ 의료법 또는 형법 중 제233조·제234조·제269조·제270조·제317조제1항 및 제347조(허위로 진료비를 청구하여 환자나 진료비를 지급하는 기관 또는 단체를 속인 경우만 말한다), 보건범죄단속에관한특별조치법·지역보건법·후천성면역결핍증예방법·응급의료에관한법률·농어촌등보건의료를위한특별조치법·시체해부및보존에관한법률·혈액관리법·마약류관리에관한법률·약사법·모자보건법 그 밖에 대통령령이 정하는 의료관련 법령에 위반하여 금고 이상의 형의 선고를 받고 그 형의 집행이 종료되지 아니하거나 집행을 받지 아니하기로 확정되지 아니한 자

3. ⑤는 간호기록부에 기재할 사항이다.

4. 의료기관의 개설자는 의료업을 폐업하거나 1월 이상 휴업하는 때에는 보건복지부령이 정하는 바에 따라 관할 시장·군수·구청장에게 신고하여야 한다(의료법 제40조제1항).

5. 특정 의료기관·의료인의 기능이나 진료방법이 질병치료에 반드시 효과가 있다고 표현하거나 환자의 경험담 등에 의하여 광고를 하지 못한다(의료법 제56조제5항).

6. 보건복지부장관은 효율적인 의료체계의 운영을 위하여 치과의사·한의사로서 전문의의 자격인정을 받은 자에 대하여는 종합병원·치과병원·한방병원 중 보건복지부령이 정하는 의료기관에 한하여 전문과목을 표시하도록 할 수 있다(의료법 제77조제2항 후단, 동법 시행규칙 제53조의 2).
　　1. 300병상 이상의 종합병원
　　2.「치과의사전문의의 수련 및 자격인정 등에 관한 규정」에 의한 수련치과병원
　　3.「한의사전문의의 수련 및 자격인정 등에 관한 규정」에 의한 수련한방병원

7.「전염병예방법」상 전염병은 ㉮ 제1군전염병, ㉯ 제2군전염병, ㉰ 제3군전염병, ㉱ 제4군전염병, ㉲ 지정전염병, ㉳ 생물테러전염병, ㉴ 인수공통전염병으로 분류된다.

8. ㉰ 제3군전염병환자 중 보건복지부령으로 정한 자는 성홍열환자, 수막구균성수막염환자이다.

9. 시·군·구의 지역보건의료계획의 내용에는 다음 각호의 사항이 포함되어야 한다(지역보건법 시행령 제3조 제1항).

    1. 지역보건의료계획의 달성목표
    2. 지역현황과 전망
    3. 지역보건의료기관과 민간의료기관간의 기능분담 및 발전방향
    4. 법 제9조의 규정에 의한 보건소업무의 추진현황과 추진계획
    5. 지역보건의료기관의 확충 및 정비계획
    6. 지역보건의료와 사회복지사업간의 연계성확보계획

10. 보건소는 보건의료에 관한 실험 또는 검사를 위하여 의사·치과의사·한의사·약사 등에게 그 시설을 이용하게 하거나, 타인의 의뢰를 받아 실험 또는 검사를 할 수 있다(지역보건법 제13조).

11. 마약류취급자가 그 허가증 또는 지정서를 대여하거나 양도한 때에는 당해 허가 또는 지정은 그 효력을 상실한다(마약류관리에 관한 법률 제8조제4항).

12. ㉮ 보건복지부장관이 농림수산식품부장관과 협의하여 정하며(검역법 제6조 5항), ㉯ 육로로 걸어서 입국하고자 하는 사람(그 지닌 물건을 포함한다)은 입국하기 전에 국경에 설치된 검역소나 보건복지부장관이 정하는 장소에서 검역조사를 받아야 한다(검역법 제34조).

13. 피부양자는 다음 각호의 1에 해당하는 자 중 직장가입자에 의하여 주로 생계를 유지하는 자로서 보수 또는 소득이 없는 자를 말한다(법 제5조제2항).

    1. 직장가입자의 배우자
    2. 직장가입자의 직계존속(배우자의 직계존속을 포함한다)
    3. 직장가입자의 직계비속(배우자의 직계비속을 포함한다) 및 그 배우자
    4. 직장가입자의 형제·자매

14. 피부양자는 다음 각 호의 어느 하나에 해당하는 날에 그 자격을 상실한다(국민건강보험법 시행규칙 제2조제3항).

    1. 사망한 날의 다음 날
    2. 법 제5조제1항 제1호의 규정에 의한 수급권자가 된 날
    3. 법 제5조제1항 제2호의 규정에 의한 유공자등의료보호대상자가 공단에 건강보험의 적용배제 신청을 한 날의 다음 날
    4. 직장가입자 또는 다른 직장가입자의 피부양자 자격을 취득한 경우에는 그 자격을 취득한 날
    5. 대한민국의 국적을 잃은 날의 다음 날
    6. 외국인 또는 재외국민으로서 국내에 거주하지 아니하게 된 날의 다음 날
    7. 피부양자 자격을 취득한 자가 본인의 신고에 따라 피부양자 자격상실신고를 한 경우에는 신고한 날의 다음날
    8. 제1항의 규정에 의한 피부양자 자격의 인정기준에 해당되지 아니하는 경우에는 공단이 그 인정기준에 해당되지 아니함을 확인한 날의 다음 날

15. 공중과 접촉이 많은 업소에 종사하는 자로서 전염병예방법 제8조의 규정에 의하여 성병에 관한 건강진단을 받아야 할 사람에 대하여는 정기 또는 수시검사를 실시하여야 한다. 후천성면역결핍증에 감염되었다고 판단되는 충분한 사유가 있는 자 또는 후천성면역결핍증에 감염되기 쉬운 환경에 있는 자로서 보건복지부장관·시·도지사·시장·군수 또는 구청장은 검진을 실시할 수 있다. 그리고, 해외에서 입국하는 외국인 중 대통령령이 정하는 장기체류자는 입국 전 1월 이내에 발급받은 후천성면역결핍증 음성확인서를 보건복지부장관에게 제시하여야 한다. 다만, 이를 제시하지 못하는 경우에는 입국 후 72시간 이내에 검진을 받아야 한다.

16. 시장·군수·구청장은 관할 지역 안의 주민에게 적정한 응급의료를 제공하기 위하여 종합병원과 의료법 제3조의 규정에 의한 병원 및 의원 중에서 지역응급의료기관을 지정할 수 있다(응급의료에 관한 법률 제31조제1항).

17. 보건복지부장관은 국민의 보건의료수요 및 이용 행태, 보건의료에 관한 인력·시설 및 물자 등 보건의료실태에 대한 전국적인 조사를 실시하여야 하며(보건의료기본법 제55조), 보건의료실태조사를 5년마다 실시하되, 관계중앙행정기관의 장과 협의를 거쳐 조사의 범위·내용·일시 등을 포함한 보건의료실태조사계획을 수립하여야 한다(동법 시행령 제14조제1항).

18. 시장·군수·구청장은 지역주민의 건강증진을 위하여 보건복지부령이 정하는 바에 의하여 보건소장으로 하여금 다음 각호의 사업을 하게 할 수 있다(국민건강증진법 제19조제2항).
    이 경우 보건복지부장관은 법 제4조의 규정에 의한 기본시책과 건강증진사업 실시지역의 생활여건등을 감안하여 법 제19조제2항의 규정에 의하여 보건소장이 행하는 건강증진사업을 단계적으로 실시하게 할 수 있다(동법 시행규칙 제19조제2항).
    1. 보건교육 및 건강상담　　　　　　　　2. 영양관리
    3. 구강건강의 관리　　　　　　　　　　4. 질병의 조기발견을 위한 검진 및 처방
    5. 지역사회의 보건문제에 관한 조사·연구
    6. 기타 건강교실의 운영 등 건강증진사업에 관한 사항

19. 혈액원은 법 제7조제1항의 규정에 의하여 헌혈자에 대하여 채혈 전에 다음 각호의 건강진단을 실시하여야 한다(혈액관리법 시행규칙 제6조).
    1. 문진·시진 및 촉진　　　　　　　　　2. 체온 및 맥박측정
    3. 체중측정　　　　　　　　　　　　　4. 혈압측정
    5. 다음 각목의 1에 의한 빈혈검사
       가. 유산동법에 의한 혈액비중검사
       나. 혈색소검사
       다. 적혈구용적률검사
    6. 혈소판계수검사(혈소판성분채혈의 경우에 한한다)
    7. 과거의 헌혈경력 및 혈액검사 결과와 채혈금지대상 여부의 조회

20. 보건소는 시·군·구별로 1개소씩 설치하고, 보건지소는 읍·면(보건소가 설치된 읍·면을 제외)마다 1개소씩 설치한다(영 제7조, 제8조).

 제4회 모의고사

1. ⑤는 당연 취소사유이고, ① 내지 ④는 임의적 취소사유에 해당된다.

2. ③은 진료기록부에 기재할 사항이다.

3. 중앙회는 대통령령이 정하는 바에 의하여 특별시·광역시·도와 특별자치도 지부를 설치하여야 하며, 시·군·구(자치구만을 말한다. 이하 같다)에 분회를 설치할 수 있다. 다만, 그 이외의 지부 또는 외국에 의사회지부를 설치하고자 할 때에는 보건복지부장관의 승인을 받아야 한다(의료법 제28조제5항).

4. 「의료법」에 의하여 각종 병원에 두는 당직의료인의 수는 입원환자 200인까지는 의사·치과의사 또는 한의사의 경우에는 1인, 간호사의 경우에는 2인을 두되, 입원환자 200인을 초과하는 200인마다 의사·치과의사 또는 한의사의 경우에는 1인, 간호사의 경우에는 2인을 추가한다(영 제18조의 4 제1항).

5. 개설허가 취소 또는 폐쇄명령을 받은 자는 그 취소 또는 폐쇄명령을 받은 날부터 6월 이내에, 의료업정지처분을 받은 자는 그 업무정지기간 중에 각각 의료기관을 개설·운영하지 못한다. 다만, 제1항 제8호의 규정에 의하여 의료기관의 개설허가취소 또는 폐쇄명령을 받은 자는 취소당한 날이나 폐쇄명령을 받은 날부터 3년 안에는 의료기관을 개설·운영하지 못한다(의료법 제64조제2항).

6. 전문간호사의 자격구분은 보건·마취·정신·가정·감염관리·산업·응급·노인·중환자·호스피스·종양·임상 및 아동분야로 구분한다.

7. 제2종 전염병은 예방접종을 통하여 예방 또는 관리가 가능하여 국가예방접종사업의 대상이 되는 전염병이다.

　　가. 디프테리아　　　　　　　　　　나. 백일해
　　다. 파상풍　　　　　　　　　　　　라. 홍역
　　마. 유행성이하선염　　　　　　　　바. 풍진
　　사. 폴리오　　　　　　　　　　　　아. B형간염
　　자. 일본뇌염　　　　　　　　　　　차. 수두

8. 전염병환자는 보건복지부령이 정하는 바에 의하여 업무의 성질상 공중과 접촉이 많은 직업에 종사할 수 없다(전염병예방법 제30조제1항). 즉, 발병기간동안 업무에 종사할 수 없는 전염병환자는 제1군전염병환자 등과 제3군전염병환자 중 결핵환자·한센병환자 및 성병환자로 하고, 이들 전염병환자가 발병기간동안 종사할 수 없는 업종은 다음 각호와 같다(동법 시행규칙 제17조)

　　① 「식품위생법」 제21조제1항제3호의 규정에 의한 식품접객업
　　② 의료업

③ 교육기관·흥행장·사업장 기타 다수인이 집합하는 장소에서 직접 공중과의 접촉이 빈번하여 전염병의 전파가 우려된다고 시장·군수·구청장이 인정하는 직업

9. 보건소(보건의료원을 포함한다. 이하 같다)는 시(구가 설치되지 아니한 시를 말한다)·군·구별로 1개소씩 설치한다. 다만, 시장·군수·구청장이 지역주민의 보건의료를 위하여 특히 필요하다고 인정하는 경우에는 필요한 지역에 보건소를 추가로 설치·운영할 수 있으며(지역보건법 시행령 제7조제1항), 보건지소를 설치할 수 있는 기준은 읍·면(보건소가 설치된 읍·면을 제외한다)마다 1개소씩으로 한다. 다만, 시장·군수·구청장은 지역주민의 보건의료를 위하여 특히 필요하다고 인정하는 경우에는 필요한 지역에 보건지소를 설치·운영하거나 수개의 보건지소를 통합하여 1개의 통합보건지소를 설치·운영할 수 있다(지역보건법 시행령 제8조 단서).

10. 의료기관이 아닌 자가 지역주민 다수를 대상으로 건강진단·예방접종 또는 순회진료 등 주민의 건강에 영향을 미치는 행위(이하 "건강진단 등"이라 한다)를 하고자 하는 경우에는 보건복지부령이 정하는 바에 의하여 건강진단 등을 하고자 하는 지역을 관할하는 보건소장에게 신고하여야 한다. 의료기관이 의료기관 외의 장소에서 지역주민 다수를 대상으로 건강진단 등을 하고자 하는 경우에도 또한 같다(지역보건법 제18조).

11. ㉯ 마약류제조업자·마약류원료사용자 또는 마약류취급학술연구자가 다른 마약류제조업자·마약류원료사용자 또는 마약류취급학술연구자에게 마약류(제제를 제외한다)를 양도하고자 하는 때에는 보건복지부령이 정하는 바에 의하여 식품의약품안전청장의 승인을 얻어야 하고(마약류관리에 관한 법률 제9조제3항), ㉰ 마약류취급자 또는 마약류취급의 승인을 얻은 자는 그 소지하는 마약류에 대하여 재해로 인한 상실 등 사유가 발생한 때에는 보건복지부령이 정하는 바에 의하여 당해 허가관청(마약류취급의료업자의 경우에는 당해 의료기관의 개설허가 또는 신고관청, 마약류소매업자의 경우에는 약국개설등록관청을 말한다. 이하 같다)에 지체없이 그 사유를 보고하여야 한다(동법 제12조).

12. ㉮ 검역소장은 날씨 그 밖의 부득이한 경우가 아니면 해뜰 때부터 해질 때까지 검역장소에 들어온 선박과 해진 후 검역장소에 들어온 선박으로서 다음 각호의 어느 하나에 해당하는 선박에 대하여 즉시 검역조사를 하여야 한다(검역법 제7조제1항).
   1. 선박 안에 응급환자가 있는 경우
   2. 선박의 화물을 긴급하게 하역할 필요가 있는 경우
   3. 화물하역작업을 즉시 실시할 수 있는 경우
   4. 그 밖에 안전사고 등 긴급한 사유로 신속한 검역이 필요한 경우
   ㉯ 검역관의 허가 없이 승선하거나 탑승한 사람은 검역조사를 받아야 한다(동법 제9조제2항).

13. 보수는 근로자 등이 근로의 제공으로 인하여 사용자·국가 또는 지방자치단체로부터 지급받는 금품(실비변상적인 성격의 것을 제외한다)으로서 대통령령이 정하는 것을 말한다. 여기서 "대통령령이 정하는 것"이라 함은 근로의 제공으로 인하여 받은 봉급·급료·보수·세비·임금·상여·수당과 이와 유사한 성질의 금품 중 다음 각호의 것을 제외한 것을 말한다(국민건강보험법 시행령 제63조제1항).

　　1. 퇴직금

　　2. 현상금 · 번역료 및 원고료

　　3. 「소득세법」의 규정에 의한 비과세 근로소득. 다만, 다음 각목의 1에 해당하는 경우를 제외한다.

　　　가. 「소득세법」 제12조제4호 자목 · 카목 및 파목의 규정에 의하여 비과세되는 소득

　　　나. 직급보조비 또는 이와 유사한 성질의 금품

14. 모든 사업장의 근로자 및 사용자와 공무원 및 교직원은 직장가입자가 된다. 다만, 다음 각호의 1에 해당하는 자를 제외한다(국민건강보호법 제6조제2항 단서).

　　1. 1월 미만의 기간동안 고용되는 일용근로자

　　2. 「병역법」의 규정에 의한 현역병(지원에 의하지 아니하고 임용된 하사를 포함한다), 전환복무된 사람 및 무관후보생

　　3. 선거에 의하여 취임하는 공무원으로서 매월 보수 또는 이에 준하는 급료를 받지 아니하는 자

　　4. 기타 사업장의 특성, 고용형태 및 사업의 종류 등을 고려하여 대통령령으로 정하는 사업장의 근로자 및 사용자와 공무원 및 교직원

　　　가. 비상근 근로자 또는 1월 간의 근로시간이 80시간 미만인 시간제근로자 등 사업장에서 상시 근로에 종사할 목적으로 고용되지 아니한 근로자

　　　나. 비상근 교직원 또는 1월 간의 근로시간이 80시간 미만인 시간제공무원 및 교직원

　　　다. 소재지가 일정하지 아니한 사업장의 근로자 및 사용자

　　　라. 근로자가 없거나 가.에 의한 자만을 고용하고 있는 사업장의 사업주

15. 보건복지부장관 · 시 · 도지사 · 시장 · 군수 또는 구청장은 공중과 접촉이 많은 업소에 종사하는 자로서 검진대상이 되는 자에 대하여 후천성면역결핍증에 관한 정기 또는 수시검진을 실시하여야 하며(법 제8조제1항), 「후천성면역결핍증 예방법 시행령」 제11조의 규정에 의한 정기검진은 위생분야 종사자 등의 건강진단규칙에 의한 혈청검사시에 6월 간격으로 연 2회 실시한다(규칙 제5조).

16. 시 · 도지사는 「응급의료에 관한 법률」 제30조의 규정에 따라 지역응급의료센터를 지정하고자 하는 경우에는 주민의 접근시간을 고려하여 적정한 분포가 이루어지도록 다음 각호의 기준에 따라 지정하여야 한다. 다만, 주민의 생활권, 의료자원의 분포 등 불가피한 사유로 인하여 기준을 초과하여 지역응급의료센터를 지정할 필요가 있는 경우에는 동법 제3조의3제1항의 규정에 의한 지역응급의료위원회의 심의를 거쳐 이를 지정할 수 있다.

　　1. 특별시 및 광역시 : 인구 100만명당 1개소

　　2. 도 : 인구 50만명당 1개소

17. 보건복지부장관은 국민의 보건의료수요 및 이용 행태, 보건의료에 관한 인력 · 시설 및 물자 등 보건의료실태에 대한 전국적인 조사를 실시하여야 한다(보건의료기본법 제55조).

18. 국가는 건강증진을 위하여 필요한 경우에 보건복지부령이 정하는 바에 의하여 국민에 대하여 건강검진을 실시할 수 있다(국민건강증진법 제20조).

실시자	법 제20조의 규정에 의하여 국가가 건강검진을 실시하는 경우에는 시장·군수·구청장으로 하여금 보건소장이 이를 실시하도록 하여야 한다. 다만, 필요한 경우에는 영 제32조제2항 제2호 또는 제3호의 기관에 위탁하여 실시하게 할 수 있다(규칙 제20조제1항).
검진항목	제1항의 규정에 의한 건강검진은 연령별·대상별로 검진항목을 정하여 실시하여야 한다(규칙 제20조제2항).

19. 의료기관 또는 대한적십자사로서 혈액원을 개설하고자 하는 자는 보건복지부령이 정하는 바에 의하여 보건복지부장관의 허가를 받아야 한다. 허가받은 사항 중 보건복지부령이 정하는 중요한 사항을 변경하고자 하는 때에도 또한 같다(혈액관리법 제6조제3항).

20. 「검역법」에서 "검역전염병"이란 다음 각호의 어느 하나에 해당하는 것을 말한다(동법 제2조).
    1. 콜레라·페스트·황열
    2. 「전염병예방법」제2조제1항 제4호의 규정에 의한 제4군전염병과 같은 법 제2조제1항 제6호에 따른 생물테러전염병으로서 보건복지부장관이 긴급검역조치가 필요하다고 인정하는 전염병

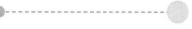 제5회 모의고사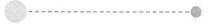

1. ①의 경우 취소된 날부터 3년 이내이다.

2. ⑤의 경우 5년이다.

3. 의료기관의 명칭표시판에는 의료기관의 명칭, 전화번호, 진료에 종사하는 의료인의 면허종류 및 성명만을 표시할 수 있다. 다만, 장소가 좁거나 그 밖에 부득이한 사유가 있는 경우에는 제41조의 규정에 의한 진료과목을 함께 표시할 수 있다(규칙 제40조).

4. 의료법인은 그 재산을 처분하거나 정관을 변경하고자 할 때에는 시·도지사의 허가를 받아야 한다.

5. ⑤의 경우 금고 이상의 형의 선고를 받고 그 형이 확정된 때이다.

6. 보건복지부장관, 시·도지사 또는 시장·군수·구청장은 다음 각호의 어느 하나에 해당하는 처분을 하려면 청문을 실시하여야 한다(의료법 제84조).
    1. 제51조에 따른 설립허가의 취소
    2. 제63조에 따른 시설·장비 등의 사용금지명령
    3. 제64조제1항에 따른 개설허가의 취소나 의료기관의 폐쇄명령
    4. 제65조제1항에 따른 면허의 취소

7. 전염병환자는 보건복지부령이 정하는 바에 의하여 업무의 성질상 공중과 접촉이 많은 직업에 종사할

수 없다(전염병예방법 제30조제1항). 즉, 발병기간동안 업무에 종사할 수 없는 전염병환자는 제1군전염병환자 등과 제3군전염병환자중 결핵환자·한센병환자 및 성병환자로 하고, 이들 전염병환자가 발병기간동안 종사할 수 없는 업종은 다음 각호와 같다(동법 시행규칙 제17조).

1. 「식품위생법」 제21조제1항제3호의 규정에 의한 식품접객업
2. 의료업
3. 교육기관·흥행장·사업장 기타 다수인이 집합하는 장소에서 직접 공중과의 접촉이 빈번하여 전염병의 전파가 우려된다고 시장·군수·구청장이 인정하는 직업

8. 의사 또는 한의사는 제1군·제2군·제4군전염병 및 제3군의 탄저와 예방접종 후 이상반응의 경우에는 즉시로, 탄저를 제외한 제3군 및 지정전염병의 경우에는 7일 이내에 전염병환자 등·예방접종 후 이상반응자 또는 그 시체의 소재지를 관할하는 보건소장에게 그 성명, 연령, 성별, 기타사항을 신고하여야 한다(전염병예방법 제4조제1항).

9. 시장·군수·구청장이 지역주민의 보건의료를 위하여 특히 필요하다고 인정하는 경우에는 필요한 지역에 보건소를 추가로 설치·운영할 수 있는데, 추가로 보건소를 설치하고자 하는 때에는 지방자치법 시행령 제75조의 규정에 의한다. 이 경우 행정안전부장관은 보건복지부장관과 미리 협의하여야 한다(전염병예방법 시행령 제7조).

10. 마약류취급자는 다른 마약류취급자와 마약을 매매 기타 수수하고자 하는 때에는 시·도지사가 발행하는 마약구입서 및 마약판매서의 용지에 필요한 사항을 기재하고 서명 또는 날인하여 교환하여야 하고(먀약류관리에 관한 법률 제10조제1항), 마약구입서 및 마약판매서는 교환한 날부터 2년간 이를 보존하여야 한다(동법 제10조제2항).

11. "마약류"라 함은 마약·향정신성의약품 및 대마를 말한다(마약류관리에 관한 법률 제2조제1호).

12. 검역소장은 검역전염병에 전염되었거나 전염된 것으로 의심되는 운송수단과 그 승무원·승객·하물 및 검역구역에 대하여 다음 각호의 사항의 전부 또는 일부의 조치를 할 수 있다(검역법 제10조제1항).

1. 필요한 검역조치가 끝날 때까지 운송수단을 감시하는 것
2. 검역전염병환자나 검역전염병의 병원체에 전염되었다고 인정되는 사람을 격리시키는 것
3. 검역전염병의 병원체에 전염된 것으로 의심되는 사람을 감시하는 것
4. 검역전염병의 병원체에 전염되었거나 전염된 것으로 의심되는 물건을 소독 또는 폐기하거나 옮기지 못하게 하는 것
5. 검역전염병의 병원체에 전염되었거나 전염된 것으로 의심되는 곳을 소독하거나 사용을 금지 또는 제한하는 것
6. 검역전염병에 전염되었거나 전염된 것으로 의심되는 시체(죽은 태아를 포함한다. 이하 같다)를 검사하기 위하여 해부하거나 관계법령에 의하여 화장하는 것
7. 운송수단과 이에 실린 물품과 검역구역 안의 시설·건물·물품 그 밖의 장소에 소독을 하고 쥐·벌레 등을 없애거나 운송수단의 장이나 시설·건물·물품등의 소유자 또는 관리자에게 그렇게 하도록 명하는 것

8. 병원체를 검사할 필요가 있다고 인정되는 자에게 필요한 조치를 하는 것

9. 필요하다고 인정되는 사람에게 예방접종을 하는 것

13. 직장가입자의 보험료율은 1천분의 80의 범위 안에서 심사위원회의 의결을 거쳐서 정하는데, 1만분의 508로 한다(국민건강보험법 제65조제1항, 영 제43조의 2).

15. 보건복지부장관 또는 시·도지사는 감염자의 요양 및 치료 등을 위한 시설(이하 "요양시설"이라 한다)과 감염자에 대한 정보제공 및 상담 등을 위한 시설(이하 "쉼터"라 한다)을 설치·운영할 수 있다 (후천성면역결핍증예방법 제16조제1항).

16. 지역응급의료센터는 내과·외과·소아과·산부인과 및 마취과의 전문의 각 1인 이상이어야 하고, 응급의료기관의 예비병상의 수는 「의료법」 규정에 따라 허가받은 병상 수의 100분의 1 이상으로 한다.

17. 「지역보건법」은 보건소등 지역보건의료기관의 설치·운영 및 지역보건의료사업의 연계성 확보에 필요한 사항을 규정함으로써 보건행정을 힙리적으로 조직·운영하고, 보건시책을 효율적으로 추진하여 국민보건의 향상에 이바지함을 목적으로 한다(법 제1조).

18. 기금은 다음 각호의 사업에 사용한다(법 제25조제1항, 영 제30조).

1. 금연교육 및 광고 등 흡연자를 위한 건강관리사업

2. 건강생활의 지원사업

3. 보건교육 및 그 자료의 개발

4. 보건통계의 작성·보급과 보건의료관련 조사·연구 및 개발에 관한 사업

5. 질병의 예방·검진·관리 및 암의 치료를 위한 사업

6. 국민영양관리사업

7. 구강건강관리사업

8. 시·도지사 및 시장·군수·구청장이 행하는 건강증진사업

9. 공공보건의료 및 건강증진을 위한 시설·장비의 확충

10. 기금의 관리·운용에 필요한 경비

11. 그 밖에 국민건강증진사업에 소요되는 경비로서 대통령령이 정하는 사업

가. 만성퇴행성질환의 관리사업

나. 법 제27조의 규정에 의한 지도·훈련사업

다. 건강증진을 위한 체육활동 지원사업

19. 혈액제제의 제조업무를 관리하는 자(이하 "제조관리자"라 한다)는 혈액제제의 제조업무에 종사하는 자의 지도·감독·품질관리 및 제조시설의 관리 그 밖에 그 제조관리에 관하여 보건복지부령이 정하는 사항을 준수하여야 한다(법 제6조의 3 제2항, 규칙 제5조의 4).

1. 보건위생상 위해가 없도록 혈액의 검사·혈액제제의 제조·보존 등 혈액제제의 제조업무에 필요한 시설 및 장비를 위생적으로 관리할 것

2. 혈액제제 제조업무에 종사하는 자에 대한 교육계획을 수립하고 연 2회 이상 교육을 실시할 것

3. 혈액제제 제조업무가 업무지침서에 맞게 수행되는지 여부를 연 1회 이상 점검하고 그 내용을 기록할 것

4. 혈액제제 제조과정에 대한 시험검사를 실시할 것

20. 혈액관리법 제2조제2항의 규정에 의한 혈액원 및 혈액제제(혈액과 혈장을 포함한다. 이하 같다)를 수입하는 자는 당해 혈액원에서 채혈된 혈액이나 수입혈액제제에 대하여 보건복지부령이 정하는 바에 의하여 인체면역결핍바이러스의 감염여부를 검사하여야 한다. 다만, 인체면역결핍바이러스에 감염되어 있지 아니하다는 당해 제품수출국가의 증빙서류가 첨부되어 있는 수입혈액제제로서 보건복지부장관이 그 검사가 필요하지 아니하다고 인정하는 경우에는 그러하지 아니하다(후천성면역결핍증예방법 제9조제1항).

보건의약관계법규 문제집

초판 인쇄 2021년 12월 10일
초판 발행 2021년 12월 15일

펴낸이 진수진
펴낸곳 널스랩

주소 경기도 고양시 일산서구 덕이로276번길 26-18
출판등록 2019년 10월 10일 제2019-000159호
전화 031-911-3416
팩스 031-911-3417
전자우편 meko7@paran.com